全国中医药继续教育教材

临床常见病辨证施护

主　编　潘晓彦（湖南中医药大学）

　　　　秦元梅（河南中医药大学）

副主编　蒋谷芬（湖南中医药大学第二附属医院）

　　　　刘迎春（广州中医药大学附属中山医院）

　　　　赵　鸿（湖南中医药大学第一附属医院）

　　　　郑朝晖（长沙市中医医院）

　　　　黄　静（湖南中医药大学附属中西医结合医院）

编　委　（以姓氏笔画为序）

　　　　刘　姝（河南中医药大学第一附属医院）

　　　　刘红华（湖南中医药大学）

　　　　杨金花（湖南中医药大学）

　　　　杨媚月（湖南中医药大学第一附属医院）

　　　　邱华丽（中南大学湘雅二医院）

　　　　张　琼（河南中医药大学）

　　　　张小芳（甘肃省人民医院）

　　　　张宇辉（湖南中医药大学第二附属医院）

　　　　林　奕（湖南中医药大学第一附属医院）

　　　　钟小平（湖南中医药大学第二附属医院）

　　　　莫辛欣（邵阳学院）

　　　　龚媛媛（常德职业技术学院）

中国中医药出版社

·北京·

图书在版编目（CIP）数据

临床常见病辨证施护/潘晓彦，秦元梅主编. —北京：中国中医药出版社，

2017.5（2021.3 重印）

全国中医药继续教育教材

ISBN 978 - 7 - 5132 - 4194 - 6

Ⅰ.①临…　Ⅱ.①潘…②秦…　Ⅲ.①常见病 - 辨证论治 - 继续教育 - 教材

Ⅳ.①R241

中国版本图书馆 CIP 数据核字（2017）第 089628 号

中国中医药出版社出版

北京经济技术开发区科创十三街 31 号院二区 8 号楼

邮政编码　100176

传真　010 64405721

廊坊市祥丰印刷有限公司印刷

各地新华书店经销

开本 710×1000　1/16　印张 25.5　字数 426 千字

2017 年 5 月 1 版　2021 年 3 月第 2 次印刷

书号　ISBN 978 - 7 - 5132 - 4194 - 6

定价　60.00 元

网址　www.cptcm.com

如有印装质量问题请与本社出版部调换（010-64405510）

社长热线　010 64405720

购书热线　010 64065415　010 64065413

微信服务号　zgzyycbs

书店网址　csln.net/qksd/

官方微博　http://e.weibo.com/cptcm

淘宝天猫网址　http://zgzyycbs.tmall.com

前　言

　　国家中医药管理局于 2010 年下发的《中医医院中医护理工作指南（试行）》、国务院办公厅发布的《中医药健康服务发展规划（2015—2020 年)》《中医药发展战略规划纲要（2016—2030 年)》，以及国家卫生和计划生育委员会、国家中医药管理局发布的《进一步深化优质护理、改善医院护理服务》等文件，多次强调要推动中医护理在临床中的运用，促进中医护理的发展。国家中医药管理局印发的《中医药人才发展"十三五"规划》中"重点培养领军紧缺特色基层人才"指出，到 2020 年，基本建成院校教育、毕业后教育、继续教育三阶段有机衔接，师承教育贯穿始终的中医药人才终身教育体系。其中，继续教育是重要一环，是教育的重要形式，是终身教育的主要内容。构建关于临床护理人员继续教育的中医护理知识模块，并编写临床实用专门教材，对落实国家中医药管理局等部门文件精神、促进中医护理在临床中的运用将起到重要的推动作用。本套教材编写得到中国中医药出版社的大力支持，列入"全国中医药继续教育教材"之中，具有重大社会效益。

　　本套教材在规划过程中，认真听取了各高校及临床中医护理专家的建议，结合各中医医院一线护理人员的反馈意见，加强设计与管理，旨在提高临床护理人员中医护理知识与技能，树立正确的中医护理思维和理念，使中医临床护理人员在工作实践中不断学习，打造符合中医药继续教育的经典教材。

　　本套教材在建设过程中，聘请了多家高校中医及中医护理专家、临床护理专家组成编审组，对编写过程中遇到的问题提出指导性意见，参与教材的内容统筹、审读稿件等。

本套教材具有以下特点：

1. 传承和发扬中医药特色和优势

针对临床中西医教育背景的护理人员，培养其用中医护理的思维模式及中医特色护理技术解决临床护理问题。突出中医理论在中医护理继续教育和临床实践工作中的核心地位，具有针对性及实践性。

2. 汇集专业编写队伍

主编遴选经高等院校推荐，编委由各高校中医护理方面的一线优秀教师及各中医医院一线护理人员组成，集中了中医护理行业专家，确保编写队伍的水平。

3. 完善学科知识体系

结合临床护理人员在实践中的反馈，组织编写队伍精心讨论修改编写大纲及样稿，每本教材均立足于临床护理人员的需求，适应现状，保证内容的稳定性、实用性及新颖性，突出其中的重点，处理好临床与基础知识、理论与实践的关系。

本套教材的建设，凝聚了中医药院校教育工作者及医院临床护理人员的集体智慧，体现了为发展中医药事业而活到老学到老的精神，谨向有关单位及个人致以衷心的感谢！希望本套教材的出版，能够对全国中医护理人员继续教育的发展和人才培养产生积极的推动作用。

另外，尽管组织者及所有编写人员努力做到精益求精，本套教材仍有不足，敬请各医院临床护理人员提出宝贵意见与建议，以便今后修订与提高。

编写说明

　　临床常见病辨证施护是中医护理学的主要内容和主干课程，也是从事中医护理护士必学的一门专业课。它是在中医药基本理论指导下，以患者为中心，以病证为经，以证型为纬，结合"中医整体观"特点，运用护理程序，对临床常见病开展"辨证"与"施护"的一门应用型学科。编写本教材的目的是培养医院护士的中医临床护理思维能力，为临床护理工作提供理论参考指南；教材强调护士对中医理论知识的深入理解和应用中医临床护理技能的熟练能力，有利于护士开展辨证施护；教材注重人文关怀和医德教育，力求达到专业学习与临床实用的零距离。

　　本教材主要介绍中医内、外、妇、儿等各科常见病证的护理，要求使用者在理解中医临床护理基础理论、基本知识和基本技能的基础上，掌握中医护理临证思维、实践能力与创新能力。通过学习本教材，学生的知识、能力应达到以下目标：在辨证观和整体观的指导下，掌握辨证施护措施和健康教育内容，熟悉常见病临床表现和病因，了解各病证的病机特点和诊治规律。教材各章前增加学习目标和案例导入，病因病机用示意图展示，每章后有复习思考题，以案例分析题为主。

　　本教材是全体编委共同努力的结果，是大家多年临床经验与教学的总结。绪论及第一章第一、二节由潘晓彦撰写，第三至五节由秦元梅撰写，第六节和第九节由郑朝晖撰写，第七、八节由蒋谷芬撰写，第十至十三节由林奕撰写，第十四至十六节由钟小平撰写，第十七、十八节由黄静撰写，第十九、二十节由张宇辉撰写，第二十一至二十四节由刘姝撰写，第二十五至二十八节由杨金花撰写；第二章第一至五节由杨媚月撰写，第六至八节由刘迎春撰写，第九节由龚媛媛撰写；第三章第一至三节由张琼撰写，第四至七节由邱华丽撰写；第四章第一、二节由赵鸿撰写，第三至六节由刘红华撰写；第五章第一至三节由莫辛欣撰写，第四、五节由龚媛媛撰写；张小芳承担教材统稿及其他事宜。各位编委为编写本教材付出了辛勤劳动，在此表示特别感谢！

由于本学科仍在发展中，加上编者水平的限制，教材中若有不足之处，衷心希望各院校师生和广大读者提出宝贵意见，以便再版时修订提高。

《临床常见病辨证施护》编委会

2017 年 4 月

目 录

绪　论

当前，中医药发展迎来天时、地利、人和的大好时机。2016 年 8 月 10 日，国务院印发实施《中医药发展战略规划纲要（2016—2030 年)》（以下简称《纲要》），将中医药发展摆在了经济社会发展全局的重要位置。《纲要》指出，人民群众在全面建成小康社会中激发出的多层次多样化健康服务需求，将进一步释放中医药健康服务的潜力和活力。《纲要》提出，到 2020 年，实现人人基本享有中医药服务；中医药健康知识普及，公民中医健康文化素养提升；建立健全院校教育、毕业后教育、继续教育有机衔接及师承教育贯穿始终的中医药人才教育培养体系；支持符合条件的中医医院，探索完善中医综合治疗模式，多专业联合诊疗模式，融医疗、养生、康复、预防保健于一体的医院发展模式，涵盖医院、社区、家庭的服务模式。《纲要》也特别指出，要加强中医护理人员配备，提高中医辨证施护和中医特色护理水平。因此，提高中医护理人员临床常见病辨证施护的能力和技能，是做好中医护理工作、促进中医护理事业发展的基础和前提。

一、临床常见病辨证施护内容

《临床常见病辨证施护》是在中医理论指导下，阐述临床常见疾病的病因病机、证候特征、辨证分析及辨证护理，是临床护士特别是中医院护士学习辨证施护的专业教材。

目前，大多数中医药院校开设了中医临床护理学课程，旨在教导学生如何开展辨证施护，也有专门的《中医临床护理学》教材，但这些教材偏向理论，与临床实践和最新政策要求还有距离。如现有教材未涉及国家中医药管理局医政司《关于印发促脉证（阵发性心房颤动）等 20 个病种中医护理方案（试行）的通知》的相关内容。因此，从事中医护理工作的护士迫切需要一本既阐述常见病的辨证施护又介绍国家政策方案的继续教育培训教材。本教材的内容即涵盖下述两点：一是在介绍常见病定义、病因病机、辨证分析的基础上，重点阐述常见病的辨证施护；二是体现国家中医药管理局关于常见病种中医护理方案中的护理要点，有专门的症状护理。

二、临床常见病辨证施护原则

护理原则是护理疾病时所必须遵循的基本原则，主要有护病求本、调整阴阳、扶正祛邪、同病异护与异病同护、三因制宜和标本缓急等。

（一）护病求本

本与标是相对的概念，凡病因与症状、正气与邪气、病在内与病在外、先病与后病等，都存在标本关系。一般情况下，标根于本，病本能除，则标也随之而解。护病求本，就是在护理疾病时，必须寻找出疾病的根本原因，抓住疾病的本质，并针对疾病的根本病因进行护理。护病求本是中医护理中最基本的原则。临床上根据疾病的外在表现又分为正护与反护。

1. 正护

正护是逆其证候性质而护理的一种护理法则，故又称"逆护"。正护是临床最常用的一种施护法则，主要有寒者热之、热者寒之、虚者补之、实者泻之等。

2. 反护

反护是顺从疾病假象而护理的一种护理法则。即采用方药或措施的性质顺从疾病的假象，与疾病的假象相一致，故又称"从护"。反护主要有热因热用、寒因寒用、塞因塞用、通因通用等。

正护与反护，都是针对疾病的本质而护理的，同属护病求本的范畴。

（二）调整阴阳

疾病的发生，从根本上说是阴阳的相对平衡遭到破坏，出现了偏盛偏衰的结果。因此，调整阴阳，恢复阴阳的相对平衡，是临床护理的根本法则之一。

调整阴阳是针对机体阴阳偏盛偏衰的变化，采取损其有余、补其不足的原则，使阴阳恢复到相对平衡的状态。调整阴阳，可以概括为损其偏盛和补其偏衰两大类。如寒病用温热法，热病用清凉法，虚证用补法，实证用泻法。阴虚内热就要滋阴清热，外感发热就解表散热等。

（三）扶正祛邪

扶正指采用益气、养血、滋阴、助阳等有助于扶持补益正气的护理方法；祛邪指采用如发表、攻下、渗湿、利水、消导、化瘀等有助于祛除病邪的护理手段。

疾病的过程是正气与邪气相争的过程，邪胜于正则病进，正胜于邪则病退。临床施护过程中，扶持正气有助于抗御、祛除病邪，而祛除病邪有助于保存正气和正气的恢复。因此，扶正祛邪的护理原则旨在改变邪正双方力量的对比，使之有利于疾病向痊愈转化。在一般情况下，扶正适用于正虚邪不盛的病证，而祛邪适用于邪实而正虚不甚的病证，扶正祛邪同时并举，适用于正虚邪实的病证，但具体应用时，应分清以正虚为主，还是以邪实为主。正虚较急重者，应以扶正为主，兼顾祛邪；邪实较急重者，则以祛邪为主，兼顾扶正。若正虚邪实以正虚为主，正气过于虚弱不耐攻伐，兼以祛邪反而更伤其正，则应先扶正后祛邪；若邪实而不甚虚，或虽邪实正虚，兼以扶正反会助邪，则应先祛邪后扶正。总之，应以扶正不留邪、祛邪不伤正为原则。

（四）同病异护与异病同护

1. 同病异护

同病异护是指同一种疾病，由于发病时间、地区及患者机体的反应性不同，或处于不同的发展阶段，所表现的证不一样，通过辨证分析，给予不同的护理方法。如咳嗽有外感咳嗽和内伤咳嗽之别，外感咳嗽以祛邪为主，内伤咳嗽则以补虚为主。

2. 异病同护

异病同护是指不同的疾病在发展过程中出现同一性质的证候，往往采用相同的护理方法。如久痢脱肛和子宫下垂（中气下陷的证候）的根本原因都是中气不足，则采用一样的护治法则，即升提中气。

（五）三因制宜

三因制宜是护理疾病时不能固守一法，对不同的个体、时间、地域等情况应采取不同的护理方法。这种因人、因时、因地制宜的施护原则，是具体问题具体分析，是辨证施护原则性与灵活性相结合。

1. 因人制宜

根据患者的性别、年龄、体质等不同特点，考虑施护原则，称"因人制宜"。如性别不同，妇女有月经、怀孕、产后等生理特点，护理时须加以考虑。年龄不同，生理功能及病变特点亦有所差别。例如，老年人气血亏虚，功能减退，患病多虚证或正虚邪实，虚证宜补，而邪实需攻者亦应慎重，以免损伤正气。不同体质亦有强弱、偏寒偏热之分，有无宿疾不同。所以虽患同一疾病，护理亦应有所区别，阳热之体慎用温补，阴寒之体慎用寒凉等。

2. 因时制宜

四时气候的变化，对人体的生理功能、病理变化均产生一定的影响，根据不同季节的时令特点来考虑护理的原则，称"因时制宜"。如春夏季节，阳气升发，人体腠理疏松发散，施护应避免开泄太过，耗伤气阴；而秋冬季节，阴盛阳衰，人体腠理致密，阳气敛藏于内，此时若病非大热，应慎用寒凉之品，以防苦寒伤阳。

3. 因地制宜

地区不同，患病亦异，施护方法应当有别，即使患有相同病证，护理方法亦应考虑不同地区的特点。即根据不同地区的地理环境特点来考虑护理的原则，称"因地制宜"。如我国西北地区，地势高而寒冷少雨，病多燥寒，治宜辛润；东南地区，地势低而温热多雨，病多湿热，治宜清化。如辛温发表药治外感风寒证，在西北严寒地区，药量可以稍重，而东南温热地区，药量就应稍轻。

（六）标本缓急

决定施护流程的因素是标本。标本，是指疾病的主次本末。一般认为，标是疾病的枝节和表象，本是疾病的本质，证候是标，病机是本。缓急有两意：一为病证缓急，指病证的发展速度和危害性；二为护理缓急，指护理应有计划、有步骤地进行。这里主要指护理有缓急原则，《素问·至真要大论》说："病有盛衰，治有缓急。"何病急治，何证缓治，何方先施，何药后用，是施治前需要综合考虑的问题，否则"前后不循缓急之法，虑其动手便错"（《温热论》）。一般按照"急则护其标，缓则护其本，标本俱急者，标本同护"的原则进行护理。

1. 急则护其标

急则护其标是指在疾病的发展过程中，若出现紧急危重的证候，危及患者生命时，必须先行解决危重证候。如脾虚所致的鼓胀，则脾虚为本，鼓胀为标，但当鼓胀加重，腹大如釜，二便不利，呼吸困难时，就应攻水利尿，俟水去病缓，再健脾固本。

2. 缓则护其本

缓则护其本是病情比较平稳或慢性疾病的护理原则。如阴虚燥咳，则燥咳为标，阴虚为本，在热势不甚，无咯血等危急症状时，当滋阴润燥以止咳，阴虚之本得治，则燥咳之标自除。

3. 标本兼护

标本兼护是指标本俱急的情况下，必须标本同护，或者标急则护标、本急则护本的原则。如见咳喘、胸满、腰痛、小便不利、一身尽肿等症，其病本为肾虚水泛，病标为风寒束肺，乃标本俱急之候，必须用发汗、利小便的护法，表里双解。如标证较急，见恶寒、咳喘、胸满而二便通利，则应先宣肺散寒以护其标；如只见水肿腰痛、二便不利，无风寒外束而咳嗽轻微，则当以补肾通利水道为主，护其本之急。

三、临床常见病辨证施护方法

辨证施护是指导临床开展中医护理的基本原则，是中医护理的基本特点。

1. 辨证施护定义

辨证施护就是从整体观出发，运用中医理论，对四诊所收集的有关资料进行综合分析，判断疾病的病因、病位、病性和邪正盛衰等情况，并据此制订相应的护理计划。

2. 辨证施护程序

辨证施护的程序按护理流程大致分为以下六步。

（1）收集辨证资料　通常运用四诊来观察患者，全面收集病史资料，为辨证做好准备。

（2）分析判断病证　根据收集的资料，运用中医辨证的方法如八纲辨证、气血津液辨证、脏腑辨证等，分析患者的证候，确定病位及证型。

（3）制定护理计划　根据证型，制定相应的护理原则及具体的护理措施。

（4）实施护理措施　将各项护理措施落到实处。

（5）客观评价记录　病情观察，评估护理效果。

（6）进行健康宣教　随时向患者进行疾病康复及疾病预防的知识宣教。

四、临床常见病辨证施护学习要求与方法

1. 学习要求

通过临床常见病辨证施护的学习，掌握常见疾病的病因病机、证候特征、辨证分型及辨证施护等基本知识；具有独立思考和独立进行临床护理工作的能力；熟悉危急重证和疑难病证的一般处理原则和抢救原则；培养自学和开展科学研究的能力，为以后广阔的临床实践和临床研究打下坚实的基础。

2. 学习方法

临床常见病辨证施护是一门实践性很强的临床学科，最好的学习方法是理论联系实际。理论是实践的指导，在理论学习阶段，要紧密结合中医基础理论、中医诊断学、中药学、方剂学等基础学科，掌握各类疾病的病因、病机、证候特征、诊断依据和辨证施护方法。实践是理论的基础和检验标准。理论学习时，要做到联系实际。实践学习是通过观看、动手协助、在老师指导下独立操作等步骤，由浅入深、循序渐进地掌握临床思维和独立处理疾病的能力。在实践学习阶段，重点学习如何收集临床资料，对资料如何分析判断，从而确定诊断，据证立法、开展用药、饮食等护理措施。

总之，要求学生通过临床常见病辨证施护的学习，熟知临床常见病的病因病机、临床表现，掌握各病证的诊断、鉴别诊断、辨证施护等知识和技能。

第一章　中医内科常见病证护理

【学习目标】

识记：各种常见病的病名，常见病常见证型的施护法则、方药。

理解：各种常见病的病因、辨证分析。

运用：运用护理措施开展辨证施护。

内科涵盖的疾病广，病种多，临床中就诊患者多，因此，本章是本教材学习的重点。

案例导入

案例： 王某，男，24岁，于2015年11月25日就诊。咳嗽、痰黄3天。自诉3天前受凉后咳嗽，咽喉痛，伴有恶风发热，头痛，周身不适，鼻流黄涕，逐渐出现咳吐黄稠痰，咳嗽频剧。其脉浮数，舌红苔薄黄。

提问： 该患者所患何病？是何证型？为减轻患者的临床症状，该如何护理？

第一节　感　冒

一、概述

感冒是触冒风邪或时行病毒，引起肺卫功能失调，出现鼻塞、流涕、喷嚏、头痛、恶寒、发热，甚至全身不适等主要临床表现的一种外感疾病。感冒又称为伤风、冒风、伤寒、冒寒、重伤风等。

《内经》已经认识到感冒主要是外感风邪所致。《素问·骨空论》说："风从外入，令人振寒，汗出，头痛，身重，恶寒。"《伤寒论》中对桂枝汤、麻黄汤治疗感冒风寒轻重两类证候的治疗做了示范。隋代《诸病源候论·风热候》指出，"风热之气，先从皮毛入于肺也……其状使人恶风寒战，目欲脱，涕唾出……有青黄脓涕"，已经认识到风热病邪可引起感冒。其中所指的"时气病"之类，应包含"时行感冒"。感冒之病名，首见于北宋《仁斋直指方·诸风》。元代《丹溪心法·伤风》明确指出本病病位在肺，治疗"宜辛温或辛凉之剂散之"。

感冒为常见多发病，发病广，一年四季均可发病，以冬春季为多。轻型感冒可不药而愈，重症感冒能影响工作和生活，甚至可危及体弱者的生命，也是咳嗽、心悸、水肿、痹病等多种疾病发生和加重的因素。

感冒有普通感冒与时行感冒之分，普通感冒相当于西医学的普通感冒、上呼吸道感染，时行感冒相当于西医学的流行性感冒，可参照本节辨证施护。

二、病因病机

感冒的病因主要为外感六淫（风、寒、暑、湿、燥、火）或时行病毒，或素体虚弱，易感外邪，病位主要在肺卫。风为"百病之长"，故风为感冒的主因。

感冒的主要病机为六淫病邪或时行病毒侵袭人体，除因邪气特别盛外，与人体的正气失调有关。以风为首的六淫病邪或时邪病毒，侵袭人体的途径或从口鼻而入，或从皮毛而入。《素问·太阴阳明论》说："伤于风者上先受之。"故外邪从口鼻、皮毛入侵，肺卫首当其冲，导致卫表不和，肺失宣肃。卫表不和，故见恶寒、发热、头痛、身痛、全身不适等症；肺失宣肃，故见鼻塞、流涕、喷嚏、喉痒、咽痛等症。病因病机见图 1-1。

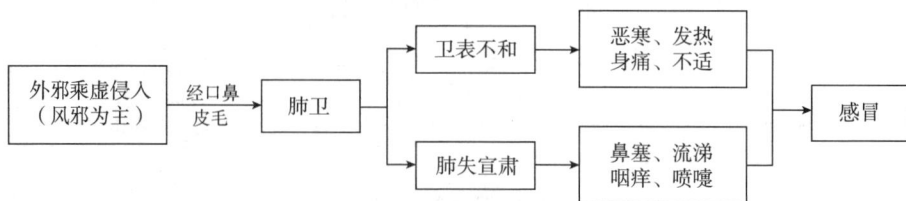

图 1-1 感冒病因病机示意图

三、常见证型

1. 风寒束表

【临床症状】恶寒重，发热轻，无汗，头痛，肢节酸痛，鼻塞声重，时流清涕，喉痒，咳嗽，痰稀薄色白，舌苔薄白，脉浮或浮紧。

【辨证分析】风寒侵犯，卫阳被郁，肺气不宣，出现恶寒发热，无汗，鼻塞流涕，咽痒，咳嗽；卫阳不舒，脉络不畅，则头痛，肢体酸痛；寒邪外束，故口不渴或喜热饮，舌淡苔薄白，脉浮紧。

【施护法则】辛温解表，宣肺散寒。

【代表方】荆防败毒散。

2. 风热犯表

【临床症状】发热，微恶风寒，或有汗，鼻塞喷嚏，流稠涕，头痛，咽喉疼痛，咳嗽痰稠，舌苔薄黄，脉浮数。

【辨证分析】风热郁遏肌表，卫表失和，则身热，怕风热，汗出不畅，脉浮数；风热侵上，则头痛；风热犯肺，肺失宣降，故咳嗽，咽痒，喉咙疼痛，舌苔薄黄。

【施护法则】辛凉解表，宣肺清热。

【代表方】银翘散。

3. 暑湿伤表

【临床症状】发生于夏季，面垢身热汗出，但汗出不畅，身热不扬，身重倦怠，头昏重痛，或有鼻塞流涕，咳嗽痰黄，胸闷欲呕，小便短赤，舌苔黄腻，脉濡数。

【辨证分析】暑湿伤表，卫表不和，则身热，汗出不畅，身热不扬，身重倦怠；暑湿上犯清窍，则头昏重痛；暑湿侵犯肺卫，则鼻塞流涕，咳嗽痰黄；湿邪中阻，则胸闷欲呕；小便短赤，舌苔黄腻，脉濡数，均为湿热之象。

【施护法则】清暑祛湿解表。

【代表方】新加香薷饮。

4. 体虚感冒

年老或体质素虚，或病后、产后体弱，气虚阴亏，卫外不固，容易反复感冒；

或感冒后缠绵不愈，其证治与常人感冒不同。常见的有气虚感冒和阴虚感冒。

（1）气虚感冒

【临床症状】反复感冒，感冒时恶寒较重，发热，热势不高，鼻塞流涕，头痛，汗出，倦怠乏力，气短，咳嗽咯痰无力，舌质淡苔薄白，脉浮无力。

【辨证分析】素体气虚，感风寒之邪，风寒外束，故恶寒较重，发热，热势不高，鼻塞流涕，头痛；气虚则汗出，倦怠乏力，气短；肺气亏虚，则咳嗽咯痰无力；舌质淡苔薄白，脉浮无力，为气虚又有表邪之征。

【施护法则】益气解表。

【代表方】参苏饮或玉屏风散加减。

（2）阴虚感冒

【临床症状】微恶风寒，少汗，身热，手足心热，头昏心烦，口干，干咳少痰，鼻塞流涕，舌红少苔，脉细数。

【辨证分析】阴虚之体，易感风热之邪，风热郁遏，津液不能外达，故微恶风寒，身热，少汗；阴虚热郁伤津，故手足心热，头昏心烦，口干；风热犯肺，则鼻塞流涕，干咳少痰；舌红少苔、脉细数，为阴虚之象。

【施护法则】滋阴解表。

【代表方】葳蕤汤加减。

四、护理

（一）辨证施护

1. 生活起居

保持病室空气清新、流通，温湿度适宜。注意休息，可适当户外活动。风寒束表、气虚感冒者，室温宜偏暖，可多加衣被，避风寒；风热犯表、暑湿伤表、阴虚感冒者，室内宜通风凉爽。高热者用温水擦浴，必要时遵医嘱给予退热药，药后观察汗出情况，若高热不退，要注意全身情况，如神志、呼吸、皮肤等。汗多者及时用温湿毛巾擦干，避风寒。高热无汗者不可冷敷或酒精擦浴，以防毛窍闭塞而邪无出路。

2. 病情观察

观察患者恶寒、发热、汗出及头身疼痛情况，以辨别感冒的证候；定期测量体温并记录；观察鼻塞流涕的情况，如鼻涕由稀变稠、由白变黄，为寒郁化热的表现。

3. 饮食护理

饮食宜清淡、高热量、富含维生素、易消化，鼓励患者多饮水，忌食生冷、辛辣、油煎肥厚食品，戒烟酒。

风寒束表者饮食宜温热，可用胡椒粉、姜末、葱、红糖等温热辛味发散的调味品以散寒；风热犯表者，饮食宜偏凉，清淡半流质，多补充水分，多吃蔬菜和水果，如西瓜、葡萄、荔枝等，保持大便通畅，使邪有出路。暑湿伤表者，饮食宜祛暑化湿，可食用西瓜汁、薏苡仁粥、绿豆汤等；气虚感冒者素日宜选用温补食物，如山药粥、黄芪粥、红枣、牛奶等；阴虚感冒者宜选用清补食物，如银耳、鸭蛋、甲鱼等。发热口渴者，可予温开水或清凉饮料，补充津液。

4. 情志护理

保持心情愉悦，避免精神刺激，指导患者学会自我情绪调节。

5. 用药护理

中药汤剂武火快煎，服药后观察出汗、体温、伴随症状的变化。服药后以遍身微汗为佳，若汗出热退身凉脉静则为正气胜邪，可不必尽剂。

风寒束表者，汤药热服，多饮热水或热粥以助药力；风热犯表者，中药汤剂宜温凉服；暑湿伤表者，可遵医嘱口服人丹、十滴水或藿香正气水。

6. 适宜技术

风寒束表者，可拔火罐；头身困重者，可配合刮痧治疗，取两侧夹脊、背部胸肋处、上肢肘窝、下肢腘窝等处；高热者，可遵医嘱使用针刺退热，取大椎、曲池、风池、合谷等穴，用泻法，鼻塞加迎香穴，头痛加百会、太阳等穴。

（二）主要症状护理

本病的主要症状有恶寒、发热、喷嚏、咳嗽、头痛等，本节主要介绍恶寒、发热的护理。

1. 观察体温变化及汗出情况。

2. 汗出较甚忌当风，风寒束表者注意保暖。

3. 保持口腔清洁，鼓励多饮温开水。

4. 遵医嘱物理降温。

5. 遵医嘱刮痧，取合谷、曲池、大椎、太阳、风池等穴。

6. 遵医嘱中药保留灌肠。

7. 遵医嘱中药泡洗。

五、健康教育

1. 注意防寒保暖，气候变化时适时增减衣服，卧室空气应流通，但不可直接吹风。感冒流行期间，尽量少去人口密集的公共场所，防止交叉感染。

2. 加强体育锻炼，增强机体适应气候变化的调节能力。

3. 感冒流行季节，预防服药一般可使感冒的发病率降低。如冬春季用贯众、紫苏、荆芥；夏季用藿香、佩兰、薄荷；时邪毒盛，用板蓝根、大青叶、菊花、金银花等。常用食品如葱、大蒜、食醋亦有预防作用。

4. 感冒患者应适当休息，多饮水，饮食以素食流质为宜，慎食油腻难消化之物。中药宜武火急煎，无汗者宜服药后进热粥或覆被以促汗解表，汗后及时换干燥洁净衣服，免再次受邪。

第二节　咳　嗽

一、概述

咳嗽是因邪犯肺系或脏腑功能失调，导致肺失宣降，肺气上逆，以咳嗽、咳痰为主要表现的病证。有声无痰为咳，有痰无声为嗽，一般多为痰声并见，故以咳嗽并称。多见于老年人和寒冷地区。

咳嗽既是肺系病的一个主要症状，又是独立的一种病证。《素问·咳论》说："五脏六腑，皆令人咳，非独肺也。"《诸病源候论·咳嗽候》将咳嗽分为十种：五脏咳及风、寒、久、胆、厥阴咳等。《景岳全书·咳嗽》将咳嗽分为外感与内伤两大类。

西医学的上呼吸道感染、急慢性支气管炎、部分支气管扩张、肺炎等以咳嗽为主症者，均可参照本节辨证施护。

二、病因病机

本病病因主要为外感六淫和内邪干肺，病位主要在肺，与肝、脾、肾关系密切。

本病主要病机为邪犯于肺，肺失宣肃，肺气上逆。因肺主气，司呼吸，上连气道、喉咙，开窍于鼻，外合皮毛，内为五脏华盖，其气贯百脉而通他脏，不耐寒热，称为"娇脏"，易受内外之邪侵袭而致宣肃失司，肺气上逆，发为咳嗽。病因病机见图1-2。

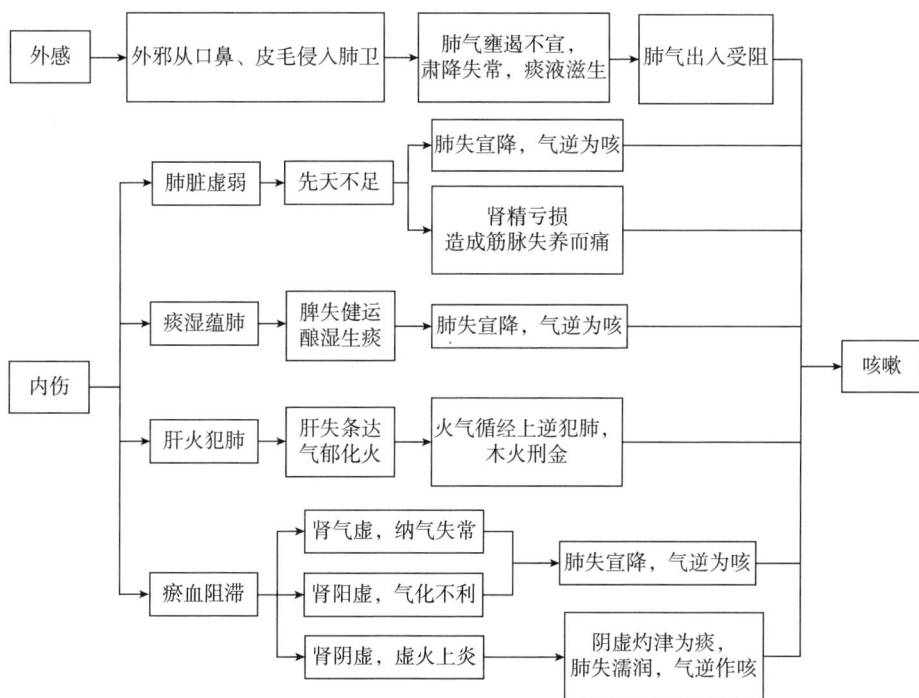

图1-2　咳嗽病因病机示意图

三、常见证型

1. 风寒袭肺

【临床症状】咳嗽声重，痰清稀色白，鼻塞，流清涕，肢体酸楚，或恶寒发热，无汗，舌苔薄白，脉浮或紧。

【辨证分析】风寒之邪外束肌表，内袭于肺，肺卫失宣，故咳嗽声重，咽痒，痰白清稀；皮毛闭塞，卫阳被遏，且肺开窍于鼻，故恶寒发热，无汗，鼻塞，流清涕，头痛，肢体酸楚；舌苔薄白，脉浮紧，均为风寒之象。

【施护法则】疏风散寒，宣肺止咳。

【代表方】三拗汤合止嗽散加减。

2. 风热犯肺

【临床症状】咳嗽频作，或咳声嘶哑，喉燥咽痛，咳痰不爽，痰黄稠，咳时汗出，鼻流黄涕，口渴，头痛，身楚，或见恶风、身热等表证，舌苔薄黄，脉浮数或浮滑。

【辨证分析】风热犯肺，肺失宣肃而咳嗽频剧，或咳声嘶哑；肺热伤津，则见口渴，喉燥咽痛；肺热内郁，蒸液成痰，故痰黄稠，咳吐不爽；风热犯表，卫表不和，见头痛，汗出，四肢酸楚，恶风、身热等表证；舌质红，苔薄黄，脉浮数，皆为风热之征。

【施护法则】疏风清热，宣肺化痰。

【代表方】桑菊饮加减。

3. 风燥伤肺

【临床症状】干咳，连声作呛，无痰或痰少而黏，不易咯出，咳甚则胸痛，或痰中带血丝，喉痒，鼻唇干燥，口干，咽干而痛，或鼻塞、头痛、微寒、身热，舌质红，苔薄白或薄黄、干而少津，脉浮数。

【辨证分析】风燥伤肺，肺失清润，故见干咳作呛；燥热灼津，则咽喉口鼻干燥，痰黏稠不易咳出；燥热伤肺，肺络受损，故痰中夹血；本证多发于秋季，乃燥邪与风热并见的温燥证，故见风燥外客，卫表不和的表证，如鼻塞、头痛、微寒、身热；舌质红，苔薄白或薄黄、干而少津，为温燥的表现。

【施护法则】疏风清肺，润燥止咳。

【代表方】桑杏汤合杏苏散加减。

4. 痰湿蕴肺

【临床症状】咳嗽痰多，咳声重浊，痰色白或灰白，痰黏腻厚浊成块，易咯出，胸闷脘痞，呕恶纳差，腹胀，便溏，舌苔白腻，脉濡滑。

【辨证分析】脾失健运，痰湿内生，痰湿蕴肺，肺失宣降，故咳嗽痰多，咳声重浊，痰白黏腻或稠厚或稀薄；湿痰中阻，脾为湿困，故兼胸闷脘痞，呕恶纳差，腹胀，大便溏等症；苔白腻，脉濡滑，为痰湿内盛之征。

【施护法则】燥湿健脾，化痰止咳。

【代表方】二陈汤合三子养亲汤加减。

5. 痰热郁肺

【临床症状】咳嗽气粗，或喉中有痰声，痰多质稠色黄，咳吐不爽，或咳吐血痰，咳时引痛，胸胁胀满，面赤，身热，舌质红，苔黄腻，脉滑数。

【辨证分析】痰热壅阻于肺，肺失清肃，故咳嗽气粗，痰多质黏稠、色黄，咳吐不爽；热伤肺络，故咳吐血痰，咳时引痛，胸胁胀满；肺热内郁，则有身热、口干欲饮；舌质红，苔薄黄腻，脉滑数，为痰热之征。

【施护法则】清热化痰肃肺。

【代表方】清金化痰汤加减。

6. 肝火犯肺

【临床症状】咳嗽气逆，面红目赤，胸胁胀痛，症状可随情绪波动增减，烦热咽干，常感痰滞咽喉，咳之难出，量少质黏，性急易怒，甚则痰中带血或咳吐鲜血，舌质红，苔薄黄少津，脉弦数。

【辨证分析】情志失调，肝失条达，郁结化火，上逆侮肺，肺失宣降，以致气逆作咳，咳则连声；肝火上炎，故咳时面红，口苦咽干；木火刑金，炼液成痰，肺热津亏，则痰黏，难以咳出；肝脉布两胁，故胸胁胀痛；舌质红，苔薄黄少津，脉弦数，为肝经有热之征。

【施护法则】清肺泻肝，顺气降火。

【代表方】黄芩泻白散合黛蛤散加减。

7. 肺阴亏耗

【临床症状】干咳，痰少黏白，或痰中带血丝，或声音逐渐嘶哑，手足心热，夜寐盗汗，口干咽燥，起病缓慢，日渐消瘦，神疲，舌质红，少苔，脉细数。

【辨证分析】肺阴亏虚，虚热内灼，肺失滋润，肃降无权，肺气上逆则干咳；虚火灼津为痰，肺络损伤，故痰少黏白或夹血；阴虚肺燥，津液不能濡润上承，则咳声逐渐嘶哑，口干咽燥；阴虚火旺，故手足心热、颧红、盗汗；阴精不能充养而致形瘦神疲；舌质红、少苔，脉细数，为肺阴亏虚，阴虚内热之征。

【施护法则】滋阴清热，润肺止咳。

【代表方】沙参麦冬汤加减。

四、护理

(一) 辨证施护

1. 生活起居

保持室内空气清新流通，温湿度适宜。注意休息，可适当户外活动。风寒袭肺者室内宜偏暖，切勿当风受凉；风热犯肺不宜过暖；风燥伤肺室内湿度宜偏高；痰湿蕴肺湿度宜偏低；痰热郁肺、肝火犯肺和肺阴亏虚室温偏低。保持呼吸道通畅，必要时可给予超声雾化、吸痰等。

2. 病情观察

观察咳嗽的性质、程度、持续时间、节律及有无恶寒、发热、汗出、咳痰等症状；观察痰液的色、质、量及咳吐情况，如白痰、黄痰、湿痰、少痰或无痰、腥臭味痰等。

3. 饮食护理

饮食宜清淡，易消化；忌肥甘厚腻、辛辣刺激之物。

风热犯肺者宜食清热疏风之品，如菊花、白萝卜、薄荷等，忌食辛热助火之品，避免食用酸涩之品；风燥伤肺者宜多食黄瓜、番茄、油菜等多汁蔬菜及梨、枇杷等新鲜水果，也可用川贝炖梨；痰湿蕴肺者配健脾利湿化痰的食物，如薏苡仁、扁豆，忌糯米、甜食及肥肉类；痰热郁肺者宜食竹笋、豆芽、马齿苋等寒凉食物，忌食辛热、肥腻等助湿生痰之品；肝火犯肺者平素宜多食疏肝泻火的食物，如芹菜、香菇、柑橘等，忌食油炸、香燥之品；肺阴亏耗者平素宜食滋阴清热润肺的食物，如银耳、百合、甲鱼等，多食水果、蔬菜，或用麦冬、沙参等养阴之品泡水代茶饮；患者平时可多食银耳沙参粥、冰糖炖雪梨、沙参玉竹老鸭汤等药膳以滋阴润肺。

4. 情志护理

保持心情愉悦，避免精神刺激，指导患者学会自我情绪调节。病程较长者应予安慰和鼓励，消除思想顾虑，增强治疗的信心。

5. 用药护理

指导患者遵医嘱服用祛痰、止咳的药物；咳嗽剧烈时即刻给药；服药后注意观察药后寒热、汗出、咳嗽及咳痰的情况；外感咳嗽者，忌用敛肺、收涩的镇咳药。

6. 适宜技术

咳嗽可灸天突、肺俞、风门、合谷、至阳等穴位，痰多可配合中药雾化吸入；外感咳嗽可取大椎、膻中穴行拔罐法；外感发热者取大椎、大杼、风池、肺俞、脾俞等穴行刮痧法；咳嗽反复者可于夏季三伏天行穴位贴敷。

（二）主要症状护理

本病的主要症状是咳嗽、咳痰，护理措施如下。

1. 保持病室空气新鲜、温湿度适宜。减少环境的不良刺激，避免寒冷或干燥空气、烟尘、花粉及刺激性气体等。

2. 保持舒适体位，咳嗽胸闷者取半坐卧位，持续性咳嗽时，可频饮温开水，以减轻咽喉部的刺激。

3. 保持口腔卫生，每日清洁口腔 2 次，有助于预防口腔感染、增进食欲。

4. 密切观察咳嗽的性质、程度、持续时间，以及咳痰的颜色、性状、量及气味，有无喘促、发绀等伴随症状。

5. 加强气道湿化，痰液黏稠时多饮水，在心肾功能正常的情况下，每天饮水 1500mL 以上，必要时遵医嘱行雾化吸入，痰液黏稠无力咳出者可行机械吸痰。

6. 协助翻身拍背，指导患者掌握有效咳嗽、咳痰、深呼吸的方法。

7. 指导患者正确留取痰标本，及时送检。

8. 遵医嘱给予止咳、祛痰药物，用药期间注意观察药物疗效及不良反应。

9. 遵医嘱耳穴贴压（耳穴埋豆），可选择肺、气管、神门、皮质下等穴位。

10. 遵医嘱穴位贴敷，可选择肺俞、膏肓、定喘、天突等穴位。

11. 遵医嘱拔罐，可选择肺俞、膏肓、定喘、脾俞、肾俞等穴位。

12. 饮食宜清淡、易消化，少食多餐，避免油腻、辛辣刺激及海腥发物。可适当食用化痰止咳的食疗方，如陈皮粥等。

五、健康教育

1. 注意四时气候变化，随气温冷暖增减衣被，防寒保暖，避免外邪侵袭。改善生活环境，消除烟尘及有害气体的污染。

2. 增强体质，适当锻炼。根据自身体质选择活动项目，如散步、打太极拳等。平素易感冒者，可按摩迎香，艾灸足三里，也可坚持耐寒锻炼，如用冷水洗脸、冷水浴等。

3. 饮食有节，忌肥甘、辛辣、过咸之品，戒烟忌酒。

4. 调节情志，保持乐观情绪，消除顾虑及烦忧，避免急躁易怒。

第三节　哮　病

一、概述

哮病是一种发作性的痰鸣气喘疾患，发作时喉中哮鸣有声，呼吸气促困难，甚则喘息不得平卧。

汉代张仲景《金匮要略·肺痿肺痈咳嗽上气病脉证并治》有"咳而上气，喉中水鸡声，射干麻黄汤主之"，明确指出了哮病发作时的特征及治疗。元代朱丹溪首创"哮喘"病名，阐明病机专主于痰，提出"未发以扶正气为主，既发以攻邪气为急"的治疗原则。明医虞抟《医学正传》明确对哮与喘进行了区别："喘以气息言，哮以声响言。"又说："夫喘促喉中如水鸡响者，谓之哮；气促而连续不能以息者，谓之喘。"

西医学的支气管哮喘、喘息性支气管炎、其他急性肺部过敏性疾患所致的以哮喘为主要表现者，均可参照本节辨证施护。

二、病因病机

哮病的发生，为宿痰内伏于肺，每因外感、饮食、情志或劳倦等诱因而引触，以致痰阻气道，肺失肃降，肺气上逆，痰气搏击而发出痰鸣气喘声。哮病的病位主要在肺，与脾、肾、肝、心有关。发作时的基本病理变化为"伏痰"遇感引触，痰随气升，气因痰阻，相互搏结，壅塞气道，肺管狭窄，通畅不利，肺气宣降失常，引动停积之痰，而致痰鸣如吼，气息喘促。若长期反复发作，寒痰伤及脾胃之阳，痰热耗灼肺肾之阴，则可从实转虚，表现为肺、肾、脾等脏器虚衰之候。若大发作，邪实与正虚错杂并见，肺肾两虚而痰浊又复壅盛，严重者肺不能治理调节心血的运行，肾虚命门之火不能上济于心，则心阳亦同受累，甚至发生喘脱危候。病因病机见图 1-3。

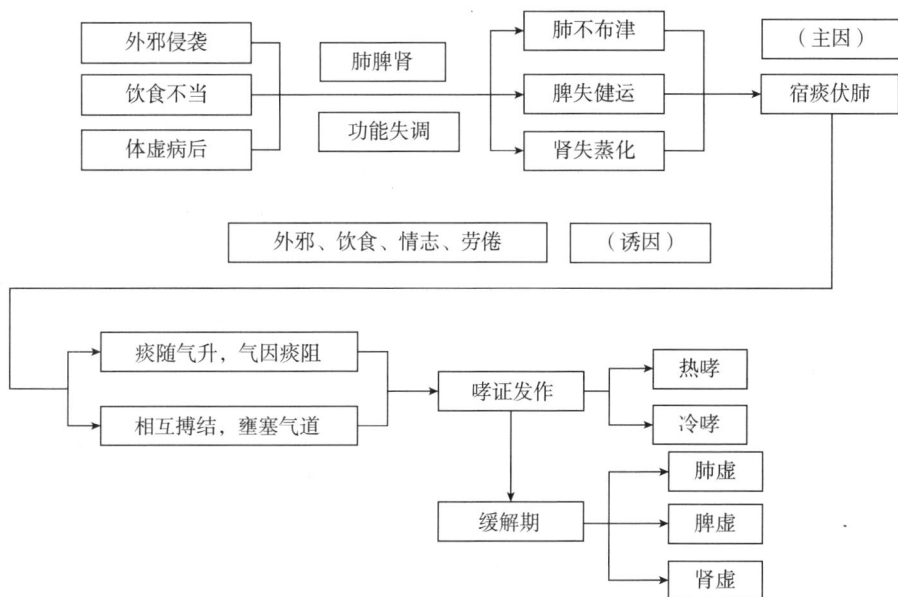

图 1-3 哮证病因病机示意图

三、常见证型

（一）发作期（急性发作期或部分慢性持续期患者）

1. 寒哮

【临床症状】喉中哮鸣如水鸡声，呼吸急促，喘憋气逆，胸膈满闷如塞，咳不甚，痰少咯吐不爽、色白而多泡沫，口不渴或渴喜热饮，形寒怕冷，天冷或受寒易发，面色青晦，舌苔白滑，脉弦紧或弦浮。

【辨证分析】寒痰伏肺，遇感触发，痰升气阻，以致呼吸急促而哮鸣有声。

肺气郁闭，不得宣畅，则见胸膈满闷如塞，咳反不甚而咯痰量少。阴盛于内，阳气不能宣达，故面色晦滞带青，形寒怕冷。病因于寒，内无郁热，故口不渴而喜热饮。外寒每易引动内饮，故天冷或受寒则发。舌苔白滑，脉弦紧或浮紧，皆为寒盛之象。

【施护法则】宣肺散寒，化痰平喘。

【代表方】射干麻黄汤或小青龙汤加减。

2. 热哮

【临床症状】喉中痰鸣如吼，喘而气促息涌，胸高胁胀，咳呛阵作，咳痰色黄或白，黏浊稠厚，排吐不利，口苦，口渴喜饮，汗出，面赤，或有身热，甚至有好发于夏季者，舌苔黄腻，质红，脉滑数或弦滑。

【辨证分析】痰热壅肺，肺失清肃，肺气上逆，故喘而气粗息喘，痰鸣如吼，胸高胁胀，咳呛阵作。热蒸液聚生痰，痰热胶结，故咯痰黏浊稠厚不利，色黄或白。痰火郁蒸，则烦闷，自汗，面赤，口苦。病因于热，肺无伏寒，故不恶寒而口渴喜饮。舌质红，苔黄腻，脉滑数，均是痰热内盛之征。

【施护法则】清热宣肺，化痰定喘。

【代表方】定喘汤。

（二）缓解期（缓解期或部分慢性持续期患者）

1. 肺虚

【临床症状】自汗，怕风，易感冒，气短声低，或喉中常有轻度哮鸣音，发前喷嚏频作，咯痰白、色清稀，舌淡苔白，脉细大或虚大。

【辨证分析】哮证日久，正气必虚。卫气虚弱，不能充实腠理，外邪侵入，故怕风、自汗，常易感冒，每因气候变化而诱发。肺虚不能主气，气不化津，痰饮蕴肺，故气短声低，咳痰清稀色白。面色白，舌淡苔白，脉象虚细，皆属肺气虚弱之征。

【施护法则】补肺固卫。

【代表方】玉屏风散。

2. 脾虚

【临床症状】腹胀、便溏、食少，常因饮食不当而诱发，平素痰多，舌淡，苔白腻，脉细弱。

【辨证分析】脾虚健运无权，故食少痞满，大便不实，或食油腻易于腹泻，常因饮食失当而诱发，倦怠，气短不足以息。

【施护法则】健脾化痰。

【代表方】六君子汤。

3. 肾虚

【临床症状】哮病反复发作日久，短气息促，心慌耳鸣，腰酸体软，畏寒肢冷，面色晦暗。肾阴虚者颧红、烦热、汗出黏手，舌红少苔，脉细数。

【辨证分析】久病肺虚及肾，气失摄纳，故见呼多吸少，气不得续，动则喘甚；肾中精气耗损，无以充养，故脑转耳鸣，腰膝酸软，劳累易发。肾阳既衰，卫外之阳不固，故汗出；阳气不能温养于外，则肢冷、面青。

【施护法则】补肾摄纳。

【代表方】金匮肾气丸或七味都气丸。

四、护理

（一）辨证施护

1. 生活起居

保持病室干净整洁，空气清新，注意气候变化。注意加强过敏原识别与规避，及时检测过敏原的类别，在日常生活中规避防范。寒哮患者病室宜阳光充足，温度宜偏暖，避风寒；热哮患者病室应凉爽通风。

2. 病情观察

观察呼吸频率、节律、深浅，发作持续时间，发现异常应及时报告医生。观察咳嗽的性质、程度、持续时间、规律及咳痰的量、颜色、性状。观察胸闷的性质、持续时间、诱发因素及伴随症状等。

3. 饮食护理

避免摄入易引起过敏的食品，如蛋白、海鲜类，忌食辛辣油腻等刺激之品。

寒哮证宜食温肺散寒、豁痰利窍之品，如葱、姜、胡椒等，禁食生冷油腻、海腥发物。热哮证宜食清热宣肺、化痰定喘的食品，如梨汁、杏仁等，食疗方如雪梨川贝冰糖饮等。肺虚证宜食益气补肺纳肾、降气化痰的食品，如木耳、核桃、胡桃等，食疗方如核桃粥等。脾气虚证宜食健脾益气之品，如红枣、银耳、山药等。肾虚证宜食益肾的食品，如杏仁、黑豆、百合等，食疗方如白果核桃粥等。

4. 情志护理

告知患者情志因素对疾病的影响，耐心倾听患者的诉说，避免不良情绪刺激。鼓励家属多陪伴患者，给予患者心理支持。

5. 用药护理

寒哮证服用中药汤剂宜热服，热哮证宜偏凉服。补虚汤药宜温服，服用含麻黄的中药时，注意观察患者汗出及生命体征变化情况。

6. 适宜技术

喘息哮鸣遵医嘱耳穴贴压，取平喘、肺、肾上腺、交感等穴。咳嗽咳痰可给予耳穴贴压，取肺、气管、神门、皮质下、大肠等穴或遵医嘱拔火罐，取肺俞、膏肓、定喘、脾俞、肾俞等穴；亦可进行穴位按摩，取肺俞、膻中、中府、云门、孔最等穴。胸闷遵医嘱穴位按摩，取膻中等穴；亦可进行耳穴贴压，取心、胸、神门、小肠、皮质下等穴。

（二）主要症状护理

本病的主要症状有咳嗽、咳痰和胸闷气喘等，本节主要介绍胸闷气喘时吸入剂的使用护理。

1. 吸入药物时取坐位，指导患者正确使用吸入装置。

2. 指导患者正确的呼吸方法，用力呼气后再用口尽力吸入，确保药物充分发挥药效。

3. 使用含激素类药物后应及时漱口，避免激素残留在口腔引起真菌感染。

4. 指导患者按时规律用药，遵医嘱适时调整药物，不可自行减药或停药。

5. 告知患者哮病难以速愈和根治。虽然缓解期常自我感觉没有症状，但是气道的高反应性还持续存在，必须坚持长期用药。

五、健康教育

1. 注意保暖，防止感冒，避免因寒冷空气的刺激而诱发，避免接触过敏原。

2. 根据身体情况，进行适当的体育锻炼，以逐步增强体质，提高抗病能力。

3. 饮食宜清淡，忌肥甘油腻、辛辣甘甜，防止生痰生火，避免海膻发物、烟尘异味。

4. 在心肺康复锻炼基础上增加打太极拳、八段锦等；可做腹式呼吸、缩唇呼吸和呼吸吐纳功，以提高肺活量，改善呼吸功能。

5. 保持心情舒畅，避免不良情绪的影响，劳逸适当，防止过度疲劳。

6. 平时可常服玉屏风散、肾气丸等药物，以调护正气，提高抗病能力。

第四节　喘　证

一、概述

喘即气喘、喘息。喘证，是以呼吸困难，甚则张口抬肩、鼻翼扇动、不能平卧等为主要临床特征的一种病证。严重者可出现喘脱之危重证候。

喘证的记载最早见于《黄帝内经》。《灵枢·五阅五使》曰："肺病者，喘息鼻张。"《灵枢·本脏》曰："肺高则上气肩息。"汉代张仲景《金匮要略》中所言"上气"即指气喘、肩息、不能平卧的证候，辨证分虚实，并列治疗方。明代张景岳把喘证归纳成虚实两大证。清代叶天士《临证指南医案》说："在肺为实，在肾为虚。"

西医学的肺炎、喘息性支气管炎、肺气肿、肺源性心脏病、心脏性哮喘及癔病等发生呼吸困难时，可参照本节辨证施护。

二、病因病机

喘证的病因很复杂，外邪侵袭、饮食不当、情志失调、劳欲久病等均可成为喘病的病因，引起肺失宣降，肺气上逆或气无所主，肾失摄纳而致喘病。喘证的病位主要在肺和肾，病因涉及肝脾。基本病机为痰邪壅肺，宣降不利；或精气虚衰，肺肾出纳失常。病因病机见图1-4。

外邪侵入 → 风寒、风热 → 邪蕴于肺，壅阻肺气

饮食不当 → 肥甘生冷 → 脾失健运，上干于肺

饮食不当 → 嗜酒 → 痰浊内生，壅塞肺气

情志失调 → 忧思气结 → 气失疏泄，肝气横逆

情志失调 → 郁怒伤肝 → 肺气闭阻，乘于肺胀

久病劳伤 → 久病肺虚 → 气失所主

久病劳伤 → 久病脾虚 → 肾失摄纳

久病劳伤 → 肾阳衰竭 → 水气凌心

→ 肺气上逆失于宣降 → 喘证

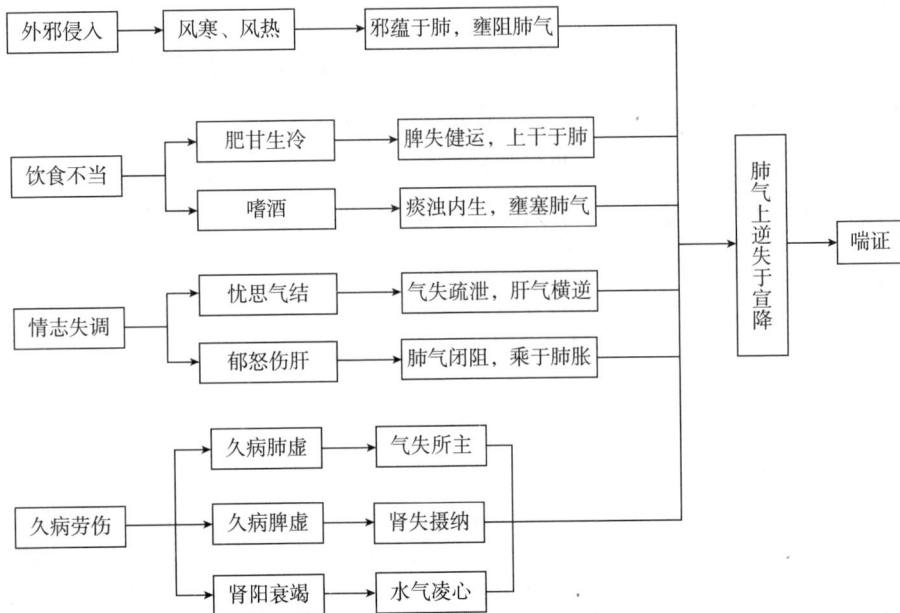

图 1-4 喘证病因病机示意图

三、常见证型

(一) 实喘

1. 风寒壅肺

【临床症状】喘息咳逆，呼吸急促，胸部胀闷，痰多稀薄而带泡沫、色白质黏，常有头痛、恶寒，或有发热，口不渴，无汗，苔薄白而滑，脉浮紧。

【辨证分析】风寒上受，内合于肺，邪实气壅，肺气不宣，故喘咳气逆，胸部闷胀。寒邪伤肺，凝液成痰，则痰多稀薄色白。风寒束表，皮毛闭塞，故见恶寒、头痛、发热、无汗等表寒证。苔薄白而滑，脉浮紧，亦为风寒在表之征。

【施护法则】宣肺散寒。

【代表方】麻黄汤合华盖散加减。

2. 表寒肺热

【临床症状】喘逆上气，胸胀或痛，鼻扇，息粗，咳而不爽，吐痰稠黏，伴形寒，身热，烦闷，身痛，有汗或无汗，口渴，苔薄白或薄黄，舌边红，脉浮数

或滑。

【辨证分析】因寒邪束表，肺有郁热，或表寒未解，内已化热，热郁于肺，肺气上逆，而喘逆、息粗、鼻扇、胸部胀痛、咳痰稠黏不爽，热为寒郁则伴形寒、发热、烦闷、身痛。苔薄白或黄、质红，脉浮数，为表寒肺热夹杂之象。

【施护法则】解表清里，化痰平喘。

【代表方】麻杏石甘汤加减。

3. 痰热郁肺

【临床症状】喘咳气涌，胸部胀痛，痰多质黏色黄或夹有血色，伴胸中烦闷，身热，有汗，口渴而喜冷饮，面赤，咽干，小便赤涩，大便或秘，舌质红，舌苔薄黄或腻，脉滑数。

【辨证分析】邪热壅肺，灼津成痰，肃降无权，而致喘咳气涌，胸部胀痛，痰黏稠色黄，热伤肺络则见血痰，痰热郁蒸故伴有烦热、渴饮、咽干、面红等症。苔黄或腻，脉滑数，为痰热之征。

【施护法则】清热化痰，宣肺平喘。

【代表方】桑白皮汤加减。

4. 痰浊阻肺

【临床症状】喘而胸满闷塞，甚则胸盈仰息，咳嗽痰多、黏腻色白，纳呆呕恶，口黏不渴，困倦，舌苔白腻，脉象滑或濡。

【辨证分析】中阳不运，积湿成痰，痰浊壅肺，肺气失降，故喘满闷塞，胸盈仰息，痰多色白黏腻；痰湿蕴中，肺胃不和，见呕恶、纳呆、口黏，苔厚腻，脉滑。

【施护法则】祛痰降逆，宣肺平喘。

【代表方】二陈汤合三子养亲汤加减。

5. 肺气郁闭

【临床症状】情志刺激可诱发喘咳，发时呼吸短促，息粗气憋，胸闷胸痛，咽中异物感，但喉中痰鸣不著，或无痰声，平素常多忧思抑郁、失眠、心悸，苔薄，脉弦。

【辨证分析】郁怒伤肝，肝气冲逆犯肺，肺气不降，则喘促气憋，咽中如窒。肝肺络气不和而胸闷胸痛。心肝气郁则失眠、心悸，脉弦。

【施护法则】开郁降气平喘。

【代表方】五磨饮子加减。

（二）虚喘

1. 肺气虚耗

【临床症状】气怯声低，咳声低弱，喘促短气，喉有鼾声，痰吐稀薄，自汗畏风，易感冒，或见咳呛痰少质黏，烦热而渴，咽喉不利，面颧潮红，舌质淡红或有苔剥，脉软弱或细数。

【辨证分析】肺虚气失所主，故喘促短气，气怯声低，喉有鼾声。肺气不足，致咳声低弱。气不化津，故咯痰稀白。肺虚卫外不固，则自汗、畏风。舌质淡红，脉软弱，为肺气虚弱之象。若肺阴不足，虚火上炎，则见呛咳痰少质黏，烦热，咽喉不利，面潮红。舌红苔薄，脉细数，为阴虚火旺之征。

【施护法则】补肺益气养阴。

【代表方】生脉散合补肺汤加减。

2. 肾虚不纳

【临床症状】喘促日久，动则喘甚，呼多吸少，呼则难升，吸则难降，气不得续，形瘦神惫，跗肿，汗出肢冷，面青唇紫，舌淡苔白或黑而润滑，脉微细或沉弱；或见喘咳，面红烦躁，口咽干燥，足冷，汗出如油，舌红少津，脉细数。

【辨证分析】久病肺虚及肾，气失摄纳，故见呼多吸少，气不得续，动则喘甚；肾虚精气耗损，则见形瘦神惫；肾阳既衰，卫外之阳不固，故汗出；阳气不能温养于外，则肢冷、面青；阳虚气不化水而见跗肿。舌苔淡白、黑润，脉微细、沉弱，均为肾阳衰弱之征。

【施护法则】补肾纳气。

【代表方】金匮肾气丸合参蛤散加减。

3. 正虚喘脱

【临床症状】喘逆剧甚，鼻扇气促，张口抬肩，端坐不能平卧，稍动则咳喘欲绝，或有痰鸣，心慌动悸，烦躁不安，面青唇紫，汗出如珠，肢冷，脉浮大无根，或见间歇，或模糊不清，为肺气欲竭，喘脱危象。

【辨证分析】肾阳虚衰，摄纳无权，故见喘逆，张口抬肩，张口不能平卧。

心阳衰微，故心慌动悸；气阴俱竭，故见烦躁不安，汗出如珠。

【施护法则】扶阳固脱，镇摄肾气。

【代表方】参附汤送服黑锡丹，配合蛤蚧粉。

四、护理

（一）辨证施护

1. 生活起居

保持室内空气新鲜流通，温湿度适宜。指导患者戒烟，室内勿放鲜花等可能引起过敏的物品，避免花粉及刺激性气体的吸入。在寒冷季节或气候转变时，及时增减衣物，勿汗出当风。在呼吸道传染病流行期间，尽量避免去人群密集的公共场所，避免感受外邪诱发或加重病情。劳逸结合，起居有常，保证充分的休息和睡眠，病情加重时减少活动量。经常做深呼吸，腹式呼吸和缩唇呼气联合应用，提高肺活量，改善呼吸功能。

2. 病情观察

密切观察咳嗽的性质、程度、持续时间、规律，以及咳痰的颜色、性状、量及气味，有无喘促、发绀等伴随症状。观察有无皮肤红润、温暖多汗、球结膜充血、搏动性头痛等二氧化碳潴留的表现。

3. 饮食护理

饮食以高热量、高蛋白和高纤维素为宜，并补充适量无机盐，同时避免摄入过多碳水化合物及易产气食物。多吃绿叶蔬菜及水果，食物烹饪以蒸、煮为宜，食物宜软烂，以利于消化吸收，同时忌辛辣、肥腻、过甜、过咸及煎炸之品。

风寒壅肺证宜进食温肺散寒食物，如生姜、葱白等。忌食生冷瓜果。痰浊阻肺证宜进食清肺化痰、理气止咳的食物，如雪梨银耳百合汤等。肺气郁闭证宜进食开郁宣肺、降气平喘的食物，如杏仁粥、萝卜生姜汁等。

4. 情志护理

本病缠绵难愈，患者精神负担较重，常易出现焦虑、抑郁等情绪，责任护士多与患者沟通，了解其心理状态，及时予以心理疏导。

5. 用药护理

遵医嘱给予止咳、祛痰药物，用药期间注意观察药物疗效及不良反应。遵医嘱使用发汗解表药时，密切观察体温变化、汗出情况及药物不良反应。

6. 适宜技术

咳嗽咳痰遵医嘱给予耳穴贴压，可选择肺、气管、神门、皮质下等穴；亦可进行穴位贴敷，可选择肺俞、膏肓、定喘、天突等穴。感受外邪引起的发热，遵医嘱行刮痧疗法，可选择大椎、风池、肺俞、脾俞等穴。腹胀纳呆，耳穴贴压可选择脾、胃、三焦、胰、胆等穴。穴位按摩遵医嘱选择足三里、中脘、内关等穴。穴位贴敷可选择中脘、气海、关元、神阙等穴。

（二）主要症状护理

本病的主要症状为呼吸困难，护理措施如下。

1. 协助患者取坐位或半卧位。

2. 保持温湿度适宜，空气洁净清新，避免和去除诱发因素。

3. 遵医嘱吸氧。

4. 定时翻身、拍背，排痰，遵医嘱雾化吸入，保持呼吸道通畅。

5. 观察神志，呼吸频率、深浅度、节律，皮肤黏膜、球结膜颜色，尿量，水、电解质、酸碱平衡情况，准确记录出入量。

6. 遵医嘱应用呼吸兴奋剂、支气管解痉药、抗生素，注意观察用药后反应，以防药物过量。

7. 对烦躁不安者注意患者的安全，慎用镇静剂，以防引起呼吸抑制。

8. 去除紧身衣服和厚重被服，减少胸部压迫。

9. 做好气管插管或气管切开准备工作，随时准备协助医生进行抢救。

10. 备好吸痰器和抢救物品，必要时采用机械通气辅助呼吸。

五、健康教育

1. 保持室内空气新鲜，避免理化因素刺激，适当锻炼，增强机体抵抗力。

2. 避风寒，戒烟酒，饮食宜清淡，忌食辛辣刺激及甜黏肥腻之品。

3. 密切观察病情的变化，防止剧烈活动，避免剧烈咳嗽。

4. 平素宜调畅情志，因情志致喘者，尤须愉悦情志，避免不良刺激。

5. 喘病发生时，应卧床休息，或取半卧位休息，充分给氧。

6. 恢复期指导患者进行呼吸功能锻炼，改善肺功能。

7. 慢性严重缺氧的患者，建议患者坚持长期氧疗。

第五节　肺　胀

一、概述

肺胀是指多种慢性肺系疾病反复发作，迁延不愈，肺脾肾三脏虚损，从而导致肺管不利，气道不畅，肺气壅滞，胸膺胀满，以喘息气促、咳嗽咯痰、胸部膨满、胸闷如塞，或唇甲紫绀、心悸浮肿，甚至昏迷、喘脱为临床特征的病证。

肺胀的病名首见于《内经》。《灵枢·胀论》曰："肺胀者，虚满而喘咳。"《灵枢·经脉》有"肺手太阴之脉……是动则病肺胀满膨膨而喘咳"，指出了本病虚满的基本性质和典型症状。汉代《金匮要略》还观察到肺胀可出现浮肿、烦躁、目如脱等症状，认为本病与痰饮有关，开始应用越婢加半夏汤、小青龙加石膏汤等方药辨证论治。隋代《诸病源候论·咳逆短气候》记载肺胀的发病机理是由于"肺虚为微寒所伤则咳嗽，嗽则气还于肺间则肺胀，肺胀则气逆，而肺本虚，气为不足，复为邪所乘，壅否不能宣畅，故咳逆短气也"。

西医学的慢性阻塞性肺气肿、慢性肺源性心脏病和老年性肺气肿，当这些疾病出现肺胀的临床表现时，可参照本节辨证施护。

二、病因病机

本病多由先天禀赋不足或喘息、久咳、慢性肺系疾病所引起。肺胀的发生，多因久病肺虚，痰浊潴留，而致肺不敛降，气还肺间，肺气胀满，每因复感外邪诱使病情发作或加剧。病因病机见图1-5。

复感外邪 → 气化失司 ↘
　↑↓　　　　　　　　　肺气胀满 → 肺胀
久病肺虚 → 宣肃失常 ↗

├ 子病及母 → 脾气虚 → 痰湿
│
├ 母病及子 → 肾气虚 → 肾不纳气 ↘　水液不归正化 → 水饮
│　　　　　　　　　　　肾阳虚 ↗ ↘ 喘脱
│
└ 治节失职 → 心气虚 → 心阳虚 ↘　血瘀 → 血证
　　　　　　　　　　　血运不畅 ↗

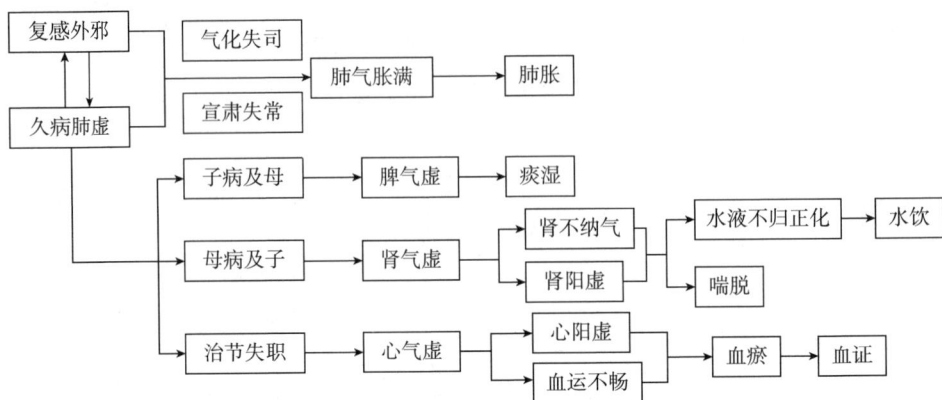

图 1-5　肺胀病因病机示意图

三、常见证型

1. 痰浊壅肺

【临床症状】咳嗽痰多，胸膺满闷，短气喘息，稍劳即著，痰多色白黏腻或呈泡沫状，畏风易汗，脘痞纳少，倦怠乏力，舌暗，苔薄腻或浊腻，脉小滑。

【辨证分析】肺虚脾弱，痰浊内生，上逆干肺，则咳嗽，痰多色白黏腻；肺气虚弱，复加气因痰阻，故短气喘息，稍劳即著；痰从寒化成饮，则痰呈泡沫状；肺虚卫表不固，则怕风，易汗；肺病及脾，脾气虚弱，健运失常，故见脘痞纳少，倦怠乏力。舌质偏淡，苔浊腻，脉小滑，乃肺脾气虚、痰浊内蕴之候。

【施护法则】化痰降气，健脾益肺。

【代表方】苏子降气汤合三子养亲汤加减。

2. 痰热郁肺

【临床症状】咳逆，喘息气粗，胸满，烦躁，目胀睛突，痰黄或白、黏稠难咳，或伴身热，微恶寒，有汗不多，口渴欲饮，溲赤，便干，舌边尖红，苔黄或黄腻，脉数或滑数。

【辨证分析】痰浊内蕴化热，痰热壅肺，故痰黄或白、黏稠难咳；肺热内郁，清肃失司，肺气上逆，则咳喘气逆息粗，烦躁，胸满，便干，溲黄；复感外邪，风热犯肺，故见发热微恶寒、有汗不多等表证；口渴，舌红，苔黄或黄腻，脉数或滑数，均为痰热内郁之征。

【施护法则】清肺化痰，降逆平喘。

【代表方】越婢加半夏汤或桑白皮汤加减。

3. 痰蒙神窍

【临床症状】表情淡漠，神志恍惚，谵妄，撮空，嗜睡，甚则昏迷，或伴肢体抽搐，咳逆喘促，咯痰不爽，苔白腻或黄腻，舌质暗红或淡紫，脉细滑数。

【辨证分析】痰迷心窍，蒙蔽神机，故见神志恍惚，谵妄，撮空，嗜睡，昏迷；肝风内动，则肢体抽搐；肺虚痰蕴，故咳逆喘促而咯痰不爽。苔白腻或淡黄腻，脉细滑数，为痰浊内蕴之象；舌暗红或淡紫，乃心血瘀阻之征。

【施护法则】涤痰，开窍，息风。

【代表方】涤痰汤加减。

4. 阳虚水泛

【临床症状】心悸，喘咳，咯痰清稀，面浮，下肢浮肿，甚则一身悉肿，腹部胀满有水，脘痞，纳差，尿少，怕冷，面唇青紫，苔白滑，舌胖质黯，脉沉细。

【辨证分析】肺、脾、肾阳气衰微，气不化水，水邪泛滥，则面浮，肢体尽肿；水饮上凌心肺，故心悸，喘咳，咯痰清稀；脾阳虚衰，健运失司，则脘痞纳少；寒水内盛，故怕冷，尿少；阳虚血瘀，则面唇青紫，舌质黯；脉沉细，舌胖，苔白滑，为阳虚水停之征。

【施护法则】温肾健脾，化饮利水。

【代表方】真武汤合五苓散加减。

5. 肺肾气虚

【临床症状】呼吸浅短难续，声低气怯，甚则张口抬肩，倚息不能平卧，咳嗽，痰白如沫，咯吐不利，心慌动悸，形寒汗出，或腰膝酸软，小便清长，或尿有余沥，舌淡或黯紫，脉沉细数无力，或有结代。

【辨证分析】肺肾两虚，不能主气、纳气，故呼吸浅短，声低气怯，张口抬肩，不能平卧；寒饮伏肺，肾虚水泛，则咳痰色白如沫，咯吐不利；肺病及心，心气虚弱，故心慌动悸，形寒，汗出；肺失治节，气不帅血，气滞血瘀，则见舌淡或黯紫，脉沉细虚数或结代。

【施护法则】补肺纳肾，降气平喘。

【代表方】平喘固本汤合补肺汤加减。

四、护理

（一）辨证施护

1. 生活起居

病室安静，光线适宜，避免噪声刺激，通气良好，定时开窗通风，保持适宜温度和湿度。患者卧床休息，协助患者采取舒适卧位，根据病情采用平卧位、坐位、半坐卧位或身体前倾位，以减轻症状。缓解期适当进行户外活动，以增强体质。

2. 病情观察

观察咳嗽的声音、时间、节律、性质及有无恶寒、发热、汗出、咳痰等症状；观察痰的色、质、量及咳吐情况，如白痰、黄痰、湿痰、少痰或无痰、腥臭味痰等；观察用药后寒热、汗出、咳嗽及咳痰情况。

3. 饮食护理

饮食以高热量、高蛋白、高维生素、易消化和清淡为主，多食蔬菜和水果，忌辛辣、油腻、荤腥、烟酒等刺激之品，鼓励患者多饮水。饮食宜少量多餐，每餐不宜过饱。

汗出较多者，可多饮淡盐水，进食含钾丰富的食物，如橘子、香蕉等；腹胀纳呆者可用山楂、炒麦芽少许代茶饮。口渴、舌质红津伤者，可服梨汁、荸荠汁等，可进食萝卜汤、冬瓜粥、枇杷粥、猪肺汤。肺热痰黄宜食枇杷叶、鲜芦根水煎煮取汁去渣代茶饮，多食蔬菜和水果。痰热郁肺型，痰多黄黏，用川贝母加冰糖或竹沥水煎服，以清肺化痰。肺肾气虚型缓解期可食用补益肺肾之品，如沙参、百合粥、党参粥等。阳虚水泛型可用鲤鱼、赤小豆炖汤以利水湿，或食用赤小豆粥、薏苡仁粥、大枣粥等。

4. 情志护理

肺胀患者由于病情反复迁延不愈，容易出现忧郁、焦虑、悲观烦躁等不良情绪。护士应主动与之沟通，做好心理疏导，调节情志，使之心平气和，气机顺达，积极配合治疗。指导家属鼓励患者，使之建立积极自信的心态。

5. 用药护理

掌握中药煎服方法及注意事项，服药后观察效果和反应。痰热郁肺中药汤剂宜凉服。肺肾气虚，阳虚水泛者汤药宜热服。口渴者多饮开水，或用金银花、芦根、麦冬煎水代茶饮。咯热痰者，鲜竹沥煎水代茶饮。痰多黏稠不易咯出，可雾化吸入稀释痰液。

6. 适宜技术

咳嗽、咳痰遵医嘱耳穴贴压，取肺、气管、神门、皮质下等穴；拔火罐取大椎、定喘、肺俞、风门、膏肓等穴。痰浊壅肺证穴位按摩取列缺、太渊、鱼际、少商、内关、足三里等穴，以酸胀为度；耳穴贴压取单（双）侧肺、气管、神门、肾、大肠等穴。阳虚水泛证穴位按摩取足三里、三阴交、关元、命门等穴，以酸胀为度。

（二）主要症状护理

本病的主要症状为胸闷，护理措施如下。

1. 保持病室清洁、安静，温湿度适宜，温度保持在 18～22℃，湿度控制在50%～60%。

2. 避免不良刺激，稳定其情绪，减少耗氧量。

3. 使患者保持舒适体位，胸闷者取半卧位或半坐卧位并给予氧气吸入。

4. 胸闷发作时要立刻停止活动，注意卧床休息。

5. 观察患者神志、脉搏、呼吸、血压等生命体征。观察胸闷的程度、持续时间、有无喘促、发绀等伴随症状。

6. 患者出现面色青紫、大汗淋漓、鼻翼扇动、呼吸困难等症状，立即给予低流量持续吸氧，报告医生，随时准备协助抢救。

7. 缓解期指导患者进行呼吸功能锻炼，常用的锻炼方式有缩唇呼吸、腹式呼吸等。

五、健康教育

1. 注意休息，防寒保暖，避免受凉。

2. 劳逸结合，生活起居有常；呼吸道传染病流行期间，避免去公共场所，防止感受外邪诱发或加重病情。

3. 注意饮食有节，忌肥甘、辛辣、过咸之品，戒烟忌酒。

4. 指导患者自我排解方法，树立战胜疾病信心，积极配合治疗与护理。

5. 呼吸功能锻炼：腹式呼吸、缩唇呼吸和全身呼吸操锻炼，提高肺活量，改善呼吸功能。

第六节　肺　痨

一、概述

肺痨系由感"痨虫"所致的肺部慢性消耗性传染性疾患，可见咳嗽、咯血、潮热、盗汗、消瘦等主症。

《内经》《难经》和《金匮要略》等医籍中无肺痨专病介绍，大多归于"虚损""虚劳"一类病证中，并描述了与肺痨主症相似的临床表现。宋代《三因极一病证方论》始以"痨瘵"定名。元代葛可久《十药神书》为我国现存的第一部治疗肺痨的专著。时代虞抟《医学正传·劳极》确立了杀虫与补虚的两大治疗原则，迄今仍然对肺痨病的治疗具有重要的指导意义。

西医学的肺结核或肺外结核，凡出现肺痨的临床表现时，均可参照本节辨证施护。

二、病因病机

本病的致病因素，不外乎内外两因。外因系指痨虫传染，内因系指气血虚弱。二者互为因果，正气不足之人，最易感染成疾。本病的发病部位主要在肺，其中与脾肾两脏的关系最为密切。

本病的主要病机为人体正气不足，感染痨虫后发病。肺开窍于鼻，职司呼吸，痨虫自鼻吸入，直趋于肺而蚀肺，故临床多见肺失宣肃之症，如干咳、咽燥、咯血，甚至喉疮声嘶等。病因病机见图 1-6。

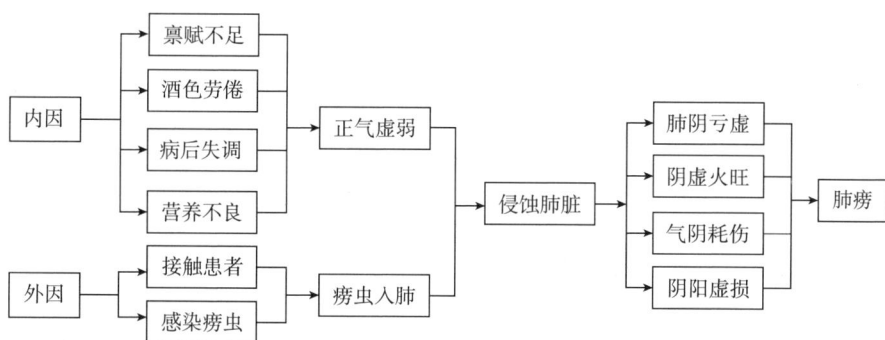

图 1-6　肺痨病因病机示意图

三、常见证型

1. 肺阴亏虚

【临床症状】干咳，痰少黏白，或带血丝或血点，血色鲜红，胸部隐隐闷痛，咳声短促，午后手足心热，皮肤干灼，喉痒喑哑，口干、咽燥，饮食不佳，疲乏少力，舌边尖红、苔薄，脉细数。

【辨证分析】多因禀赋薄弱，调摄失宜，久病或病后失调，致邪热燥气犯肺，损耗肺阴，痨虫乘虚伤人，使肺阴更伤，肺失滋润，而致干咳或咳少量黏白痰，胸部隐隐闷痛，咳声短促。阴虚内热，故见午后手足心热，皮肤干灼。久咳或内热损伤肺络，故痰中有时带血，如丝如点。燥热伤肺，津液被灼而口燥咽干。喉为肺之门户，肺热上熏于喉，故喉痒喑哑。肺阴久虚，脾伤故饮食不佳，疲乏少力。舌边尖红，苔薄少津，脉细而数，均为肺阴不足之象。

【施护法则】滋阴润肺。

【代表方】月华丸加减。

2. 阴虚火旺

【临床症状】咳呛气急，咯血、量多鲜红，痰少黏白或黄，口干、咽燥，午后颧红，潮热，骨蒸，盗汗，形体消瘦，性情急躁易怒，心烦失眠，男子遗精，女子月经不调，舌质红或绛，苔薄黄或剥，脉弦细数。

【辨证分析】此多因肺痨日久，肺之阴虚不复，久而及肾，致肺肾同病；或为青壮之年，纵情恣欲，耗伤精血，而成阴虚火旺之证。因其肺燥火盛，故咳呛见血而量多，血色鲜红，胸肋掣痛；若痰热内郁，则吐痰黄稠；肾阴不足，无以涵养肝木，则急躁善怒；水亏不济心火，心火扰动，逼津液外泄而为盗汗；心肝火炎，故心烦不眠；阴不恋阳，故骨蒸内热而颧红；相火偏亢，扰动精关而为梦遗；阴血亏耗，故致月经量少或经闭；阴精亏损，久而不复，故形体日瘦，甚则大肉陷下；而眩晕、耳鸣耳聋、口渴舌红、脉细而数，均为阴虚火旺之象。

【施护法则】滋阴清热，潜阳安神。

【代表方】百合固金汤加减。

3. 气阴耗伤

【临床症状】咳嗽无力，干咳少痰或痰唾黏白，胸痛咳血，潮热盗汗，手足如灼，口燥咽干，声嘶失音，畏风自汗，饮食减少，气短懒言，神疲乏力，舌红苔少，脉细数或虚大无力。

【辨证分析】肺主气，为清虚之娇脏，喜润恶燥，不耐邪侵。若痨虫侵蚀于肺，先伤肺气，暗耗阴血，气阴亏耗，清肃之令不行，则肺气上逆而咳。肺气虚故咳嗽无力；虚火灼津而成痰，故干咳少痰或痰唾黏白。咳久则损伤肺络而动血，故胸痛咳血。阴虚生内热，故潮热盗汗，手足如灼。津液不能输润于上，口燥咽干。气阴亏耗，肺失濡养，致声道燥涩，发音不利，故声嘶失音。肺主皮毛，肺气虚则腠理不密，故畏风自汗。肺虚耗夺母气以自养，则病及于脾，脾胃气虚，运化失常，故饮食减少。气短懒言，神疲乏力，舌红苔少，脉细数或虚大无力，皆为肺经有热、气阴耗伤之象。

【施护法则】益气养阴，润燥止咳。

【代表方】保真汤加减。

4. 阴阳虚损

【临床症状】咳嗽喘息少气，时有咳血，骨蒸潮热，男子阳痿，女子闭经，纳少乏力，大便溏薄，形体消瘦，面浮肢肿，心烦失眠，心悸气短，形寒肢冷，面白少华，自汗畏风，舌质淡，脉细数，或浮大无力或结代。

【辨证分析】肺损日久不愈，阴损及阳，则阴阳俱虚，脾、肺、肾三脏并损。肺阴不足，肺气耗散，则咳嗽喘息少气，时有咳血；津精不足，虚热内生，则骨蒸潮热；肾阳虚衰下元不足，则男子阳痿，女子闭经；脾肾阳虚，则纳少乏力，大便溏薄，形体消瘦；阳虚不能温化水液，则面浮肢肿，阳虚气血鼓动无力，心失所养，故心烦失眠，心悸气短；阳气虚弱则形寒肢冷，面白少华，自汗畏风；舌质淡，脉细数，或浮大无力或结代，皆为阴阳俱虚之象。

【施护法则】滋阴补阳。

【代表方】补天大造丸加减。

5. 肺脾气虚

【临床症状】纳呆食少，或见腹泻，咳嗽痰多，气短，语声低弱，咳喘无力，动则尤甚，自汗，甚则畏寒怕冷，面色㿠白，疲乏无力，舌淡苔白，脉细而弱。

【辨证分析】本病多由素体虚弱，或劳倦、饮食不节等，内伤脾气。脾虚则运化无力，故见纳呆食少，或见腹泻。脾为生痰之源，脾失健运则聚湿生痰，故见咳嗽痰多。脾气虚衰，不能运化水谷精微上荣于肺，则肺气日虚。因肺主气，司呼吸，故肺气虚则气短，语声低弱，咳喘无力，动则尤甚。肺合皮毛，主宣发卫气，肺气虚则卫气不固而自汗，甚则畏寒怕冷。面色㿠白，疲乏无力，以及舌淡苔白，脉细而弱等，均属脾肺气虚之象。

【施护法则】健脾益气，培土生金。

【代表方】四君子汤加黄芪、陈皮、百部。

四、护理

（一）辨证施护

1. 生活起居

按中医传染病一般护理常规进行护理。执行呼吸道隔离，病室宜安静、整洁，每日开窗通风，病室内每日空气消毒。阴虚火旺者，居室宜凉爽、湿润，防止对流风。阴阳两虚者注意避风保暖。潮热或咯血者，应静卧休息。症状不明显、病情稳定者，可适当劳动，但不宜过劳。注意口腔卫生，可用中西药漱口液于晨起、餐后、睡前、排痰或咯血后漱口。

2. 病情观察

观察患者潮热的时间和热势、盗汗的多少、咳嗽胸痛的程度和咯血的量与色、消瘦的情况，以及舌脉的变化。高热者遵医嘱给予物理降温，严重盗汗者可用温水擦身，保持皮肤清洁，及时更换汗湿的衣被。出现胸闷、咽痒、伴血腥味等咯血先兆时，报告医生并配合处理。出现咯血量多、汗出肢冷、面色苍白、血压下降、脉微欲绝等气随血脱者，立即报告医生并配合抢救。

3. 饮食护理

饮食以营养丰富、易消化为原则，注意增加补益肺阴及健脾之品，如牛奶、豆浆、鱼、肉等，多食新鲜蔬菜水果，如梨、藕等补肺润燥生津。忌食辛辣、烟酒等温燥动火之品。

4. 情志护理

活动期以心理安慰、消除恐惧或忧虑情志为主，积极治疗。恢复期以怡情悦志、修养生活为主，培养乐观情绪。

5. 用药护理

遵医嘱及时、准确、足量、全程抗痨用药，观察用药后效果和反应。服药期间定时检查肝肾功能。服用滋阴降火、润肺补肾中药时，宜早、晚空腹温服。中药汤剂一般宜温服，但阴阳两虚者宜热服。

6. 适宜技术

咯血时可遵医嘱给予针刺止血。盗汗者可用浮小麦泡茶饮用，也可在入睡前肚脐处敷五倍子粉以收敛止汗。

（二）主要症状护理

本节主要介绍大咯血的护理，措施如下。

1. 观察患者咯血的时间、性质，咯血的颜色、量。

2. 注意大咯血的先兆症状，如胸闷、咽痒、烦躁、口中有血腥味等。大咯血时按血证护理常规进行，嘱患者卧床休息，头偏向一侧，勿大声说话，不要剧烈咳嗽，避免精神紧张。保持呼吸道通畅，同时建立静脉通道，协助医生抢救。干咳不止或咳嗽影响睡眠时，遵医嘱给予镇咳药。胸痛较甚者可取患侧卧位。肝火犯肺、咯血量多者，随时观察生命体征，做好抢救准备。脾肺虚衰所致咯血者，宜多食补气养血食物。

3. 发现患者咯全口血时立即报告医生，同时谨慎血阻气道而窒息或气随血脱的险症发生。

4. 劝慰患者尽量消除烦躁、善怒心绪。

5. 大咯血时取头高脚低位，头偏向一侧，绝对卧床休息，注意保持呼吸道通畅。

五、健康教育

1. 起居有常，注意劳逸结合，充分休息，避免脑力、体力过劳、节制房事，适当进行体育锻炼以增强体质。养成良好的生活习惯，不随地吐痰。喷嚏时用纸巾遮挡口鼻，防止飞沫病菌传给他人。做好痰具、用具及房间空气的消毒工作。

2. 饮食宜易消化、富营养，多食用补益肺脾肾之品，忌辛辣、煎炸、油腻、生冷食物，戒烟酒。

3. 注意四时气候变化，随时增减衣服，谨防感冒。

4. 指导患者进行呼吸操、太极拳等强身健体的运动。

5. 保持乐观情绪，安心静养，戒恼怒忧虑。遵医嘱坚持治疗，巩固疗效，定期复查，以得到及时的治疗和保健。

6. 出院时指导患者正确服用抗痨药物，说明坚持服药的重要性，注意药物的不良反应，定期到医院复查。

7. 儿童应预防接种卡介苗。

第七节　心　悸

一、概述

心悸是以患者自觉心中悸动、惊惕不安，甚则不能自主为主要临床表现的常见病证，临床一般多呈发作性，每因情志波动或劳累过度而发作，且常伴有气短、胸闷，甚至眩晕、喘促、晕厥、脉象或数或迟或节律不齐等。病情较轻者为惊悸，病情较重者为怔忡。

《内经》虽无心悸之病名，但有类似症状记载，如《素问·三部九候论》说："参伍不调者病。"这是最早记载脉律不齐是疾病的表现。汉代张仲景在《伤寒论》及《金匮要略》中以惊悸、心动悸、心下悸等为病证名，记载了心悸表现的结、代、促脉及其区别。宋代《济生方·惊悸怔忡健忘门》率先提出怔忡病名，对惊悸、怔忡的病因病机、变证和治法做了较为详细的记述。明代《景岳全书·怔忡惊恐》认为怔忡由阴虚劳损所致。清代《医林改错》论述了瘀血内阻导致心悸怔忡。

西医学中由各种原因引起的心律失常，如心动过速、心动过缓、过早搏动、心房颤动或扑动、房室传导阻滞、病态窦房结综合征、预激综合征及心功能不全、神经官能症等，以心悸为主要临床表现者，可参照本节辨证施护。

二、病因病机

本病病因主要为体质虚弱，饮食不当，七情所伤，感受外邪及药物使用不当等，病位主要在心，与脾、肾、肺、肝四脏关系密切。

本病主要病机为气血阴阳亏虚，心失所养，或邪扰心神，心神不宁。因脾不生血，心血不足，心神失养则动悸。脾失健运，痰湿内生，扰动心神而发病。肾阴不足，或肾阳亏虚，均可发为心悸。肺气亏虚，不能治节，心脉运行不畅则心悸不安。肝气郁滞，郁而化火，心神受扰，都可引发心悸。病因病机见图1-7。

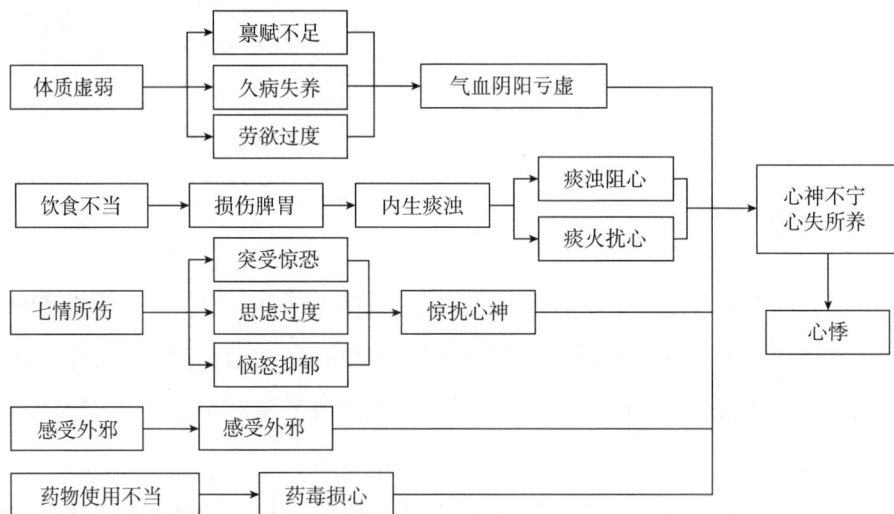

图1-7　心悸病因病机示意图

三、常见证型

1. 心虚胆怯

【临床症状】心悸不宁，善惊易恐，坐卧不安，恶闻声响，少寐多梦而易惊醒，食少纳呆，苔薄白，脉细略数或细弦。

【辨证分析】惊则气乱，心神不能自主而发为心悸；心不藏神，心中惕惕，则善惊易恐，坐卧不安，少寐多梦而易惊醒；脉细略数或细弦，为心神不安、气血逆乱之征。

【施护法则】镇惊定志，养心安神。

【代表方】安神定志丸加减。

2. 心血不足

【临床症状】心悸气短，头晕目眩，失眠健忘，面色无华，倦怠乏力，纳呆食少，舌淡红，脉细弱。

【辨证分析】心血不足，心失所养，心神不宁，则心悸气短，失眠健忘；心血亏损，不能上荣于脑，则头晕目眩；心主血脉，其华在面，血虚则面色无华；血亏气虚，则神疲乏力，纳呆食少；舌淡红，脉细弱，为血虚之征。

【施护法则】补血养心，益气安神。

【代表方】归脾汤加减。

3. 心阳不振

【临床症状】面色苍白，心悸不安，胸闷气短，动则尤甚，形寒肢冷，舌淡苔白，脉象虚弱或沉细无力。

【辨证分析】久病体虚，损及心阳，心失温养而致心悸不安；胸中阳气不足，则胸闷气短；心阳虚弱，血液运行迟缓，肢体失于温煦，则形寒肢冷，面色苍白；舌淡苔白，脉虚弱或脉沉细无力，为心阳不足、鼓动无力之征。

【施护法则】温补心阳，安神定悸。

【代表方】桂枝甘草龙骨牡蛎汤合参附汤加减。

4. 水饮凌心

【临床症状】心悸眩晕，胸闷痞满，渴不欲饮，小便短少，或下肢浮肿，形寒肢冷，伴恶心呕吐、流涎，舌淡胖，苔白滑，脉象弦滑或沉细而滑。

【辨证分析】心肾阳虚不能化水，水邪内停，上凌于心而致心悸；阳气不能达于四肢肌表，则形寒肢冷；饮阻于胸中，气机不利，清阳不升，则胸闷痞满，眩晕；饮邪上逆，胃失和降，则恶心呕吐，流涎；水饮内停，津液不布则小便短少，下肢浮肿；舌淡胖，苔白滑，脉弦滑，为水饮内停之征。

【施护法则】振奋心阳，化气行水，宁心安神。

【代表方】苓桂术甘汤加减。

5. 阴虚火旺

【临床症状】心悸，失眠，五心烦热，伴耳鸣腰酸，头晕目眩，舌红少津，苔少或无，脉细数。

【辨证分析】肾阴不足，水不济火而致心火内动，扰动心神，则心悸失眠；阴虚于下，则见腰酸；阳扰于上，则头晕目眩、耳鸣；五心烦热，舌红、少津，苔少或无，脉细数，为阴虚火旺之征。

【施护法则】滋阴清火，养心安神。

【代表方】天王补心丹合朱砂安神丸加减。

6. 瘀阻心脉

【临床症状】心悸不安，胸闷不适，心痛时作，痛如针刺，唇甲青紫，舌质紫暗或有瘀斑，脉涩或结或代。

【辨证分析】心主血脉，心脉瘀阻，心失所养而致心悸；血瘀气滞，心阳被抑，则胸闷不适；心络瘀阻，络脉挛急，则心痛时作；唇甲青紫，舌质紫黯或有瘀斑，脉涩或结或代，为瘀血蓄积，心阳被遏之征。

【施护法则】活血化瘀，理气通络。

【代表方】桃仁红花煎加减。

四、护理

（一）辨证施护

1. 生活起居

居住环境宜安静、空气新鲜，温度适宜，避免噪音等一切不良刺激。一般患者宜适当参加锻炼，有利于调畅气机，怡神养心；病重者宜绝对卧床休息，避免过劳耗伤心气。心脾两虚、心阳不振者，病室宜阳光充足，应注意防寒保暖；阴虚火旺者，病室温度宜偏低且通风良好，睡眠时光线宜暗，薄衣薄被，慎房事；水饮凌心者，病室宜温暖，绝对卧床休息，若患者心悸喘咳，胸闷，不得平卧，应采取半卧位。

2. 病情观察

观察患者心律、心率、血压、呼吸、神色、汗出等变化；观察心悸发作与情志、进食、体力活动等关系密切程度；出现面色苍白、汗出肢冷、口唇青紫，或心前区剧烈疼痛时，报告医生，并配合处理。加强夜间巡视，发现病情变化及时报告医生。

3. 饮食护理

饮食有节，宜清淡、易消化、低盐低脂；勿过饱、过饥，忌烟酒、浓茶、咖啡等辛辣刺激之物。

心虚胆怯者宜食益气补血、养心安神之品，如黄芪粥、黑木耳大枣汤，也可选用含钾高的食物和水果，如油菜，菠菜、香蕉等；心血不足者宜食补益气血之品，如奶类、蛋类、鱼类、红枣等，或是含铁丰富的食物，如动物肝脏、猪血及绿色蔬菜等，亦可配合药膳如桂圆红枣粥等，忌生冷之品；心阳不振者宜食益气温阳之品，如羊肉、人参粥、龙眼莲子粥、紫河车等，酌情加食温热利水消肿之品，如赤小豆汤、韭菜等，有水肿者应限制饮水量及钠盐摄入量；水饮凌心者宜低盐或无盐、低蛋白、高热量、高维生素饮食，如赤小豆、薏苡仁汤、玉米须水代茶饮，可适当进食冬瓜、大蒜、生姜、葱、辣椒等化湿利尿消肿的食物，限制液体摄入量，必要时记录24小时出入量；阴虚火旺者宜食清淡养阴降火而富于营养之品，以水果、蔬菜、豆类为宜，如百合糖水、银耳羹、西洋参茶、生地黄粥等，忌食辛辣刺激性食物及烟酒等，以防耗阴助热；瘀阻心脉者饮食宜清淡少油，如瘦肉、鱼类、淡菜，勿过饱，忌食动物油脂和内脏。

对夜间有阵发性心悸或喘促者，可以将晚餐提前。便秘者多食新鲜水果、蔬菜和润肠通便之品，如芹菜、黄瓜、香蕉、蜂蜜等。

4. 情志护理

帮助患者树立战胜疾病的信心，及时掌握患者的心理状态，做到有针对性的疏导，指导患者掌握自我排解不良情绪的方法，如音乐疗法、转移法、谈心法等，避免焦虑、烦躁、恐惧等不良情志因素的刺激。心悸发作时有恐惧感者，应有家属或护理人员在旁陪伴，并予以心理安慰。

5. 用药护理

指导患者遵医嘱服用养心安神、理气通络的药物。配合医生准确、及时使用各种药物，注意用药剂量、次数及不良反应。如使用洋地黄类药物，应密切观察心率变化，用药前测心率，用药后观察用药反应，若发现中毒症状及时报告医生。静脉用药严格控制滴数。

6. 适宜技术

发作时采用憋气法、引吐法、压迫眼球法以缓解心悸。可按摩内关、神门、心俞、肝俞、胆俞等穴位；夜寐不安者，睡前温水泡脚，双手交替按摩涌泉穴，或耳穴贴压神门、交感、心，以宁心安神、定惊止悸。

（二）主要症状护理

心悸的主要症状为心慌，护理措施如下。

1. 保持病室安静，空气流通，舒适，避免噪音和喧哗，室内温、湿度适宜；减少外界不良刺激的干扰。

2. 卧床休息，取舒适体位，尽量减少搬动患者。

3. 密切观察患者心慌、胸闷程度，以及血压、面色、汗出情况、有无乏力、头晕、喘促等伴随症状。心慌气急给予吸氧，每分钟 2～4L。重症心慌者，应进行心电监护或设专人监护，及时观察病情变化。

4. 遵医嘱给予护心药物，用药期间注意观察药物疗效及不良反应。

5. 遵医嘱穴位贴敷，根据病情需要，可选择关元、气海、膻中、足三里、太溪、内关、三阴交等穴。

6. 遵医嘱耳穴贴压（耳穴压豆），可选择心、肺、肾、神门、皮质下等穴，伴失眠者可配交感、内分泌等穴。

7. 遵医嘱穴位按摩，可选神门、心俞、肾俞、三阴交、内关等穴，伴汗出者可加合谷穴。

8. 饮食宜清淡细软，忌食破气耗气、生冷酸涩、辛辣刺激及油腻之物。宜食滋阴安神的食品，如柏子玉竹茶；适当食用补气养阴的食疗方，如山药粥、百合粥等。

五、健康教育

1. 注意季节气候变化，室内空气流通，保持适当的温度与湿度，避免外邪侵袭，避免过劳、饱餐、寒冷刺激、七情刺激等诱发因素。指导患者养成每天定时排便的习惯，保持大便通畅。

2. 根据自身体质适当进行锻炼。轻症可以从事体力活动，以不觉劳累为度，避免剧烈运动，选择适量有度的保健锻炼，如散步、打太极拳等，重症多卧床休息。心悸发作时可按摩内关，艾灸足三里，也可每晚睡前坚持用温水洗脚，双手交替按摩足心（涌泉穴）60~100次，以助患者入睡。

3. 饮食有节，忌辛辣、烟、酒、浓茶和咖啡之品，忌过饥过饱和偏食。

4. 注意调节情志，保持情绪稳定，不可动则恼怒。

5. 说明坚持服药的重要性，教会患者监测脉搏和听心率的方法。积极治疗原发病，如各种心脏病、甲状腺功能亢进等。

第八节　胸　痹

一、概述

胸痹是以胸部闷痛，甚则胸痛彻背，喘息不得平卧为主要临床表现的一种病证。轻者仅感胸闷如窒、呼吸不畅，重者则有胸痛，严重者心痛彻背、背痛彻心，或发展为真心痛。本病是中老年人常见病、多发病，是威胁中老年人生命健康的重要心系病证之一。随着现代社会生活方式及饮食结构的改变，本病患病率持续上升。

早在长沙马王堆出土的《养生方》中就有胸痹的记载："以右践左足上。除胸痹、食热呕。"汉代张仲景《金匮要略》中正式提出"胸痹"的名称，归纳病机为"阳微阴弦"。明代徐彦纯《玉机微义·心痛》中揭示胸痹不仅有实证，亦有虚证，补前人之未备。明代王肯堂《证治准绳》明确指出心痛、胸痛、胃脘痛之别，对胸痹心痛的诊断是一大突破。

西医学的冠状动脉粥样硬化性心脏病（心绞痛、心肌梗死）、其他如心包炎、肺气肿、肺源性心脏病、慢性胃炎，甚至一些神经官能症等疾病以膻中及左胸部发作性憋闷疼痛为主要临床表现者，均可参照本节辨证施护。

二、病因病机

本病发生多与年老体虚、饮食失调、情志失节、寒邪内侵等因素有关。其病位在心，但与肝、脾、肾三脏功能失调有密切的关系。

本病的主要病机为心脉痹阻，心主血脉，肺主治节，两者相互协调，气血运行自畅。心病不能推动血液，肺气治节失司，则血行瘀滞；肝病疏泄失职，气郁血滞；脾失健运，聚生痰浊，气血乏源；肾阴亏损，心血失荣，肾阳虚衰，君火失用，均可引起心脉痹阻不通，胸阳不振而发胸痹。病因病机见图1-8。

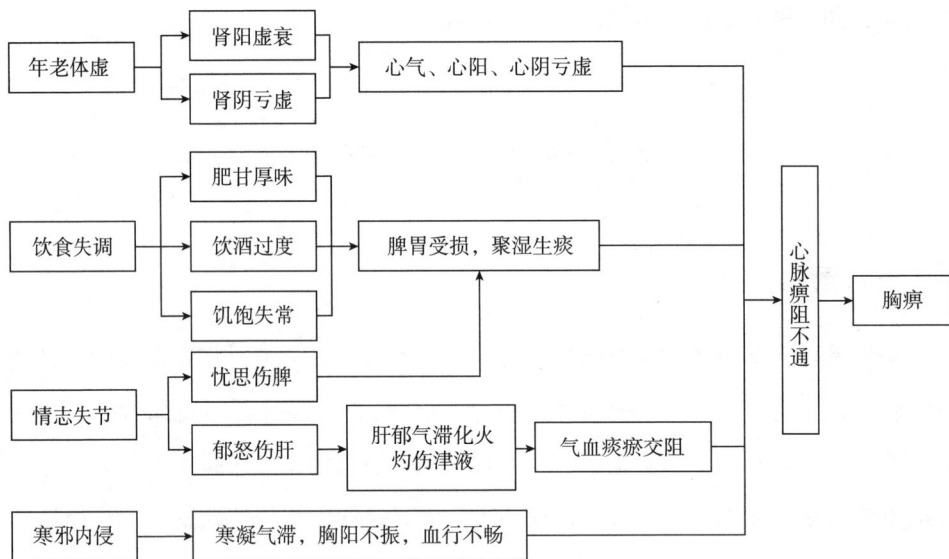

图1-8 胸痹病因病机示意图

三、常见证型

1. 心血瘀阻

【临床症状】心胸疼痛，如刺如绞，痛有定处，入夜为甚，甚则心痛彻背、背痛彻心，或痛引肩背，伴有胸闷，日久不愈，可因暴怒、劳累加剧，舌质紫暗、有瘀斑，苔薄，脉弦涩。

【辨证分析】寒凝、气滞、痰阻致瘀血内停，脉络不通，气血运行不畅，故胸痛如刺如绞，痛有定处，甚则心痛彻背、背痛彻心；血属阴，夜间属阴，故入夜甚；舌质紫暗、有瘀斑，苔薄，脉弦涩，为瘀血内停之征。

【施护法则】活血化瘀，通脉止痛。

【代表方】血府逐瘀汤加减。

2. 阴寒凝滞

【临床症状】胸痛彻背，遇寒则甚，胸闷心悸，气短，重则喘息不得卧，面色苍白，四肢厥冷，舌质淡，苔白，脉沉紧。

【辨证分析】素体阳虚，心阳不振，复受寒邪，阴寒凝滞，气血痹阻，以致胸中阳气痹阻，寒凝心脉，心脉痹阻，故见胸痛彻背，遇寒则甚；胸阳不振，气机受阻，故见胸闷心悸，气短，重则喘息不得卧；阳气不足，故面色苍白，四肢厥冷；舌质淡，苔白，脉沉紧，为阴寒凝滞、阳气不运之征。

【施护法则】辛温通阳，开痹散寒。

【代表方】瓜蒌薤白白酒汤加减。

3. 痰浊壅塞

【临床症状】胸闷如窒而痛，或痛引肩背，痰多，气短喘促，肢体沉重，形体肥胖，伴有倦怠乏力，纳呆便溏，咳吐痰涎，苔浊腻或白滑，脉弦滑。

【辨证分析】痰浊痹阻心胸，胸阳不振，故胸闷如窒而痛；痰浊阻滞脉络，故痛引肩背；痰浊阻肺，气机不畅，故见气短喘促；脾主四肢，痰浊困脾，脾气不运，则肢体沉重，倦怠乏力，纳呆便溏；痰多，形体肥胖，咳吐痰涎，苔浊腻或白滑，脉滑，皆为痰浊壅塞之征。

【施护法则】通阳泄浊，豁痰开结。

【代表方】瓜蒌薤白半夏汤加减。

4. 气阴两虚

【临床症状】心胸隐痛，时作时休，经久不愈，心悸气短，伴倦怠无力，声低息微，面色少华，头晕目眩，舌偏红，脉细弱无力或结代。

【辨证分析】心气不足，阴血亏耗，气阴两虚，气虚则无以行血，阴虚则脉络不利，更致血行不畅，气血瘀滞，故心胸隐痛，时作时休，经久不愈；心失所养，又阴虚火旺，故见心悸；气虚则倦怠无力，声低息微；血虚则面色少华，不能滋养清窍则头晕目眩。舌红、脉细弱无力，为气阴两虚之征。

【施护法则】益气养阴，活血通脉。

【代表方】生脉散合人参养荣汤加减。

5. 心肾阴虚

【临床症状】胸闷且痛，心悸盗汗，虚烦不寐，腰膝酸软，头晕耳鸣，口干便秘，舌红少津，苔薄或剥，脉细数或促代。

【辨证分析】病延日久，气血不畅，故见胸闷且痛；虚火扰心，故心悸，虚烦不寐；水不涵木，肝阳偏亢，故见头晕；盗汗，舌红少津，苔薄或剥，脉细数，为阴虚之征。

【施护法则】滋阴益肾，养心安神。

【代表方】左归饮加减。

6. 阳气虚衰

【临床症状】心悸而痛，汗出胸闷气短，遇冷心痛加剧，动则更甚，四肢欠温，舌质淡胖，苔白或腻，脉沉细迟。

【辨证分析】阳气虚衰，胸阳不振，气机痹阻，血行瘀滞致心悸而痛，胸闷气短；心阳不振，故心悸汗出；阳虚生内寒，寒凝心脉，不通则痛，故遇冷心痛加剧，动则更甚；阳气不达四肢，不充肌肤，故四肢欠温；舌质淡胖，苔白或腻，脉沉细迟，为阳虚寒胜之征。

【施护法则】温补阳气，振奋心阳。

【代表方】参附汤和右归饮加减。

四、护理

(一) 辨证施护

1. 生活起居

保持环境整洁安静，室内空气新鲜，光线适宜，禁止喧哗，注意保暖。病情轻者可床边活动，重者绝对卧床休息，气短喘息不能平卧者取半坐卧位或端坐位。

2. 病情观察

严密观察患者胸闷心痛发作的时间、性质、程度、部位，注意监测心率、心律，发现异常及时报告医生。若痛剧、心慌、气短、手足冷，为真心痛之征，立即给予氧气吸入（吸入较高流量 4~6L/min）并及时报告医生，做好抢救准备，并密切观察生命体征、脉象、面色、肢体温度变化。本病常于夜间发作，要加强夜间巡视，及时发现病情变化。

3. 饮食护理

饮食规律，宜清淡、营养、易消化、低盐低脂饮食，多食各种蔬菜及富含纤维素的食物等；勿过饱、过饥，忌烟酒、浓茶、咖啡等辛辣刺激之物。

心血瘀阻者不宜过饱，宜少食多餐，宜多食用禽类、鱼类、瘦肉、核桃、花生、葵花子、水果、蔬菜等食品；阴寒凝滞者饮食宜温热，可食用白木耳、桂圆、西洋参、莲子等补气养阴之品，或用少量干姜等调味，以温运中阳，忌食生冷；痰浊壅塞者宜食健脾化痰之品，如竹笋、山药、薏苡仁粥、萝卜粥，忌食油脂、肥肉、精米、糕点等食物；形体肥胖者，应限制饮食，控制体重，减少痰浊内生；气阴两虚者给予如桂圆、红枣、莲子、牛奶及蛋类、瘦肉类、鱼肉等补气养阴之品，适当以山药、黄芪、百合粥调补；心肾阴虚者宜食清淡滋润之品，如木耳、芹菜、香菇等，可常食银耳羹、百合绿豆汤等；阳气虚衰者宜食温养补血补气及低盐食物，如桂圆、甲鱼、山药、鸡蛋等，少食含粗纤维的蔬菜，以减少肠蠕动。

4. 情志护理

向患者及家属讲解治疗成功的病例，帮助患者树立战胜疾病的信心；加强与患者的沟通，建立护患信任关系，增强其依从性；向患者讲解胸痹的诱发因素及预后知识，并解释不良情绪会增加心脏负担和心肌耗氧量，不利于病情的控制；指导患者缓解紧张情绪，如听音乐、呼吸练习、看书等。

5. 用药护理

中药汤剂温服，注意服药禁忌，如服用人参黄芪等补气药时，禁食萝卜等破气食物。心痛发作时遵医嘱服用三七粉、速效救心丸等，或舌下含服硝酸甘油片。遵医嘱静滴硝酸甘油或硝普钠时，应监测血压及心率的变化，严格遵医嘱控制滴速，患青光眼、低血压者忌用。

6. 适宜技术

寒凝血瘀、气虚血瘀者可隔姜灸，选取心俞、膈俞、膻中、气海等穴；也可艾条灸足三里、内关等穴。耳穴选冠状动脉区、小肠、前列腺等进行贴压，以扩冠状动脉而缓解心绞痛，改善心肌缺血。胸痹发作者可配合有宽胸功能的中药气雾剂。

（二）主要症状护理

本病的主要症状是心痛，护理措施如下。

1. 保持病室环境安静，空气新鲜，避免噪声刺激。

2. 保持舒适体位，胸闷不适时，协助患者取半卧位，解开衣领，保持气道通畅，给予吸氧。

3. 密切观察心痛的部位、性质、持续时间、诱发因素及伴随症状，监测心率、心律、脉搏、血压等变化，出现异常或胸痛加剧、汗出肢冷时，立即报告医生，配合处理。

4. 遵医嘱用药，发作时舌下含服速效救心丸或硝酸甘油，并观察服药后症状缓解程度。

5. 耳穴贴压（耳穴压豆）选择心、冠状动脉区、神门、交感、内分泌、肾等穴位。

6. 遵医嘱中药泡洗，常选用当归、红花等活血化瘀药物。

7. 穴位按摩选择内关、神门、心俞、膻中等穴位。

8. 中药离子导入治疗，可选择手少阴心经、手厥阴心包经、足太阳膀胱经等。

9. 艾条灸选择足三里、内关等穴位，每日交替施灸。

10. 穴位贴敷，可选择心俞、膈俞、脾俞、肾俞、内关、膻中等穴位。

11. 饮食宜清淡易消化，少食多餐，定时定量，不宜过饱过饥；避免辛辣、肥甘生冷、过甜过咸之品及烟酒浓茶、咖啡等刺激性食物。

五、健康教育

1. 注意四时气候变化，适寒温，慎起居，防外感。避免劳累、饱餐、情绪激动、寒冷、便秘、感染等诱发因素。

2. 起居有常，调整日常生活与工作，发作时休息，缓解期适当锻炼，如散步、打太极拳等，活动以不感疲劳为度。

3. 保持大便通畅，每日养成定时排便的习惯，避免用力排便诱发胸痹。便秘时及时给予通便治疗和护理，如外用开塞露、口服麻仁丸、每日空腹饮用蜂蜜水，或肥皂水灌肠等方法协助排便。

4. 合理膳食，多吃新鲜蔬菜、水果，摄入低热量、低脂、低胆固醇、低盐、高纤维素食物，戒烟限酒，少量饮酒可降低心绞痛的发病率，切记大量饮酒、空腹饮酒。

5. 注意调节情志，保持稳定的情绪，避免七情过激。

6. 指导患者按时按需按医嘱服药，不能擅自减药换药，需调整药物时，与医生协商后方能更改。常备急救药物如速效救心丸、冠心苏合丸等，胸痛发作时及时含服。

第九节　不　寐

一、概述

不寐是由于心神失养或不宁而引起，以经常不能获得正常睡眠为特征的一类病证，主要表现为睡眠时间、睡眠深度的不足及不能消除疲劳、恢复体力与精力，轻者入睡困难，或寐而不酣，时寐时醒，或醒后不能再寐，重者彻夜不眠。

由于睡眠时间的不足或睡眠不熟，醒后常见神疲乏力、头晕头痛、心悸健忘。《内经》称失眠为"不能眠""不得卧""卧不安""目不瞑"等。《素问·逆调论》载："胃不和则卧不安。"后世医家将"胃不和则卧不安"引申为脾胃不和、痰湿、食滞内扰以致寐寝不安者。《难经》最早提出"不寐"这一病名。张景岳《景岳全书·不寐》较全面地归纳和总结了不寐的病因病机及辨证施治方法。

西医学的神经官能症、更年期综合征等以失眠为主症者，均可参照本节辨证施护。

二、病因病机

导致不寐的原因甚多：思虑劳倦，内伤心脾；心阴不足，心火亢盛；阳不交阴，心肾不交；心胆气虚，神魂不安；肝血不足，肝气郁结；恼怒伤肝，化火扰心；肝郁脾虚，痰热扰心；饮食停滞，胃气不和；气血瘀滞，心血瘀阻。病位在心，与肝、胆、脾、胃、肾关系密切。

本病主要病机为各原因引起的心、肝、胆、脾、胃、肾的气血失和、阴阳失调。病因病机见图 1-9。

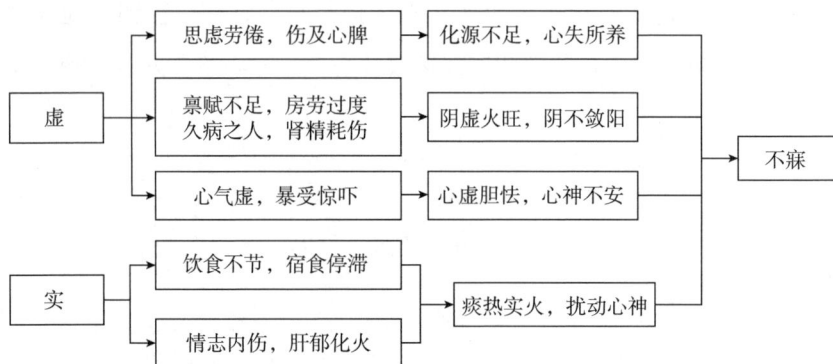

图 1-9 不寐病因病机示意图

三、常见证型

1. 血虚肝郁

【临床症状】难以入寐，即使入寐也多梦易惊，或胸胁胀满，善太息，平时性情急躁易怒，舌质红，苔白或黄，脉弦数。

【辨证分析】肝主藏血、藏魂，人卧则血归于肝，神魂安于宅而安卧。若因失血过多，或久病营阴亏损，或肝气郁结，郁而化火，灼伤肝阴，虚火上扰心神则不能入寐，或通宵不眠，即使入睡也多梦易惊；肝失疏泄，则胸胁胀满，急躁易怒，善太息；舌红苔黄，脉弦数，为肝郁化火之象。

【施护法则】疏肝养血，宁心安神。

【代表方】酸枣仁汤加减。

2. 痰热内扰

【临床症状】失眠头重，痰多胸闷，呕恶嗳气，吞酸恶心，心烦，口苦目眩，舌红，苔腻而黄，脉滑数。

【辨证分析】因宿食停滞，土壅木郁，肝胆不疏，因郁致热，生痰生热，痰热上扰，故不寐心烦，口苦目眩；痰热郁阻，气机不畅，胃失和降，则头重，胸闷，呕恶，嗳气；舌质红，苔黄腻，脉滑数，均为痰热之象。若痰热较盛，痰火上扰心神，则可彻夜不寐。

【施护法则】清化痰热，和中安神。

【代表方】温胆汤。

3. 阴虚火旺

【临床症状】心烦不寐，心悸不安，头晕、耳鸣，健忘，腰酸梦遗，五心烦热，口干津少，舌质红，少苔，脉细数。

【辨证分析】肾阴不足，心肾不交，水火失于既济，心肾阴虚，君火上炎，扰动神明，则心烦不寐，心悸不安而健忘；肾阴不足，脑髓失养，相火妄动，故头晕，耳鸣，梦遗；腰为肾之府，肾阴虚则腰失所养，故腰酸；口干津少，五心烦热，舌质红，少苔或无苔，脉细数，均为阴虚火旺之象。

【施护法则】滋阴降火，养心安神。

【代表方】黄连阿胶汤。

4. 心脾两虚

【临床症状】多梦易醒，心悸健忘，头晕目眩，肢倦神疲，饮食无味，面色无华，舌质淡，苔薄，脉细弱。

【辨证分析】因心脾两虚，营血不足，致使心神不安，而生不寐、多梦易醒；血不养则心悸；气血虚弱，不能上奉于脑，清阳不升，则头晕眩目；心主血，心虚不能上荣于面，则面色无华；脾虚则饮食无味；生化之源不足，故肢倦神疲；舌质淡，苔薄，脉细弱，均为心脾两虚之象。

【施护法则】补养心脾，以生气血。

【代表方】归脾汤。

5. 心胆气虚

【临床症状】不寐多梦，易于惊恐而心悸，虚烦不眠，口干咽燥，头目眩晕，舌质红，脉弦细。

【辨证分析】心胆气虚，痰浊内扰心窍，故心神不安，不寐多梦，易于惊恐而心悸；虚烦不眠，脉弦弱，为气血不足；若肝血不足，魂不守舍，心失所养则虚烦不眠，心悸不安；血亏阴虚，易生内热，虚热内扰，每见虚烦不安，口干咽燥，舌质红等；头目眩晕，脉弦细，乃血虚肝旺使然。

【施护法则】益气镇惊，安神定志。

【代表方】安神定志丸。

6. 心肾不交

【临床症状】心烦不寐，多梦易惊，五心烦热，头晕耳鸣，腰膝酸软，或有梦遗滑精，心悸健忘，口干少津，舌质红，脉细数。

【辨证分析】此多由禀赋不足，房劳过度或久病之人，肾阴耗伤而不能上济心火，则心火独亢，或五志过极，心火内炽不能下交于肾所致。肾阴虚则志伤，心火盛则神动，心肾不交则神志不宁，故心烦不寐，心悸健忘等；因肝肾阴亏则相火易动，故可兼梦遗滑精，腰膝酸软，头晕耳鸣；阴亏于下，虚火上炎，则可见五心烦热，口干少津；舌质红，脉细数，亦为阴虚火旺之征。

【施护法则】滋阴降火，交通心肾。

【代表方】交泰丸。

7. 肝火扰心

【临床症状】不寐多梦，甚至彻夜不眠，急躁易怒，目赤口苦，口渴喜饮，不思饮食，便秘溲赤，舌红苔黄，脉弦而数。

【辨证分析】此多由恼怒伤肝，肝失条达，气郁化火，上扰心神所致不寐；肝气犯胃，则不思饮食；气郁化火，肝火犯胃，胃热则口渴喜饮；肝火偏旺，则急躁易怒；火热上扰，故目赤口苦；便秘溲赤，舌红苔黄，脉弦而数，均为热象。

【施护法则】疏肝泻火，镇心安神。

【代表方】龙胆泻肝汤。

8. 胃气不和

【临床症状】失眠，夜卧不宁，兼见腹中不舒，饮食不化，脘腹痞闷，甚或胀痛，嗳气频频或腐臭，大便泄泻或不畅，舌苔厚腻，脉滑或滑数。

【辨证分析】饮食不节，宿食停滞，壅滞中焦，影响胃气和降，而成不寐，即所谓"胃不和则卧不安"。食滞中焦，气机不利，腑气不通，故腹中不舒，脘腹痞闷，甚或胀痛；胃失和降，浊气上逆，则嗳气频频或腐臭；升降失常，传导失司，故大便泄泻或不畅；舌苔厚腻，脉滑或滑数，均为食滞内停不化之征象。

【施护法则】和胃消食，降逆化滞。

【代表方】保和丸。

四、护理

（一）辨证施护

1. 生活起居

病室温度要适宜，光线柔和、稍暗（午睡时可用深色窗帘挡阳光），安静；床铺要柔软、平整和舒适。劝导和帮助患者养成良好有规律的生活习惯，起居定时，入睡前尽量避免引起兴奋的因素，如高谈阔论、看情节凶险的小说、电视节目等。除因有其他不能活动的伴发病外，一般应鼓励患者多参加活动，如到户外散步、打太极拳、练气功、下棋等。多与别人接触，有利于排遣个人烦恼，保持心情愉快。

2. 病情观察

观察患者的睡眠状态、伴发症状、情绪变化、生活及饮食习惯等，以便能发现失眠的诱发因素，采取适当的治疗措施。

3. 饮食护理

饮食宜清淡可口，忌食辛辣、肥甘厚味食品，晚餐不宜过饱，尤其临睡前不宜进食或饮浓茶、咖啡等，以免胃中不和或提神兴奋而不能入寐。

4. 情志护理

情志因素与本病关系密切，七情过度均可诱发或加重病情，故要多与患者沟通，了解患者的心理动态，及时给予开解，消除烦恼、顾虑，使其积极配合治疗和护理，加快恢复进程。

5. 用药护理

遵医嘱给予药物安眠，安神定志药物宜在睡前 0.5 ～ 1 小时服用。中药可用酸枣仁粉、养血安神丸、补心丹等，年老、肝肾功能差的患者要注意慎用含朱砂的中药，若服用酸枣仁、五味子等酸性药物时，应避免同时服用碱性药。

6. 适宜技术

睡前给予开天门或指导患者自我按摩头部或耳郭、颈部、腹部、涌泉穴；就寝前或上床后做气功，以放松为主；遵医嘱针刺内关、三阴交等穴位。也可耳针神门、心、肾穴或耳穴压豆，梅花针夹脊两侧和腰骶处叩打，内关、心俞等穴位磁疗。

（二）主要症状护理

本节主要介绍失眠的护理，措施如下。

1. 饮食有节，不过食肥甘厚味，以免伤脾；少食辛辣燥火食物，以免伤阴动火。晚餐勿过饱，睡前避免饮用浓茶、咖啡等过度兴奋性刺激饮料、食物。

2. 睡前饮一杯热鲜奶或热饮料，用热水泡脚或沐浴。

3. 起居有常，养成良好的生活习惯，早卧早起，适当参加体育活动及户外活动。

4. 调理情志，避免情志刺激。注意思想修养，保持乐观开朗情绪，合理安排生活和工作。

5. 失眠可以造成人体神经、精神系统和全身不同程度的改变，应积极配合治疗护治，设法消除诱发因素。

6. 在医生指导下服用安眠药物。

五、健康教育

1. 注重精神调摄，克服焦虑、紧张、抑郁、恐惧、愤怒、兴奋等不良情绪，适当参加社会活动，保持愉快舒畅的心情，恬淡虚无，精神内守。

2. 饮食有节，晚餐不宜过饱，忌浓茶、咖啡、醇酒。根据不同证型，选择补益气血或滋阴化痰等功效的食物，如山药莲子粥、红枣莲子粥、银耳羹等。

3. 家居环境应保持静谧、舒适。养成合理作息、规律睡眠的习惯，睡前尽量放松，避免从事紧张、兴奋的活动，睡前可用温水或中药煎汤泡脚。

4. 病后要注意调养，劳逸结合，适当从事体力劳动和体育运动，增强体质。病情许可时，可睡前适当散步。脑力劳动者，应坚持每日适当进行体育锻炼。

5. 遵医嘱服药，注意服药宜忌。

第十节　眩　晕

一、概述

眩晕是由风阳上扰、痰瘀内阻、精亏血少等导致脑窍失养，脑髓不充，以头晕目眩、视物运转为主要表现的病证。眩为目眩，晕是头晕，两者常同时并见，故称"眩晕"。轻者闭目可止，重者如坐舟车，旋转不定，不能站立，伴汗出、恶心、呕吐、面色苍白，甚则仆倒。多见于中老年人，亦可发于青年人。本病可反复发作，妨碍正常的工作和生活，严重者可发展为中风或厥证、脱证而危及生命。

关于眩晕的记载，始见于《内经》，称之为"眩冒"。《素问·至真要大论》中有"诸风掉眩，皆属于肝"，指出眩晕与肝脏关系密切。《灵枢·卫气》之"上虚则眩"、《灵枢·口问》之"上气不足"、《灵枢·海论》之"髓海不足"，均属因虚致眩。汉代张仲景《金匮要略·痰饮咳嗽病脉证并治》中"心下有支饮，其人苦冒眩，泽泻汤主之"，指出痰饮乃眩晕的重要致病因素。明代张景岳对下虚致眩做了论述"下虚者，阴中之阳虚也"，强调"无虚不能作眩"的论点。

西医学的高血压、低血压、低血糖、梅尼埃病、贫血、椎－基底动脉供血不足、神经衰弱等凡以眩晕为主症者，均可参照本节辨证施护。

二、病因病机

眩晕的病因主要是内伤（情志不畅、饮食不节、久病体弱、劳欲过度、跌仆外伤）所致。其病位在脑窍，与肝、脾、肾三脏相关。

眩晕的基本病机，不外虚实两端，以虚居多。虚者因气血亏虚、肾精不足致脑髓空虚，清窍失养；实者则风、火、痰、瘀扰乱清窍。病因病机见图 1 - 10。

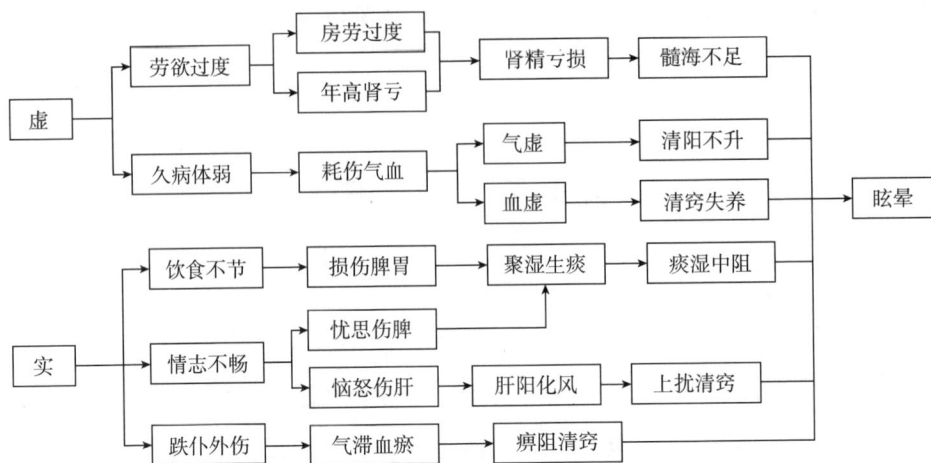

图 1 - 10　眩晕病因病机示意图

三、常见证型

1. 肝阳上亢

【临床症状】头晕目眩，耳鸣，头痛且胀，急躁易怒，面红目赤，少寐多梦，遇劳、恼怒加重，肢麻震颤，腰膝酸软，头重脚轻，口干口苦，舌红苔黄，脉弦数。

【辨证分析】肝阳化风，肝风内动，上扰头目，故面红目赤，耳鸣，头晕头痛且胀；肝主疏泄，情志不和，肝失条达则急躁易怒；恼怒劳累，气郁化火伤阴，阴不制阳，诸症加重；肝风内动则肢麻震颤，肝风扰神故少寐多梦；阳亢于上，阴亏于下，则腰膝酸软，头重脚轻；口干口苦，舌红苔黄，脉弦数，皆是阴虚阳亢之象。

【施护法则】平肝潜阳，滋养肝肾。

【代表方】天麻钩藤饮加减。

2. 痰浊中阻

【临床症状】眩晕，头重昏蒙，胸闷作恶，呕吐痰涎，纳少多寐，舌体胖大有齿痕，苔白腻，脉弦滑。

【辨证分析】痰浊中阻，气机阻滞，清阳不升，浊阴不降，痰湿蒙蔽清阳，则眩晕，头重昏蒙；痰阻中焦，气机不利，故胸闷恶心，呕吐痰涎；脾气虚弱，则纳少多寐；舌体胖大有齿痕，苔白腻，脉弦滑，皆为痰浊中阻之征。

【施护法则】燥湿祛痰，健脾和胃。

【代表方】半夏白术天麻汤加减。

3. 气血亏虚

【临床症状】头晕目眩，动则加剧，遇劳则发，面色苍白，爪甲不荣，神疲乏力，倦怠懒言，心悸少寐，纳差食少，便溏，舌质淡，苔薄白，脉细弱。

【辨证分析】血虚则脑失所养，气虚则清阳不展，均可致头晕目眩，劳则耗气故动则加重；血不养心，则心悸少寐；血虚失濡，则面色苍白，爪甲不荣；气虚则神疲乏力，倦怠懒言；脾胃虚弱，则纳差食少，便溏；舌质淡，苔薄白，脉细弱，均为气血虚弱之征。

【施护法则】补益气血，健运脾胃。

【代表方】归脾汤加减。

4. 肾精不足

【临床症状】头晕而空，精神萎靡，少寐多梦，健忘，耳鸣，腰膝酸软，遗精，齿摇发脱。偏阴虚者，颧红咽干，五心烦热，舌嫩红，苔少或光剥，脉细数；偏阳虚者，四肢不温，形寒肢冷，舌质淡，脉沉细无力。

【辨证分析】肾精不足，不能上达于脑，故头晕而空，精神萎靡；腰为肾之府，肾开窍于耳，肾虚则腰酸耳鸣；精关不固，则遗精；肾主骨，齿为骨之余，肾虚则齿摇；精血同源，发为血之余，血虚则发脱；肾阴不足，阴虚火旺，心肾不交，故少寐多梦，健忘，苔少或光剥，脉细数；偏阳虚者，生外寒，四肢不温，形寒肢冷，舌质淡，脉沉细无力。

【施护法则】补肾养精，填精补髓。

【代表方】偏阴虚者，左归丸加减；偏阳虚者，右归丸加减。

5. 瘀血阻窍

【临床症状】眩晕时作，头痛如刺，兼见健忘，失眠，心悸，精神不振，耳鸣耳聋，肌肤甲错，唇甲紫黯，舌有瘀点或瘀斑，脉弦或细涩。

【辨证分析】瘀血内阻，脉络不通，脑失所养，故眩晕时作，健忘，耳鸣耳聋；瘀血有形，且痛有特点，故头痛如刺；瘀血阻络，气血不利，肌肤失养，故肌肤甲错，唇甲紫黯；心血瘀阻，心神失养，故心悸失眠；舌有瘀点或瘀斑，脉弦或细涩，均为瘀血之征。

【施护法则】活血化瘀，通窍活络。

【代表方】通窍活血汤加减。

四、护理

（一）辨证施护

1. 生活起居

病室内空气清新流通、温湿度适宜，宜清静，光线不宜过强，减少陪客探视，注意休息；发作时要卧床休息，闭目养神，减少头部晃动，切勿摇动床架，改变体位时应动作缓慢，防止跌倒。眩晕轻者，可轻度活动，但不宜过度疲劳，保证充足睡眠；严重眩晕者，绝对卧床休息，防止发生意外。

2. 病情观察

观察眩晕发作的时间、性质、程度、规律、伴随症状、诱发因素、先兆症状及加重的原因；严密观察病情，监测血压、脉象变化，若出现剧烈头痛、呕吐、视物模糊、肢体麻木、语言不利或胸闷、胸痛、冷汗等危重症状时，应及时报告医生并处理。

3. 饮食护理

饮食清淡、易消化、低脂低盐饮食，少食多餐。宜食蔬菜水果及豆类，忌辛辣刺激之品，忌暴饮暴食，戒烟酒。肥胖患者应适当控制饮食。

肝阳上亢者宜食平肝降火、清利头目之品，如菊花、山楂、芹菜、紫菜、萝卜等，忌动火生风之品，如辣椒、葱、蒜、虾、蟹、公鸡等；痰浊中阻者宜食清淡健脾运湿之品，如薏苡仁、冬瓜、赤小豆等，忌食油腻和肥厚甘味及生冷之物；气血亏虚者应多食益气养血之品，如蛋类、瘦肉、猪肝、猪血、红枣、黑芝麻、桂圆等；肾精不足者宜多吃补肾生精之品，如胡桃、银耳、甲鱼等，忌食过咸伤肾之品。

4. 情志护理

护士应多与患者沟通，了解其心理状态，进行有效的针对性指导；讲明情绪激动对疾病的不良影响，指导患者学会自我控制情绪；减少探视人群，给患者提供安静的休养空间；鼓励患者听舒缓音乐，分散心烦焦虑感；增强患者信心，鼓励患者积极面对疾病。

5. 用药护理

汤药一般温服，肝阳上亢者宜凉服，用药后观察用药反应；眩晕伴呕吐者，可将药液浓缩或少量频服，服药后宜静卧休息。眩晕发作时暂停服用中药。

6. 适宜技术

头晕头痛时可遵医嘱选择神门、肝、脾、肾、降压沟、心、交感等穴位行耳穴贴压（耳穴埋豆）；或选百会、风池、头维、太阳、印堂等进行穴位按摩；穴位贴敷两侧太阳穴和双足涌泉穴。呕吐痰涎可按揉双侧内关、合谷、足三里等穴；根据不同证型选择不同的音乐开展五音疗法；同时，亦可用夏枯草、菊花、草决明和晚蚕沙匀量装入布袋制成中药药枕。

（二）主要症状护理

本病的主要症状是头晕，护理措施如下。

1. 发作时应卧床休息，改变体位时应动作缓慢，防止跌倒，避免深低头、旋转等动作。

2. 环境宜清静，避免声光刺激，限制探视。定时开窗通风，保持空气新鲜无异味。

3. 观察发作的次数、持续时间、伴随症状及血压等变化，进行血压监测并做好记录。若出现血压持续上升或伴有眩晕加重、头痛剧烈、呕吐、视物模糊、语言謇涩、肢体麻木或行动不便者，要立即报告医生，并做好抢救准备。

4. 遵医嘱耳穴贴压（耳穴埋豆），选神门、肝、脾、肾、降压沟、心、交感等穴位。

5. 遵医嘱穴位按摩，选百会、风池、上星、头维、太阳、印堂等穴位，每次20分钟，每晚睡前1次。

6. 中药泡足，根据不同证型，选用相应中药制剂，每日1次。

7. 遵医嘱穴位贴敷，选双足涌泉穴，每日1次。

五、健康教育

1. 生活起居有常，注意劳逸结合。外出不宜乘坐高速车、船，避免登高。避免从事繁重的脑力和体力劳动，不宜从事高空作业。不宜伏案过久，不宜睡卧高枕。

2. 饮食宜清淡而富有营养，定时定量，忌肥甘厚味、暴饮暴食。

3. 注意情志调理，忌忧思恼怒等情志刺激，保持乐观豁达的心态。

4. 坚持适当体育锻炼，增强体质，如练气功、太极拳、八段锦等。

5. 消除各种导致眩晕的因素，积极治疗原发病。眩晕发作时，注意安全保护，应及时就诊。

第十一节　头　痛

一、概述

头痛是指由于外感或内伤，致使脉络拘急或失养，清窍不利所引起的以头部疼痛为主要临床表现的病证，又称为"头风"。

头痛既是一种常见病证，也是一个症状，可以发生于多种急慢性疾病过程中，有时亦是某些相关疾病加重或恶化的先兆。

对头痛的认识，早在殷商甲骨文就有"疾首"的记载。《内经》称本病为"脑风""首风"，《素问·风论》认为其病因乃外在风邪寒气犯于头脑而致。《伤寒论》在太阳病、阳明病、少阳病、厥阴病篇章中较详细地论述了外感头痛病的辨证论治。《东垣十书》指出外感与内伤均可引起头痛，据病因和症状不同而有伤寒头痛、湿热头痛、偏头痛、真头痛、气虚头痛、血虚头痛、气血俱虚头痛、厥逆头痛等，还补充了太阴头痛和少阴头痛。《丹溪心法》认为头痛多因痰与火。

西医学中的偏头痛、血管神经性头痛、丛集性头痛及高血压、脑动脉硬化等颅脑疾病，以头痛为主要表现者，均可参照本节辨证施护。

二、病因病机

头痛的病因分外感与内伤两类。外感多因外邪侵袭，内伤多与情志不遂、饮食不节、劳倦纵欲、跌仆损伤，体质虚弱、久病延绵等因素有关。病位在脑，与肝、脾、肾三脏关系密切。

外感头痛病机为邪滞经络，络脉不通，气血不畅，清阳受阻。内伤头痛因于肝者，多为肝阳亢盛，上扰头窍而致；因于肾者，肾精久亏，无以生髓，髓海空虚；因于脾者，或生化不足，气血亏虚，头窍失养；或因脾失健运，痰浊内生，痰蒙清窍；若因外伤，气血凝滞，因瘀血内阻而致病。病因病机见图1-11。

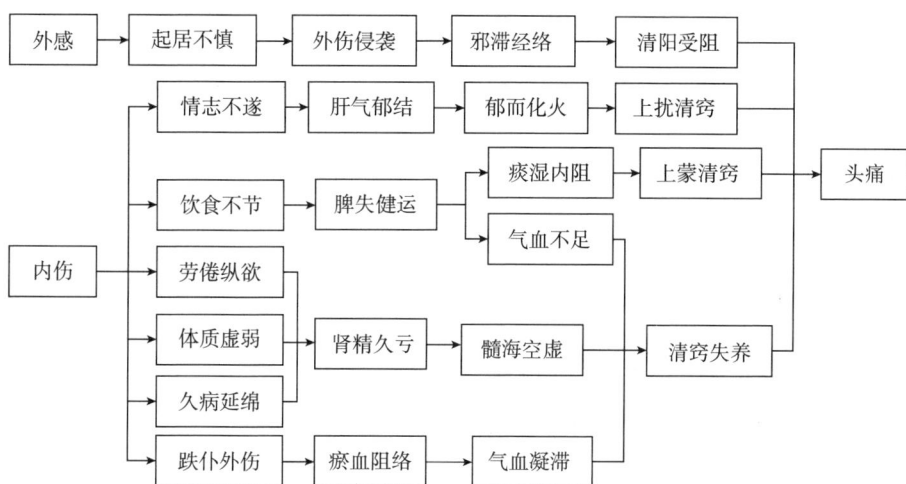

图1-11　头痛病因病机示意图

三、常见证型

（一）外感头痛

1. 风寒头痛

【临床症状】头痛起之较急，其痛如破，痛连项背，恶风畏寒，遇风尤剧，得温痛减，头痛喜裹，口不渴，苔薄白，脉浮紧。

【辨证分析】头为诸阳之会，风寒外袭，循经上犯颠顶，阻遏清阳，故头痛起之较急，其痛如破；太阳主一身之表，故痛连项背；风寒束于肌表，卫阳被遏，不得宣达，故恶风畏寒；寒为阴邪，故得温痛减，头痛喜裹；口不渴，苔薄白，脉浮紧，均为风寒在表之征。

【施护法则】疏风散寒止痛。

【代表方】川芎茶调散加减。

2. 风热头痛

【临床症状】起病急，头痛而胀，甚则头痛如裂，发热或恶风，面红目赤，口渴欲饮，便秘，溲黄，舌红苔黄，脉浮数。

【辨证分析】热为阳邪，其性炎上，夹风上扰，风邪善行，风热邪气致窍络失和，故起病急，头痛而胀，甚则如裂；邪气犯卫，故发热或恶风；热邪上炎，热盛伤津，故面红目赤，口渴欲饮，便秘溲黄；舌红苔黄，脉浮数，均为风热邪盛之征。

【施护法则】疏风清热活络。

【代表方】芎芷石膏汤加减。

3. 风湿头痛

【临床症状】头痛如裹，肢体困重，纳呆胸闷，小便不利，大便溏薄，苔白腻，脉濡滑。

【辨证分析】风湿之邪，上犯颠顶，困遏清窍，清阳不升，故头痛如裹；湿为阴邪，其性黏腻重滞，阻碍气机，脾亦为湿困，故肢体困重，纳呆胸闷；湿浊内蕴，阳气不通，则小便不利，大便溏薄；苔白腻，脉濡滑，均为湿邪偏盛之征。

【施护法则】祛风胜湿通窍。

【代表方】羌活胜湿汤加减。

（二）内伤头痛

1. 肝阳头痛

【临床症状】头胀痛而眩，心烦易怒，夜眠不宁，面赤口苦，或兼胁痛，舌红苔薄黄，脉弦有力。

【辨证分析】"诸风掉眩，皆属于肝。"肝失条达，肝阳偏亢，循经上扰清窍，故胀头痛而眩；肝火偏亢，扰乱心神，故心烦易怒，夜眠不宁；面红口苦，为肝胆郁火内炽之征；胁为肝之分野，肝火内积，故见胁痛；舌红苔薄黄，脉弦有力，为肝阳偏盛之征。

【施护法则】平肝潜阳息风。

【代表方】天麻钩藤饮加减。

2. 肾虚头痛

【临床症状】头痛而空，每兼眩晕耳鸣，腰膝酸软，遗精带下，少寐健忘，舌红少苔，脉细无力。

【辨证分析】肾主藏精，生髓，脑为髓海。肾虚则精髓不足，髓海空虚，故头痛而空，每兼眩晕耳鸣；腰为肾之府，肾虚则腰膝酸软，精关不固则遗精带下；心肾不交则少寐健忘；舌红少苔，脉细无力，为肾阴不足之征。

【施护法则】养阴补肾生髓。

【代表方】大补元煎加减。

3. 血虚头痛

【临床症状】头痛而晕，心悸不宁，遇劳加重，神疲乏力，自汗，气短，畏风，面色少华，舌质淡苔薄白，脉细弱。

【辨证分析】营血亏虚，不能上荣于脑，则头痛而晕；血虚心阴不足，故心悸不宁；劳则伤气，故遇劳加重；血虚致气虚，故神疲乏力，自汗，气短，畏风；面色少华，舌质淡苔薄白，脉细弱，均为气血不足之征。

【施护法则】滋阴养血和络。

【代表方】加味四物汤加减。

4. 痰浊头痛

【临床症状】头痛昏蒙，胸脘痞闷，呕恶痰涎，舌胖大有齿痕，苔白腻，脉滑或弦滑。

【辨证分析】脾失健运，聚湿生痰，痰浊阻络，上蒙清窍，清阳不升，故头痛昏蒙；痰阻胸膈，故胸脘痞闷；痰浊上逆，则呕恶痰涎；苔白腻，脉弦滑，均为痰浊内停之征。

【施护法则】健脾化痰降逆。

【代表方】半夏白术天麻汤加减。

5. 瘀血头痛

【临床症状】头痛经久不愈，其痛如刺，固定不移，入夜尤甚，或有头部外伤史，舌紫或有瘀斑、瘀点，苔薄白，脉细或细涩。

【辨证分析】久病入络，或头部外伤，瘀血内停，血瘀气滞，阻塞脉络，则头痛经久不愈，其痛如刺，固定不移，入夜尤甚；舌紫或有瘀斑、瘀点，苔薄白，脉细或细涩，为瘀血内停之征。

【施护法则】活血化瘀通窍。

【代表方】通窍活血汤加减。

四、护理

（一）辨证施护

1. 生活起居

病室宜安静、整洁，空气新鲜，光线柔和，温湿度适宜，避免强声、光刺激；头痛重时应卧床休息，待疼痛缓解方可下床活动；头痛伴有头晕者，动作宜缓慢，外出需有人陪同，防跌倒；平时应注意保证睡眠充足，避免用脑过度，注意起居有常，劳逸结合；注意气候变化，慎防复感外邪而加重病情。

2. 病情观察

密切观察头痛的部位、性质、程度、发作时间、伴随症状及诱发因素等，分清头痛的证型；密切观察神志、瞳孔、血压、脉搏、呼吸、面色及活动情况等变化，如出现异常，应及时汇报医生，做好急救准备。

3. 饮食护理

宜进食清淡、易消化、富营养的食物，戒烟、酒、浓茶、咖啡，避免辛辣刺激、肥甘厚味之品。

风寒头痛者宜食疏风散寒的食物，如生姜、葱白、大蒜等，忌食生冷肥腻；风热头痛者宜食疏散风热的食物，如菊花、绿豆、梨、苦瓜等；风湿头痛者忌食甘甜、生冷的食物，可多食茯苓、杏仁、薏苡仁等化湿食物；肝阳头痛者宜食平肝潜阳的食物，如菊花、决明子、紫菜等，忌助火动风的食品；肾虚头痛者，多食营养丰富、补肾填精的食品，如核桃、黑芝麻、黑豆、甲鱼等；血虚头痛者，宜多食血肉有情滋补之品，如奶类、瘦肉、蛋类、红枣、桂圆等，忌辛辣、生冷之物；痰浊头痛者，宜食具有健脾化痰的食物，可选用山药、莲子、木耳、萝卜、瘦肉等，忌食生冷、助火生痰食物；瘀血头痛者，宜食清淡疏利、活血化瘀之品，如川芎花茶、川芎酒等。

4. 情志护理

情志失常可诱发或加重头痛，头痛患者亦常伴有恼怒、急躁、忧伤等负面情绪；耐心做好解释劝导工作，指导患者消除不良情绪，避免精神刺激，保持平和、乐观的心态，积极配合治疗和护理。

5. 用药护理

中药汤剂一般宜温服，服后注意休息，观察疗效及反应。外感头痛之中药汤剂不宜久煎，宜趁热温服，药后饮热粥或热饮料，以助药力；内伤头痛之中药汤剂多为补益，宜文火久煎，空腹服用。

6. 适宜技术

遵医嘱按摩太阳、风池、印堂、头维、百会等穴，以疏通经络而止痛。风寒头痛可用清凉油外搽或生姜切片贴太阳穴；风热头痛者，可选用刮痧法，于疼痛部位轻刮或循经刮；肝阳头痛可局部用清凉油外搽或头部冷敷；瘀血头痛用灸法效果明显。

（二）主要症状护理

本病的主要症状是头痛，护理措施如下。

1. 病房宜安静、整洁，温湿度适宜，避免对流风，减少环境的不良刺激。

2. 保持患者身心安静，注意休息，取舒适体位，保证充足的睡眠。

3. 做好心理护理，嘱患者保持心情舒畅，避免情绪激动，消除其焦虑、紧张、恐惧心理。

4. 饮食以清淡、疏散、化湿、易消化为原则。食勿过饱，忌食肥腻、酸性食物。

5. 观察患者瞳孔、体温、二便、舌象、脉象等变化，观察患者头痛性质、强度的变化，是否伴有其他症状或体征，如出现头痛加重、呕吐、瞳孔大小不等、视力下降、肢体抽搐或口眼歪斜等，及时通知医生进行处理。应熟悉颅内压高的主要表现为头痛、喷射性呕吐、视乳头水肿。

6. 遵医嘱予以止痛治疗，注意观察患者的反应及效果。

7. 每天按摩风池、天柱、百会、后溪等穴位，可以缓解头痛；每晚热水泡脚并按摩双脚，有助于减轻头痛。

五、健康教育

1. 怡养性情，保持平和乐观的心态，勿忧思、恼怒。

2. 起居有常，劳逸结合，保证充足的睡眠，适当锻炼，增强体质。生活中注意安全，避免外伤。

3. 饮食有节，合理膳食，注意饮食调护。饭后勿急跑或做其他剧烈运动。

4. 了解发生头痛的原因和护治方法，积极治疗头痛的原发病，并注意血压变化。

第十二节　中　风

一、概述

中风是因气血逆乱，导致脑脉痹阻或血溢于脑，以突然昏仆、半身不遂、口舌歪斜、偏身麻木、言语謇涩或不语等为主要临床表现的病证。因其发病骤然，变化迅速，"如矢石之中的，若暴风之疾速"，故称"中风"，又名"卒中"。根据脑髓受损程度的不同，有中经络、中脏腑之分。本病多发于中老年，近年有年轻化趋势，四季均可发病，但以冬春两季最为多见，其发病率、致残率、病死率均较高，是严重影响人类生命和生存质量的疾病之一。

有关中风的记载，始见于《内经》，其中虽没有明确提出中风病名，但所记述的"大厥""薄厥""仆击""偏枯""风痱"等病证，与中风病在卒中昏迷期和后遗症期的一些临床表现相似。《金匮要略》正式把本病命名为中风。唐宋以后，特别是金元许多医家以"内风"立论，可谓中风病因学说上的一大转折。明代张景岳提出"非风"之说，认为"内伤积损"是导致本病的根本原因。明代李中梓又将中风病明确分为闭、脱二证，仍为现在临床所应用。清代及近代医家丰富完善了对中风病的认识，形成了比较完整的治疗法则。

西医学中的急性脑血管病出现中风表现者，均可参照本节辨证施护。

一、病因病机

中风的主要病因是年老体弱，气血素虚，久病延绵致积损正衰，或痰浊、瘀血内生已久，加之劳欲内伤、情志不调、饮食所伤、用力过度、气候骤变等因素诱发。其病位在脑，与心、肾、肝、脾密切相关。

其病机有虚（阴虚、气虚）、火（肝火、心火）、风（肝风）、痰（风痰、湿痰）、气（气逆）、血（血瘀）六端，此六端多在一定条件下相互影响，相互作用。病性多为本虚标实，上盛下虚。在本为肝肾阴虚，气血衰少，在标为风火相煽，痰湿壅盛，瘀血阻滞，气血逆乱。而其基本病机为气血逆乱，上犯于脑，脑之神明失用。病因病机见图 1-12。

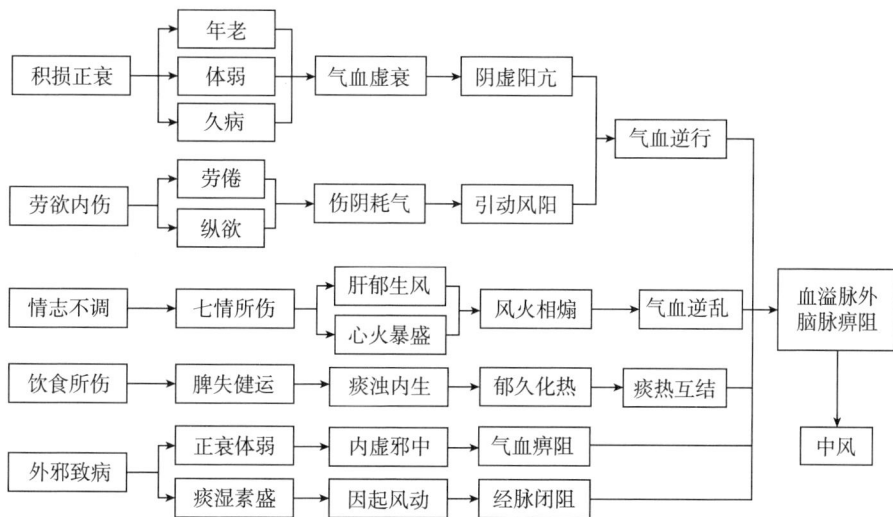

图 1-12　中风病因病机示意图

三、常见证型

（一）中经络

1. 风痰入络

【临床症状】头晕目眩，肢体麻木，甚则半身不遂，口眼㖞斜，言语不利，手足拘急，舌质黯红，苔薄白或白腻，脉弦滑。

【辨证分析】素体痰湿内盛，或嗜食肥甘致中焦失运，聚湿生痰，痰郁生热，热极生风，风痰阻络，气血不通，则见头晕目眩，肢体麻木，半身不遂，口眼㖞斜，言语不利，手足拘急；舌质黯红，苔白腻，脉弦滑，均为痰瘀之征。

【施护法则】祛风化痰，息风通络。

【代表方】真方白子丸加减。

2. 风阳上扰

【临床症状】素有头痛头晕，耳鸣目眩，突发口眼㖞斜，言语不利，偏身麻木，甚至半身不遂，舌质红，苔薄黄，脉弦有力。

【辨证分析】素体肝阳偏亢，肝气不舒，则肝郁化火，肝火上炎，则见眩晕头痛，耳鸣目眩；肝阳化风，风火上犯，闭塞脑脉或血溢脉外，出现口眼㖞斜，言语不利，偏身麻木，半身不遂；舌质红，苔薄黄，脉弦有力，亦为肝火内炽之征。

【施护法则】平肝潜阳，疏通经络。

【代表方】天麻钩藤饮加减。

3. 阴虚风动

【临床症状】素有眩晕耳鸣，腰酸膝软，烦躁失眠，手足蠕动，五心烦热，突现半身不遂，口眼㖞斜，言语不利，舌质红或黯淡，少苔或无苔，脉细弦数。

【辨证分析】素体肝肾阴虚，阴虚阳亢，肾精不足，髓海不充，则见眩晕耳鸣，腰膝酸软，烦躁失眠；阴不制阳，相火妄动，上犯于脑，脑脉壅塞或血溢脉外，则见半身不遂，口眼㖞斜，言语不利；五心烦热，舌质红或黯淡，少苔或无苔，脉弦细数，均为阴虚之征。

【施护法则】滋阴潜阳，镇肝息风。

【代表方】镇肝熄风汤加减。

（二）中脏腑

1. 闭证

（1）痰热腑实

【临床症状】平素有头痛眩晕，面红目赤，心烦易怒，痰多口黏，腹胀便秘等症状，突发昏仆，神志不清，半身不遂，口眼㖞斜，言语不利，肢体强痉，舌质黯红，苔黄腻，脉弦滑或弦涩。

【辨证分析】素有肝肾阴虚，肝阳偏亢，故多见眩晕头痛，面红目赤，心烦易怒；脾失健运，痰湿内生，气不化津，则痰多口黏；痰浊壅滞，郁而化火，痰热生风，流窜经络，则突发昏仆，神志不清，半身不遂，口眼㖞斜，言语不利，肢体强痉；腹胀便秘，舌质黯红，苔黄腻，脉弦滑或弦涩，为痰热壅盛、阳明腑实之征。

【施护法则】通腑泄热，息风化痰。

【代表方】桃仁承气汤加减。

（2）痰火瘀闭

【临床症状】突然昏仆，不省人事，牙关紧闭，口噤不开，半身不遂，肢体强痉，项强身热，躁扰不宁，鼻鼾痰鸣，气粗口臭，甚则手足厥冷，频繁抽搐，舌质红，苔黄腻，脉弦滑数。

【辨证分析】素体肥胖痰多，痰郁化热，复因劳累、饮食、情志等致内火炽盛，上逆清窍，故突然昏仆，不省人事，牙关紧闭，口噤不开，半身不遂，肢体强痉，项强身热，躁扰不宁；痰火上扰，气道受阻，则鼻鼾痰鸣；痰火内结，腑气不通，则口臭气粗；痰热内阻，阳气不能外达，则见手足厥冷；舌质红，苔黄腻，脉弦滑数，均为痰火内炽之征。

【施护法则】清火涤痰，醒神开窍。

【代表方】羚角钩藤汤加减。

（3）痰浊瘀闭

【临床症状】突然昏仆，不省人事，牙关紧闭，口噤不开，口流痰涎，半身不遂，口眼㖞斜，肢体强痉，肢冷，静卧不烦，面白唇黯，舌质淡，苔白腻，脉沉滑或沉缓。

【辨证分析】素体痰湿内蕴，痰浊上壅清窍，蒙蔽心神，故见神昏，不省人事；痰涎壅盛，痰湿内停，阻遏气机，则牙关紧闭，口噤不开，口流痰涎，半身不遂，口眼㖞斜，肢体强痉；湿痰为阴邪，易伤阳气，故见肢冷，静卧不烦；阳气不充，则面白唇黯；舌质淡，苔白腻，脉沉滑或沉缓，均为痰浊内蕴之征。

【施护法则】温阳化痰，醒神开窍。

【代表方】涤痰汤加减配合灌服或鼻饲苏合香丸。

2. 脱证

【临床症状】突然昏仆，不省人事，手撒肢冷，肢体软瘫，半身不遂，口眼㖞斜，目合口张，鼻鼾息微，冷汗淋漓，二便自遗，舌痿软，少苔或苔白腻，脉细弱或脉微欲绝。

【辨证分析】多为闭证进一步发展而致，久病精气已衰，复因饮食、情志等致阳浮于外，阴竭于下，阴阳离决，元气已脱，神志失守，精气亡失，则昏仆，不省人事，手撒肢冷，肢体软瘫，半身不遂，口眼㖞斜，目合口张，鼻鼾息微，冷汗淋漓，二便自遗；舌痿软，少苔或苔白腻，脉细弱或脉微欲绝，均为心气衰竭之征。

【施护法则】益气回阳，救逆固脱。

【代表方】参附汤加减。

（三）恢复期

1. 痰瘀阻络

【临床症状】肢体麻木或半身不遂，口眼㖞斜，言语不利，舌质黯紫，苔滑腻，脉弦滑。

【辨证分析】中风后期，风痰、血瘀阻滞舌之经络，则言语不利；痰瘀阻络、气血运行不畅，则肢麻或半身不遂，口眼㖞斜；舌黯紫，苔滑腻，脉弦滑，为痰瘀之征。

【施护法则】化痰祛瘀，活血通络。

【代表方】温胆汤合四物汤加减。

2. 气虚血瘀

【临床症状】半身不遂，口眼㖞斜，舌强语謇，偏身麻木，面色萎黄，气短乏力，自汗出，心悸便溏，手足肿胀，舌质淡紫，苔薄白或白腻，脉沉细、细缓或细弦。

【辨证分析】气血大伤，气虚尤甚。气虚血行乏力，血滞经脉而见半身不遂，口眼㖞斜，舌强语謇，偏身麻木；气血不足，则面色萎黄，气短乏力，自汗出；舌质淡紫，苔薄白或白腻，脉沉细涩或细缓、细弦均为气虚血瘀之征。

【施护法则】益气养血，化瘀通络。

【代表方】补阳还五汤加减。

3. 肝肾亏虚

【临床症状】半身不遂，患肢僵直拘挛，语言不利，口眼㖞斜，或偏瘫，肌肉萎缩，眩晕耳鸣，腰膝酸软，舌质红，少苔或无苔，脉沉细。

【辨证分析】肝肾亏虚，阴血不足，筋脉失养，则半身不遂，患肢僵直拘挛，语言不利，口眼㖞斜，或偏瘫，肌肉萎缩；肾精不足，髓海不充，则见眩晕耳鸣，腰膝酸软；舌质红，少苔或无苔，脉沉细，为肝肾亏虚之征。

【施护法则】调补肝肾，滋阴养血。

【代表方】左归丸合地黄饮子加减。

四、护理

（一）辨证施护

1. 生活起居

病室环境宜安静，光线柔和，温湿度适宜，减少探视，避免一切不良刺激；卧床休息，注意保暖，取适宜的体位，保持肢体的功能位，防止关节挛缩变形。中经络者宜去枕平卧；中脏腑者头稍垫高并避免搬动，痰多流涎，头宜偏向一侧，及时清除痰涎，保持呼吸道通畅，防止痰涎堵塞气息而窒息。躁动不安者要注意保护，防坠床；加强口腔、皮肤、眼睛的护理，每日用生理盐水或金银花、甘草煎水清洁口腔，定时为患者翻身拍背，做好大小便的护理，神昏眼睑不能闭合者，用生理盐水冲洗眼睛并覆盖无菌湿纱布保护。

2. 病情观察

密切观察神志和瞳孔变化，如患者出现神昏，瞳孔变化，甚至出现呕吐、项背强直、抽搐、头痛、鼻鼾、烦躁不安等情况，说明病情加重；若神志逐渐转清，症状减轻，则病由重转轻。观察患者呼吸、脉搏和血压情况，若出现烦躁不安，喉中痰鸣，汗出淋漓者，应考虑呼吸道阻塞；若患者出现血压升高，脉搏慢而有力，或脉微欲绝，呼吸慢而不规则，或呼吸微弱等，为病情加重，应立即报告医生。邪热炽盛而发热者，要密切观察体温变化。此外，还应注意舌象、脉象、汗出等情况，为辨证提供依据。

3. 饮食护理

饮食以清淡、低盐低脂、易消化为原则，忌肥甘、辛辣之品，戒烟酒；神清者予半流质或软食，如面条、粥等，神昏者宜鼻饲流质，如牛奶、米汤、藕粉等；注意食物的量和温度，应少量温服。

风痰入络者，宜食祛风化痰通络之品，如黑豆、藕、梨等食物，禁食鸡肉、辣椒、大蒜等辛香走窜之品；风阳上扰者，饮食宜清淡甘寒，如绿豆、冬瓜、芹菜、梨等；阴虚风动者，饮食以养阴清热为主，如百合莲子薏仁粥、甲鱼汤和银耳汤等；痰热腑实者，饮食以清热化痰为主，如萝卜、芹菜、梨等，忌食大蒜、海鲜、羊肉等助火之物；痰浊瘀闭者，饮食宜偏温性食物，如萝卜、南瓜、菠菜等。中风脱证者，可鼻饲法注入流质饮食，如果汁、米汤、牛奶、菜汤、肉汤等。恢复期以清热养阴、健脾和胃的食物为宜，一般予清淡易消化的普食或半流饮食，少量多餐，逐步加量。

4. 情志护理

安慰患者，解释病情，解除恐惧、焦虑、悲观的情绪，避免情志刺激，保持情绪稳定；恢复期要耐心细致地讲解康复的方法和重要性，嘱患者平时要注意克制情绪波动，尤其是"制怒"，取得家属的支持与配合。

5. 用药护理

汤药一般宜偏凉服，少量多次，可用吸管进药，或浓煎滴入，防止呛咳，必要时采用鼻饲，服药后不要搬动患者，观察用药后的效果。如痰热腑实患者服用通腑泻热汤后 3~5 小时泻下 2~3 次稀便，说明腑气已通，不需再服，若服药后，未见大便，可报告医生，继续服药，以泻为度。痰火瘀闭，口噤不开者，药物宜鼻饲，若为灌服，药丸应先用温开水化开，然后徐徐灌入，听到药汁咽下声后，再予继续喂服。

6. 适宜技术

神昏高热时，可遵医嘱针刺水沟、十宣、合谷等穴；脱证可灸膻中、气海、关元等穴；意识障碍者遵医嘱给予醒脑开窍药枕，置于患者枕部；半身不遂者遵医嘱行穴位按摩或灸法，还可以每日 1 次或隔日 1 次中药局部熏洗偏瘫肢体；口眼㖞斜遵医嘱穴位贴敷，口角斜者遵医嘱针刺或按摩地仓、颊车、下关、内庭等穴，眼歪斜者遵医嘱针刺或按摩太阳、鱼腰、攒竹、承泣、风池等穴。

（二）主要症状护理

中风的常见症状有意识障碍、半身不遂、言语謇涩、眩晕、高热等，本节主要介绍半身不遂的护理。

1. 观察患侧肢体的感觉、肌力、肌张力、关节活动度和肢体活动的变化。

2. 加强对患者的安全保护，如床边上床挡，防止坠床摔伤，每日用温水擦拭全身 1～2 次，按摩骨隆突处和经常受压部位，促进血液循环，预防压疮发生等。

3. 安置合适的体位，保持良肢位摆放。

4. 加强锻炼，防止肢体失用性萎缩，可采取综合康复疗法，指导和帮助患者进行主动和被动的肢体功能锻炼，如伸屈、抬肢等被动运动。

5. 遵医嘱穴位按摩或艾条灸，患侧上肢取极泉、尺泽、肩髃、合谷等穴，患侧下肢取委中、阳陵泉、足三里等穴。

6. 遵医嘱中药熏洗患肢，每日 1 次或隔日 1 次。

五、健康教育

1. 起居有常，避免过劳，谨避四时虚邪贼风，尤应避寒邪，预防复中。保证充足的睡眠。

2. 保持心情舒畅、情绪稳定，做到心平气和，忌恼怒。

3. 注意饮食调护。饮食有节，宜清淡，食勿过饱，忌暴饮暴食，忌荤腥肥甘、辛辣刺激之物，戒烟酒。多食新鲜的蔬菜和水果。

4. 保持大便通畅，发生便秘时，可适当选用缓泻剂润肠通便。

5. 指导患者掌握中风的康复治疗知识与自我护理方法，鼓励患者坚持康复训练，增强自我照顾的能力。康复训练宜循序渐进，以适度为宜，注意安全。

6. 定期门诊，遵医嘱服药治疗，切忌自行服药或停药。监测血压，发现有血压升高、头痛、眩晕、呕吐、喉中痰鸣且咳出不易、肌肉异常跳动、肢体麻木加重等中风先兆，立即就诊。

第十三节　呕　吐

一、概述

呕吐是指由于胃失和降，气逆于上所致，以胃内容物从胃中上涌自口而出为主要临床表现的病证。一般以有物有声谓之呕，有物无声谓之吐，无物有声谓之干呕。因呕与吐常同时发生，很难截然分开，故并称呕吐。

《内经》对呕吐的论述颇详，如《素问·举痛论》曰："寒气客于肠胃，厥逆上出，故痛而呕也。"《诸病源候论·呕吐候》指出："呕吐之病者，有脾胃有邪，谷气不治所为也，胃受邪，气逆则呕。"说明呕吐的发生是由于胃气上逆所致。《备急千金要方·呕吐哕逆》指出："凡呕者，多食生姜，此是呕家圣药。"《证治汇补·呕吐》曰："有内伤饮食，填塞太阴，新谷入胃，气不宣通而吐者；有久病气虚，胃气衰微，闻食则呕者……有胃中有痰，恶心头眩，中脘躁扰，食入即吐者。"指出呕吐的病因为饮食所伤、水饮内停等。《温病条辨·中焦篇》也谓："胃阳不伤不吐。"呕吐的病位在胃，与肝脾有密切的关系。

西医学中的肝、胆、脾、胰、肠的病变，以及头部损伤、颅内病变，某些食物、药物中毒，以及中暑、眩晕、妊娠等，凡以呕吐为主要表现时，可参照本节辨证施护。

二、病因病机

呕吐的病因主要有外邪犯胃、饮食内伤、情志失调和脏腑虚损。病位在胃，与肝脾有密切的关系。

呕吐的病机无外乎虚实两大类，实者由外邪、饮食、痰饮、气郁等邪气犯胃，致胃失和降、胃气上逆而发；虚者由气虚、阳虚、阴虚等正气不足，使胃失温养、濡润，胃失和降，胃气上逆所致。一般来说，初病多实，日久损伤脾胃，中气不足，可由实转虚；脾胃素虚，复为饮食所伤，或成痰生饮，则因虚致实，出现虚实并见的复杂病机。其基本病机是外感或内伤导致胃失和降、胃气上逆，病理性质有虚有实。病因病机见图 1 - 13。

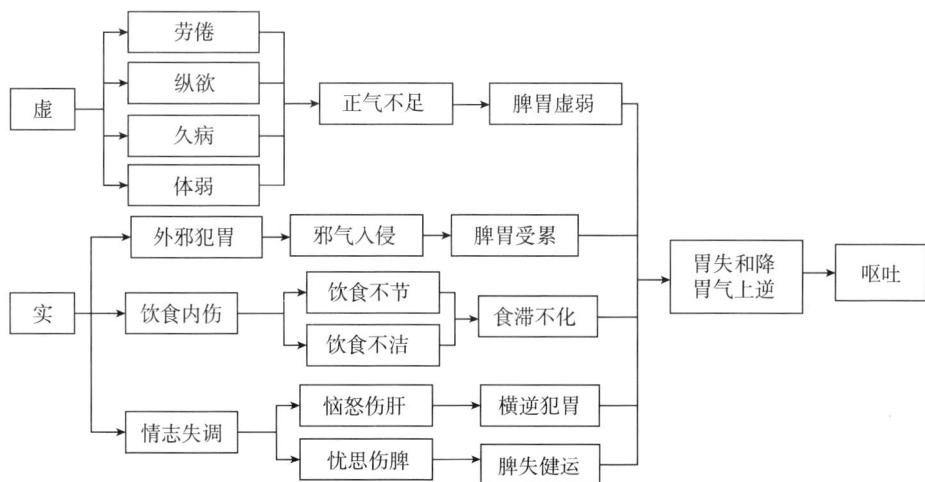

图 1 - 13　呕吐病因病机示意图

三、常见证型

1. 外邪犯胃

【临床症状】突然发生呕吐食物，吐出有力，胸脘满闷，不思饮食，伴有恶寒发热，头身疼痛，舌苔白腻，脉濡缓。

【辨证分析】外感风寒之邪，或夏令暑湿秽浊之气，致胃失和降，浊气上逆，而正气未衰，故突然呕吐，吐出有力，胸脘满闷，不思饮食；邪束肌表，营卫失和，故恶寒发热，头身疼痛；舌苔白腻，脉濡缓，皆为寒湿之征。

【施护法则】疏邪解表，和胃降逆。

【代表方】藿香正气散加减。

2. 饮食停滞

【临床症状】呕吐酸腐，脘腹胀满拒按，嗳气厌食，得食更甚，吐后反快，大便或溏或结，气味臭秽，舌苔厚腻，脉滑实。

【辨证分析】饮食停滞，气机不利，浊气上逆，故呕吐酸腐；食滞中焦，气血不利，故脘腹胀满，嗳气厌食，得食更甚，吐后反快；升降失常，传导失司，滞可化热，则大便或溏或结，气味臭秽；舌苔厚腻，脉滑实，为食滞之征。

【施护法则】消食化滞，和胃降逆。

【代表方】保和丸加减。

3. 痰饮内停

【临床症状】呕吐清水痰涎，胸脘满闷，不思饮食，头眩心悸，舌苔白腻，脉滑。

【辨证分析】脾失健运，痰饮内停，胃气不降，故呕吐清水痰涎，胸脘满闷，不思饮食；痰蒙清阳则头眩，水饮凌心则心悸；舌苔白腻，脉滑，为痰浊内停之征。

【施护法则】温中化饮，和胃降逆。

【代表方】小半夏汤合苓桂术甘汤加减。

4. 肝气犯胃

【临床症状】呕吐吞酸，嗳气频作，胸胁胀满，烦闷不舒，每因情志不遂而更甚，舌边红，苔薄腻，脉弦。

【辨证分析】肝郁气滞，横逆犯胃，胃失和降，故呕吐吞酸，嗳气频作，胸胁胀满，烦闷不舒，情志不遂更甚；舌边红，苔薄腻，脉弦，为肝气郁滞之征。

【施护法则】疏肝理气，和胃止呕。

【代表方】半夏厚朴汤合左金丸加减。

5. 脾胃虚寒

【临床症状】饮食稍有不慎，或稍有劳倦，即易呕吐，时作时止，胃纳不佳，脘腹痞闷，口淡不渴，面色少华，倦怠乏力，大便溏薄，舌质淡，苔薄白，脉濡弱。

【辨证分析】脾胃虚弱，运化不及，故饮食稍有不慎或稍有劳倦即吐，时作时止，胃纳不佳，脘腹痞闷；阳虚不振，阴寒内生，气不化津，运化失常，则面色少华，倦怠乏力，口淡不渴，大便溏薄；舌质淡，苔薄白，脉儒弱，均为脾阳不足之征。

【施护法则】益气健脾，和胃降逆。

【代表方】理中丸加减。

6. 胃阴不足

【临床症状】呕吐反复发作，呕量不多，或仅吐唾涎沫，时作干呕，胃中嘈杂，似饥而不欲食，口燥咽干，舌红少津，脉细数。

【辨证分析】胃阴不足，虚热内生，虚火上炎，气失和降，则呕吐反复发作，呕量不多，或仅吐唾涎沫，时作干呕，胃中嘈杂，似饥而不欲食；津液不足，故口燥咽干；舌红少津，脉细数，均为津液耗伤，阴虚有热之征。

【施护法则】滋养胃阴，和胃止呕。

【代表方】麦门冬汤加减。

四、护理

（一）辨证施护

1. 生活起居

保持病室清洁无异味，环境舒适整洁，温湿度适宜，及时清理呕吐物及被呕吐物污染的衣被，及时通风换气，避免患者当风；急性发作时宜卧床休息，尽量少搬动或打扰患者，保证睡眠，避免因体位改变而诱发呕吐；呕吐时宜取坐位，半卧或侧卧位，意识不清者取仰卧位，头偏向一侧，防止误吸；吐毕给予温开水漱口，做好口腔护理，保持口腔清洁。

2. 病情观察

观察呕吐物的性质、颜色、量、气味及发作的次数和频率等，观察呕吐发生的诱因、时间、发作规律及与饮食、情志的关系等；观察患者神志、面色、血压、脉象、皮肤弹性及光泽、口干情况、尿量及有无腹痛、发热等。若患者呕吐物为鲜血，咖啡色，或呕吐物加重，或呕吐见粪臭样物，伴腹痛拒按、大便不通，应留取呕吐物送检，并立即通知医生并协助处理；患者出现呕吐呈喷射状，伴有剧烈头痛、呼吸深快、烦躁不安、脉搏加快、心慌心悸、血压下降、嗜睡、出冷汗、尿少等危重表现时，立即告知医生并做好急救准备。

3. 饮食护理

呕吐严重者暂予禁食，呕吐减轻后，首先给予流质，渐进半流食，再逐渐恢复为软食、普食。饮食宜清淡，不宜肥甘厚味，忌辛辣、腥膻等食物，进食前可用生姜擦舌或姜汁滴舌，以降逆止呕。

外邪犯胃者，宜食温中散寒的食品，如生姜、茴香、苏叶、葱白等，忌寒凉之品，如鸭肉、螃蟹、香蕉等；饮食停滞者，宜食消食导滞之品，如山楂、炒麦芽、陈皮、萝卜等，忌油腻之品，如肥肉、烤肉、炸油条等；痰饮内停者，宜食利湿化浊之品，如砂仁、白豆蔻、红豆、荷叶、薏苡仁等，忌油炸食物、羊肉、狗肉、辣椒、酒类等助火之品；肝气犯胃者，饮食宜清淡疏利，多食新鲜蔬菜、水果，如金橘、柑橘、陈皮、佛手等，忌油腻香燥之品；脾胃虚寒者，宜食健脾养胃之品，如白扁豆、莲子肉、芡实、茯苓、山药、薏苡仁等，忌食易损伤脾胃之品，如咖啡、韭菜、辣椒、酒类等；胃阴不足者，饮食以清淡甘凉，细软多汁为主，少食多餐，如绿豆汤、莲子汤、藕粉、梨汁、西瓜、甘蔗、蜂蜜等，禁忌辛辣、香燥之品。对便秘患者，宜多食富含粗纤维的新鲜蔬菜，如芹菜、菠菜等。

4. 情志护理

安慰疏导患者，消除其紧张、恐惧、恼怒、忧思等不良情绪，保持情志调和。鼓励家属多陪伴患者，给予患者心理支持。营造轻松和谐气氛，嘱患者听轻缓音乐，读书报以调畅情志。鼓励病友间多沟通交流疾病防治经验。亦可采用移情相制疗法，转移其注意力。

5. 用药护理

服药前宜先进食少量易消化食物，如稀粥等，以减少药物对胃肠道的刺激。呕吐频繁者，服药前后可在舌面上滴 2 ~ 3 滴姜汁，亦可在药液中加姜汁 3 ~ 5 滴。呕吐严重者中药汤剂宜浓煎，少量频服。尽量选用刺激性气味小的药物，避免油质多或有腥臭气味的药物，服药期间禁食辛辣刺激之品，以免影响药效。

6. 适宜技术

呕吐可遵医嘱行穴位贴敷、穴位按摩、穴位注射、耳穴贴压、中药封包和灸法等；胃脘疼痛可遵医嘱拔火罐，取足三里、脾俞、胃俞等穴；脘腹胀满可遵医嘱艾灸，取中脘、天枢等穴。

（二）主要症状护理

本病的主要症状是呕吐，护理措施如下。

1. 呕吐时，给予身体支持和心理安抚，协助患者侧卧位，上半身抬高。意识清醒者，扶住患者的前额或给予身体支撑，防止因头晕、乏力、虚弱等发生跌倒；意识障碍者，保持呼吸道通畅，防止呕吐物误入呼吸道而造成窒息。

2. 观察和记录呕吐物颜色、气味、性质、量、次数及伴随症状，评估呕吐与进食、饮酒、药物或毒物、精神因素等的关系，观察有无腹痛、腹泻或便秘、头痛、眩晕等伴随症状。严重呕吐时需注意有无尿少口渴、皮肤黏膜干燥等脱水现象。呕吐剧烈、量多，或呕吐物中带咖啡样物或鲜血时，及时报告医生，并配合处理。

3. 维持水、电解质平衡。剧烈呕吐而禁食者准确记录出入水量，遵医嘱补充水分和电解质。

4. 中毒、消化道出血等情况，应采取标本送检。

5. 呕吐后及时帮助患者漱口，保持口腔清洁和舒适。更换因呕吐污染的衣被，整理周围环境，避免不良刺激。适当休息。如呕吐不严重，可进少量易消化食物。

6. 穴位贴敷或穴位按摩：遵医嘱取中脘、足三里、内关、膈俞、脾俞、胃俞等穴。

7. 耳穴贴压：遵医嘱取脾、胃、交感、神门、贲门等穴。

8. 艾灸：遵医嘱取中脘、内关、足三里等穴。

9. 穴位注射：遵医嘱取足三里或内关穴。

10. 中药封包：遵医嘱红外线治疗仪（TDP）照射中药封包，嘱患者勿擅自调节温度。操作完毕后，嘱患者暂不吹风。

五、健康教育

1. 养成良好的饮食习惯，饮食有节，定时定量，注意饮食卫生。

2. 起居有常，顺应季节变化，劳逸适度。冬春之季，须防寒保暖，尤其应注意胃脘部的保暖。久病体弱者，应卧床休息。

3. 指导患者自我调节情志，保持心情舒畅，避免情志刺激而诱发呕吐。

4. 加强锻炼，如散步、慢跑，练太极拳、八段锦等。

5. 学会简便止吐方法，如指压内关、合谷、中脘等穴，生姜片擦舌，咀嚼生姜等。

6. 积极治疗相关疾病。若中年以上反复呕吐者，应认真检查，并及时治疗。

第十四节　胃　痛

一、概述

胃痛，又称胃脘痛，是以上腹胃脘部近心窝处疼痛为主要表现的病证，往往兼胃脘部痞满、腹胀和嗳气等。发病以中青年居多，常反复发作，久治难愈，与气候、情志、饮食、劳倦等有关。

《内经》初步阐述了胃痛的病因病机、临床表现及治疗。金元时期李东垣在《兰室秘藏》中首立"胃脘痛"一门，将胃痛作为独立的病证。

西医学的急慢性胃炎、消化性溃疡、胃痉挛、功能性消化不良等疾病，以上腹胃脘部疼痛为主要症状者，均可参照本节辨证施护。

二、病因病机

胃痛的病因较为广泛和复杂，主要有外邪犯胃、饮食不节、情志失调、脾胃虚弱及药物损害等。本病病位在胃，与肝、脾亦有密切关系。

胃痛基本病机为胃失和降，不通则痛。胃痛的病理因素主要有气滞、血瘀、寒凝、热郁、湿阻、食积等。胃痛的病理性质可分为虚实两类。病变早期多为邪实，后期常见脾虚、肾虚，日久虚实夹杂。实证有寒邪客胃、饮食停滞、肝气犯胃、肝胃郁热、瘀血停滞；虚证有脾胃虚寒、胃阴亏虚。病因病机见图1-14。

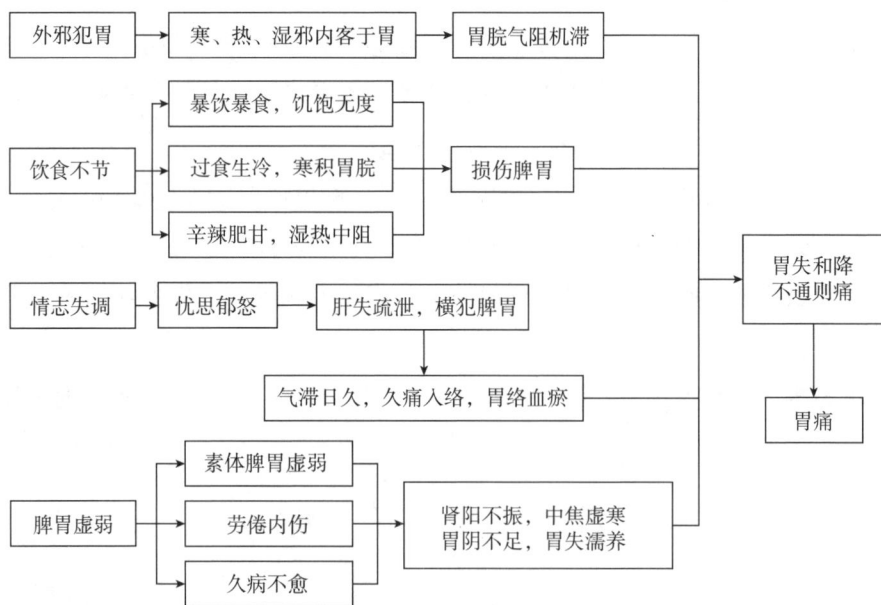

图1-14　胃痛病因病机示意图

三、常见证型

1. 寒邪客胃

【临床症状】胃痛暴作，拘急冷痛，恶寒喜暖，得温痛减，遇寒加重，口淡不渴，或喜热饮，有感寒或食冷病史，舌淡，苔薄白，脉弦紧。

【辨证分析】寒性收引，寒邪客胃，则阳气被遏，气机阻滞，失于通降，故胃痛暴作；寒为阴邪，其性凝滞，得阳则散，遇阴则凝，故脘腹得温则痛减，遇寒则痛增；胃无热邪，故口淡不渴；热能胜寒，故喜热饮；舌淡、苔薄白、脉紧均属寒，脉弦则主痛。

【施护法则】温胃散寒，理气止痛。

【代表方】良附丸加减。

2. 饮食停滞

【临床症状】胃脘疼痛，胀满拒按，嗳腐吞酸，或呕吐不消化食物，其味腐臭，吐后痛减，不思饮食，大便不爽，矢气及便后稍舒，有暴饮暴食病史，舌苔厚腻，脉滑或实。

【辨证分析】饮食不节，食滞中焦，胃中气机阻滞，故胃脘疼痛胀满拒按；脾健运失职，胃失和降，浊气上逆，则嗳腐吞酸，或呕吐不消化食物；吐则宿食上越，矢气则腐浊下排，故吐食或矢气后痛减；饮食停滞，肠道传导受阻，故大便不爽；而苔厚腻为食滞之象，脉滑为宿食之征。

【施护法则】消食导滞，和胃止痛。

【代表方】保和丸加减。

3. 肝气犯胃

【临床症状】胃脘胀闷，攻撑作痛，脘痛连胁，嗳气频繁，大便不畅，遇烦恼郁怒则痛作或痛甚，胸闷叹息，矢气则舒，舌苔薄白，脉沉弦。

【辨证分析】肝气郁结，横逆犯胃，肝胃气滞，故胃脘胀闷疼痛；胁为肝之分野，气多走窜游移，故疼痛攻撑连胁；胃失和降，气郁不舒，故嗳气频繁；气滞肠道传导失常，故大便不畅；若情志不和，则肝郁更甚，故每因情志不和而痛作或痛甚；舌苔薄白，脉沉弦，为肝胃气滞之象。

【施护法则】疏肝理气，和胃止痛。

【代表方】柴胡疏肝散加减。

4. 肝胃郁热

【临床症状】胃脘灼痛，痛势急迫，喜冷恶热，得凉则舒，心烦易怒，吞酸嘈杂，口干口苦，舌红苔黄，脉弦数。

【辨证分析】肝气郁结，日久化热犯胃，故胃脘灼痛，痛势急迫；肝胃郁热，逆而上冲，故心烦易怒，吞酸嘈杂；肝胆互为表里，肝热夹火上乘，故口苦口干；舌红苔黄，脉弦数，均为里热之象。

【施护法则】清肝泄热，和胃止痛。

【代表方】化肝煎加减。

5. 瘀血阻滞

【临床症状】胃脘疼痛，痛有定处，痛如针刺，拒按，食后加剧，入夜尤甚，或见吐血、黑便，舌质紫黯或有瘀斑，脉涩。

【辨证分析】胃乃多气多血之腑。气为血帅，气行则血行，气滞日久，则瘀血内停，瘀血有形，则痛有定处而拒按；瘀血阻络，则痛如针刺，瘀血停胃，胃失和降，食后痛甚；瘀血日久伤络，则见吐血黑便；舌质紫黯，脉涩，为血瘀之象。

【施护法则】活血化瘀，理气止痛。

【代表方】失笑散合丹参饮加减。

6. 胃阴亏虚

【临床症状】胃痛隐作，嘈杂似饥，口燥咽干，五心烦热，消瘦乏力，大便干结，舌红少津，脉细数。

【辨证分析】胃痛日久，郁热伤阴，胃失濡养，则胃痛隐作；若阴虚有火，则可见胃中灼热不适，五心烦热，消瘦乏力；胃津亏虚胃纳失司，故可见嘈杂似饥；胃阴津少，无以上承而口燥咽干；阴虚液耗，无以灌溉，肠道失润而大便干结；舌红少津，脉细数，均为阴虚内热之征。

【施护法则】养阴益胃，和中止痛。

【代表方】一贯煎合芍药甘草汤加减。

7. 脾胃虚寒

【临床症状】胃痛隐隐，绵绵不休，空腹痛甚，得食则缓，喜温喜按，劳累或受凉后疼痛发作或加重，泛吐清水，纳差，神疲乏力，手足不温，大便溏薄，舌质淡而胖，边有齿痕，苔薄白，脉虚弱或迟缓。

【辨证分析】胃病日久，累及脾阳，脾胃阳虚而胃痛隐隐，空腹痛甚，得食则缓；寒得温而散，气得按而行，出现喜温喜按；脾阳不振，寒湿内生，饮邪上逆，则可泛吐清水；脾为气血生化之源，脾虚血弱，机体失养而神疲乏力；脾主肌肉四肢，中阳不振，四肢肌肉失于温养，故见手足不温；脾运失司，则大便溏薄；舌质淡而胖，边有齿痕，苔薄白，脉虚弱或迟缓，皆为脾胃虚寒、中气不足之征象。

【施护法则】温中健脾，和胃止痛。

【代表方】黄芪建中汤加减。

四、护理

（一）辨证施护

1. 生活起居

病室环境宜清洁、安静、空气流通，温度、湿度适宜。注意生活有规律，防止胃脘部受凉。寒邪客胃、脾胃虚寒者病室宜温暖向阳，避免风寒侵袭。胃阴亏虚者病室宜湿润凉爽，空气新鲜。肝胃郁热者病室宜通风，凉爽舒适，光线柔和。虚证患者宜多休息以培育正气，避免过度劳累而耗伤正气。

2. 病情观察

观察胃痛的诱发和缓解因素、疼痛部位、性质、程度、持续时间、发作规律及伴随症状等；观察有无呕血及便血；观察面色、血压、脉搏等变化；注意出血先兆，若出现面色苍白、大汗淋漓、血压下降等表现，及时报告医生进行抢救。中年以上患者，胃痛经久不愈，经常便血，日渐消瘦，应考虑癌变的可能。

3. 饮食护理

饮食以易消化、富营养、少量多餐为原则，忌生冷、肥甘、油腻、辛辣、煎炸、香燥、粗糙食物，忌烟、酒、茶等；注意饮食卫生，避免暴饮暴食。疼痛、呕吐剧烈，或呕血、便血量多者应暂禁食，待病情缓解后，改为清淡而富有营养的流质或半流质饮食，如牛奶、米汤等，恢复期改为软饭或面食。胃酸过多者，不宜食过酸的食物如食醋、梅子等。

寒邪客胃者饮食以温热、软烂、易消化为原则，宜用姜、葱、胡椒、大蒜等性温热的食物作调料；饮食停滞者严格控制饮食，痛剧时暂予禁食，待病情缓解后，再进清淡流质或半流质饮食；肝气犯胃宜多食行气解郁之品，如萝卜、金橘饼，忌食南瓜、土豆、山芋等壅阻气机的食物，悲伤郁怒时暂时禁食；肝胃郁热者饮食应多予疏肝泄热之品，如绿豆汤、荷叶粥等；瘀血阻滞者予行气活血之品，如果茶、山楂等；胃阴亏虚者宜多食益胃养阴生津之品，如百合、银耳、麦冬粥，注意补充津液，多饮水或果汁；脾胃虚寒者饮食宜温热，多食温中健脾之品，如龙眼肉、山药等，胃痛时可饮生姜红糖茶，以温胃止痛。

4. 情志护理

稳定患者的情绪，消除各种不良因素刺激，避免精神紧张，可用转移注意力、做深呼吸等方法，以缓解疼痛。肝气犯胃者，疏导情绪，调摄精神，保持心情舒畅，避免恼怒忧思，主动参加社会及文娱活动，多听轻缓音乐、下棋、读报、登山等，怡情放怀，以使气机顺畅；肝胃郁热者，避免五志化火引起胃热炽盛而致胃痛；瘀血阻滞者，患者常因疼痛或出血致精神紧张、悲观，应做好情志护理，安慰患者，树立信心。

5. 用药护理

中药汤剂一般温服。寒邪客胃、脾胃虚寒者宜热服，服药后宜进热粥、热饮，以助药力，或用热水袋熨胃部；胃阴亏虚者中药汤剂宜久煎，偏凉服，少量频服。

6. 适宜技术

脾胃虚寒患者胃痛发作时，可在胃脘部热敷、药熨；或艾灸中脘、足三里、神阙等穴；或给予穴位贴敷，取神阙、中脘、脾俞等穴。胃痛实证者可行穴位按摩，取中脘、内关、足三里等穴，肝气犯胃者可加用肝俞、太冲等穴。虚证者可针刺中脘、脾俞、胃俞、足三里等穴，用补法；或用耳穴压豆，选胃、肝、脾、神门、交感等穴。

（二）主要症状护理

本病的主要症状是胃痛，护理措施如下。

1. 保持病室环境清洁、安静、空气流通，温度、湿度适宜。胃脘痛剧或伴有出血症状、急腹症者应绝对卧床休息，平常可适当活动，但应注意劳逸结合，保证充足的睡眠。注意胃部保暖，防外感。烦躁不安者应采取防护措施，防止坠床等意外发生。

2. 密切观察胃痛的部位、性质、程度，以及发作的时间、频率、持续时间、发作规律及伴随症状等。如果疼痛突然加剧，呕恶、烦躁或出现上腹硬满、疼痛拒按，并见面色苍白、出冷汗、血压下降、脉细弱者，应考虑为胃穿孔导致的休克，立即报告医生进行抢救；中年以上患者，胃痛经久不愈，消瘦，经常便血，应考虑恶变的可能。

3. 遵医嘱给药，用药期间注意观察药物疗效及不良反应。慎用肾上腺皮质激素和非甾体抗炎药等。未明原因前，慎用镇痛剂。

4. 非药物性缓解疼痛的方法：①行为疗法如深呼吸、音乐疗法、生物反馈等。②局部热疗法：除急腹症外，对疼痛局部可应用热水袋进行热敷，从而解除肌肉痉挛而达到止痛效果。③针灸止痛：肝气犯胃者，可针刺中脘、期门、内关、足三里、阳陵泉等穴，以疏肝理气止痛；饮食停滞者，胃脘胀满疼痛欲吐，可针刺内关、足三里、梁门、天枢等穴。

5. 穴位注射：长期反复发作的胃痛，可遵医嘱用当归川芎注射液，或黄芪注射液于足三里、阳陵泉等穴行穴位注射。

6. 穴位按摩：胃痛发作时，可按摩内关、足三里、合谷等穴位，直到患者感到按压处酸、胀、麻。

7. 拔火罐：寒邪犯胃、脾胃虚寒者疼痛发作，可行拔火罐。

8. 艾灸：寒邪犯胃、脾胃虚寒者疼痛发作，可艾灸取中脘、足三里、神阙等穴。

9. 饮食停滞者，胃脘胀满疼痛欲吐，可用盐汤探吐以涌吐宿食。

10. 饮食以软、烂、热、少渣、富营养、易消化、少食多餐原则。忌生冷、肥甘、油腻、辛辣、煎炸、香燥、硬固食物，忌烟、酒、茶等；注意饮食卫生，避免暴饮暴食。

五、健康教育

1. 加强体育锻炼，以增强体质；慎起居，适寒温，防劳倦。

2. 注意饮食调摄。做到饮食有节，按时进餐，勿过冷过热，勿过饥过饱；勿食油腻生冷之物，戒烟酒；注意饮食卫生。

3. 采取中西医结合的方法积极治疗原发疾病，遵医嘱服药。

4. 指导患者自我调节情志，释放不良情绪，保持心情舒畅。

5. 若中年以上患者反复发作日久，迁延不愈，应定期检查，以防癌变。

第十五节　泄　泻

一、概述

泄泻是指以排便次数增多、粪质稀薄或完谷不化，甚至泻出如水样为主症的病证，多由脾胃运化失职，湿邪内盛所致。古代以大便溏薄而势缓者为泄，大便清稀如水而直下者为泻，现统称为泄泻。泄泻是一种常见的脾胃肠病证，一年四季均可发生，但以夏秋两季为多见。泄泻易反复发作，中医药治疗有较好的疗效。

西医学的各种急慢性腹泻，如急、慢性肠炎，胃肠功能紊乱，肠结核，结肠过敏等，以泄泻为主症者，或其他脏腑的病变伴见泄泻者，均可参照本节辨证施护。

二、病因病机

泄泻的病因主要为感受外邪，饮食所伤，情志失调，脾胃虚弱，肾阳虚衰。主要病机是脾病湿盛，脾胃运化功能失调，肠道分清泌浊、传导功能失司。

泄泻的病位在肠，主病之脏属脾，与肝、肾有关。病理因素主要是湿，湿为阴邪，易困脾阳，脾失健运，故《医宗必读》有"无湿不成泻"之说。脾虚湿盛是导致泄泻发病的关键所在。病因病机见图1－15。

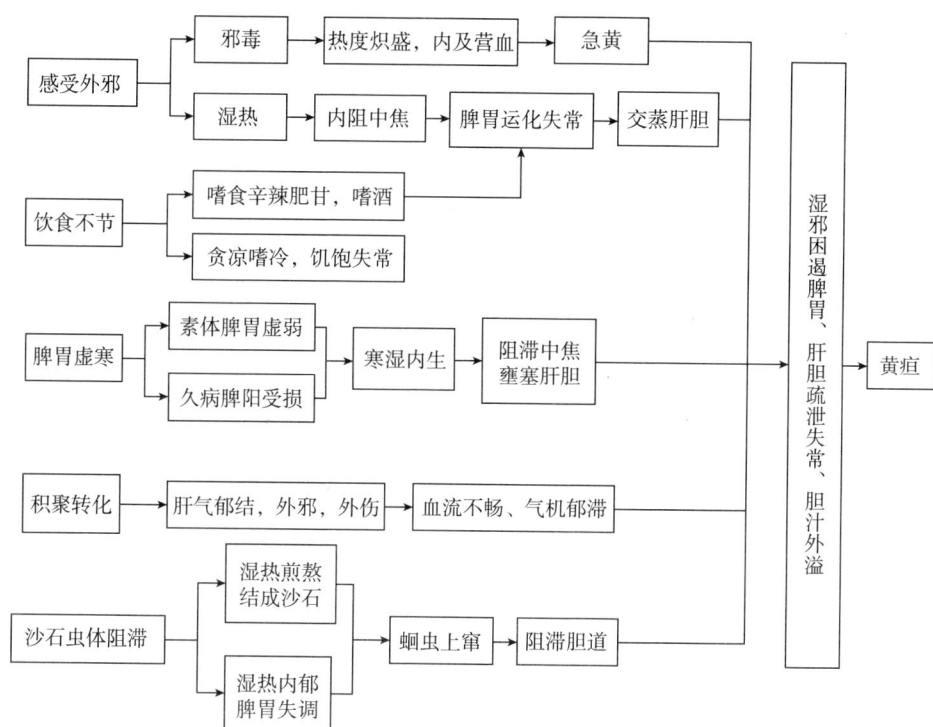

图 1-15　泄泻病因病机示意图

三、常见证型

1. 寒湿泄泻

【临床症状】泻下清稀，甚则如水样，腹痛肠鸣，脘闷食少，或兼恶寒发热，鼻塞头痛，肢体酸痛，苔薄白或白腻，脉濡缓。

【辨证分析】外感寒湿或风寒之邪，侵袭胃肠，或过食生冷瓜果，导致脾失健运，清浊不化，肠腑传导失司，故泻下清稀，甚则泻下如水样；寒湿内盛，脾胃气机受阻，故腹痛肠鸣；寒湿困脾，故脘闷食少；若兼风寒袭表，则见恶寒发热，鼻塞头痛，肢体酸痛；苔薄白或白腻，脉濡缓，为寒湿内盛之征。

【施护法则】芳香化湿，解表散寒。

【代表方】藿香正气散加减。

2. 湿热泄泻

【临床症状】腹痛泄泻，泻下急迫，或泻而不爽，粪色黄褐而臭，肛门灼热，或烦热口渴，小便短赤，舌质红，苔黄腻，脉滑数或濡数。

【辨证分析】感受湿热，或暑湿之邪，伤及肠胃，传导失常，故发生泄泻；湿性下趋，热性急迫，湿热下注，故腹痛而泻，泻下急迫；湿热互结，腑气不畅，则泻而不爽；湿热下注，故肛门灼热，粪色黄褐而臭；烦热口渴，小便短赤，舌质红，苔黄腻，脉滑数或濡数，均为湿热内盛之象。

【施护法则】清热利湿。

【代表方】葛根芩连汤加减。

3. 食滞肠胃

【临床症状】腹痛肠鸣，泻后痛减，泻下粪便臭如败卵，夹有不消化食物，脘腹痞满，嗳腐酸臭，不思饮食，舌苔垢浊或厚腻，脉滑。

【辨证分析】饮食不节，甚至暴饮暴食，致宿食内停，阻滞肠胃，传化失常，故腹痛肠鸣；宿食不化，浊气上逆，故嗳腐酸臭；宿食下注，则泻下粪便臭如败卵；泻后腐浊之气外泄，故泻后痛减；胃失和降，脾失健运，则不思饮食；舌苔垢浊或厚腻，脉滑，乃宿食内停之象。

【施护法则】消食导滞。

【代表方】保和丸加减。

4. 肝气乘脾

【临床症状】肠鸣攻痛，腹痛即泻，泻后痛缓，每因抑郁恼怒或情绪紧张而诱发，平素多有胸胁胀闷，嗳气食少，矢气频作，舌淡红，苔薄白或薄腻，脉弦。

【辨证分析】情志不畅，气机不利，肝郁乘脾，脾失健运，故肠鸣攻痛，腹痛即泻，泻后痛缓，每因抑郁、恼怒或情绪紧张而诱发；肝失疏泄，脾虚不运，故胸胁胀闷，嗳气食少；舌淡红，苔薄白或薄腻，脉弦，均为肝旺脾虚夹湿之象。

【施护法则】抑肝扶脾。

【代表方】痛泻要方加减。

5. 脾虚泄泻

【临床症状】大便时泻时溏，反复发作，稍有饮食不慎，大便次数即明显增多，夹见水谷不化，饮食减少，脘腹胀闷不舒，面色萎黄，神疲倦怠，舌质淡，苔白，脉细弱。

【辨证分析】脾胃虚弱，运化无权，清浊不分，水谷不化，则大便时泻时溏泄；脾阳不振，运化失常，故饮食减少，脘腹胀闷不舒，稍进油腻食物，则大便次数增多；久泻不止，脾胃虚弱，气血生化乏源，故面色萎黄，神疲倦怠；舌淡苔白，脉细弱，为脾胃虚弱之象。

【施护法则】健脾益胃。

【代表方】参苓白术散加减。

6. 肾阳虚衰

【临床症状】黎明之前脐腹作痛，肠鸣即泻，完谷不化，泻后则安，形寒肢冷，腹部喜暖，腰膝酸软，舌淡苔白，脉沉弱。

【辨证分析】泄泻日久，或久病大病之后，肾阳虚衰，不能温煦脾土以助运化，黎明之前阳气未振而阴寒较盛，故脐腹作痛，肠鸣即泻，完谷不化，又称为"五更泻"；泻后腑气通利，故泻后则安，腹痛得止；肾阳虚衰，失于温煦，故形寒肢冷，腹部喜暖；腰膝酸软，舌淡苔白，脉沉弱，均为脾肾阳虚之象。

【施护法则】温补脾肾，固涩止泻。

【代表方】四神丸加减。

四、护理

（一）辨证施护

1. 病情观察

注意观察泄泻发作的原因，泄泻的次数，排泄物的色、质、量、气味，有无腹痛等。观察体温、心率、呼吸、血压、神志、面色、尿量、苔脉及全身情况等。若排泄物为柏油样或伴有新鲜血液，为胃肠道脉络损伤。若出现眼窝凹陷，口干舌燥，皮肤干燥，弹性消失，或呼吸深长，烦躁不安，恶心呕吐，汗出肢冷，少尿或无尿，脉微弱等，立即报告医生予以处理。

2. 生活起居

保持病室环境舒适安静，空气清新，便后及时清理并开窗通风。寒湿和脾虚、肾虚泄泻者，宜住向阳病室，做好腹部保暖；湿热泄泻者，病室宜凉爽干燥；肝气乘脾者，病室宜凉爽通风。注意休息，泄泻严重者卧床休息，轻症患者应适当活动。泄泻频繁、肛门灼痛或破损、脱肛者，便后用软纸擦肛，并用温开水清洗肛周，涂凡士林软膏，或黄连油膏，或氧化锌软膏。若有肛门下坠或脱肛者，用软草纸或纱布轻轻上托，并嘱患者卧床休息。若患者泄泻由传染性疾病引起，应严格执行消化道隔离制度，患者的生活用具专用，用后要消毒。

3. 饮食护理

饮食宜清淡、细软、少油、少渣、易消化，忌生冷、辛辣、肥甘、油炸、刺激性之品。急性期予流质饮食，如稀粥、面条、藕粉等，泄泻严重者暂禁食，津伤液脱者应予增液补津，可频饮淡糖盐水，或饮乌梅汤、山楂汤，或以鲜芦根60g煎汤代水饮，必要时遵医嘱静脉补充液体。

寒湿泄泻者应给予温热、易消化、清淡食物；湿热泄泻者饮食宜清淡爽口，多予果汁或瓜果煎水饮，如五汁饮、梨汁、荸荠汁、西瓜汁、藕汁等，忌辛辣、厚腻、烟酒等助湿生热之品。食滞肠胃者应严格控制饮食，或暂禁食，待腹中宿食泻净，逐渐自流食开始，并注意少食多餐，待病情好转后再增加食量，可给山楂、白萝卜、麦芽、酸梅等以消食化滞，忌食胀气之品；肝气乘脾者，饮食宜清淡，富有营养，常食金橘饼、陈皮等；脾虚泄泻者，饮食宜温热软烂，定时定量，少食多餐，选豆制品、鲫鱼、鳗鱼、黄鱼、牛羊肉、瘦猪肉、鸡肉、牛奶和鸡蛋等补中健脾的食品；肾阳虚衰者，饮食以清淡、温热、细软、易消化为宜，多食补中益气、温补肾阳之品，如胡桃、山药、狗肉、动物肾脏等，并可加胡椒粉、肉桂粉、干姜粉等温煦脾肾，勿食肥甘、生冷之品。

4. 情志护理

肝气乘脾者，加强情志护理，说明本证与情志的关系，避免抑郁、恼怒或忧虑，保持心情舒畅，怡情放怀，使脾胃功能逐渐恢复。

5. 用药护理

遵医嘱按时给药，观察用药后症状缓解情况。寒湿泄泻者，中药汤剂宜热服，服后盖被静卧，并使其微微汗出；湿热泄泻者，中药汤剂宜饭后凉服；食滞肠胃、肝气乘脾者，中药汤剂宜温服；脾虚泄泻者，中药汤剂宜空腹温服；肾阳虚衰者，中药汤剂宜睡前热服。

6. 适宜技术

寒湿困脾泄泻可温针灸或艾条灸，取足三里、中脘、关元等穴，肝气郁滞、脘腹胀闷者可加期门。脾阳亏虚者可用捏脊疗法；肾阳亏虚者可取肾俞、命门、关元等穴进行隔姜灸或隔附子灸；久泻者可用五倍子和醋调成糊状敷脐。

（二）主要症状护理

泄泻常见症状主要有泄泻、腹痛、腹胀等，本节主要介绍泄泻的护理，措施如下。

1. 急性起病、全身症状明显者应卧床休息，注意腹部保暖，可用热水袋热敷腹部。

2. 应用止泻药时注意观察患者排便情况，腹泻得到控制应及时停药。

3. 排便频繁时，便后应做好肛周护理。

4. 注意观察排便情况、伴随症状。急性严重腹泻时，应严密监测患者生命体征、神志、尿量的变化；有无口渴、皮肤弹性下降、尿量减少、神志淡漠等脱水表现；有无腹胀、肠鸣音减弱、心律失常等低钾血症的表现。

5. 寒湿、虚寒泄泻者可艾灸中脘、足三里、关元、神阙等穴，或拔火罐治疗，亦可神阙穴隔盐灸、隔药灸，或用汉磁灸热贴敷贴神阙穴。

6. 肾阳虚衰者，可用小茴香，或食盐炒热后布包热熨腹部，或用肉桂、小茴香等量研粉，盐炒布包敷脐部。

五、健康教育

1. 讲究个人卫生，饭前便后要洗手，防止"病从口入"。生活起居有节，顺应四时气候变化，防止外感风寒暑湿之邪，加强体育锻炼，增强脾胃健运功能。

2. 泄泻期间注意饮食调理，定时定量，少食多餐。不可过食生冷，进食不洁及腐败食物。

3. 恢复期注意加强营养，适当休息，以扶助正气，防止复发。

第十六节　便　秘

一、概述

便秘是指大肠传导功能失常，导致大便秘结不通，排便周期延长，或周期不长，但粪质干结，排便艰难，或粪质不硬，虽有便意，但便而不畅的病证，也是临床多种病证的常见症状。

古代医籍中对便秘有许多记载，《内经》称便秘为"后不利""大便难"，认为便秘与脾胃受寒、肠中有热等有关。汉代张仲景称便秘为"脾约""阴结""阳结"，认为其病与寒、热、气滞有关。

西医学的功能性便秘、肠易激综合征、肠炎恢复期、直肠及肛门疾病所致便秘，以及药物性便秘、内分泌及代谢性疾病引起的便秘等，均可参照本节辨证施护。

二、病因病机

本病的发生多与饮食不节、情志失调、年老体虚、感受外邪、劳逸失当有关。便秘的主要病机为大肠传导失常，其病位在大肠，与肺、脾、胃、肝、肾等脏腑功能失调有关。病因病机见图 1-16。

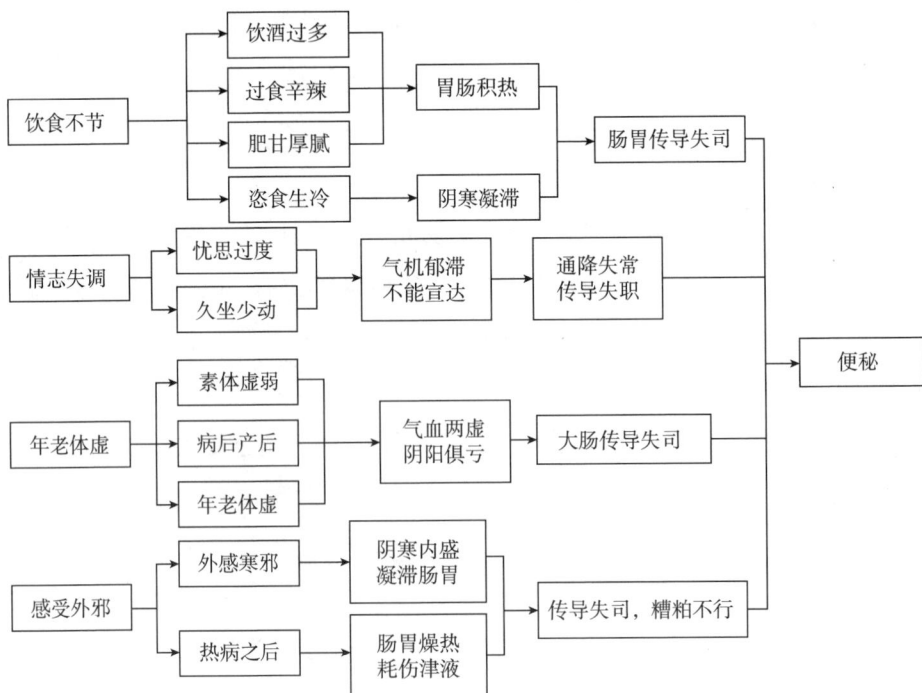

图 1-16　便秘病因病机示意图

三、常见证型

(一) 实秘

1. 热秘

【临床症状】大便干结，腹胀腹痛，面红心烦，口干口臭，小便短赤，舌红，苔黄燥，脉滑数。

【辨证分析】胃为水谷之海，肠为传导之官，若肠胃积热，或热病余邪未清，热盛伤津，肠道津液枯燥，故大便干结；热积肠胃，腑气不通，故见腹胀腹痛；热盛于内，故面红心烦；积热熏蒸于上，故口干口臭；热移于膀胱，故小便短赤；舌红，苔黄燥，脉滑数，均为里实之征。

【施护法则】泻热导滞，润肠通便。

【代表方】麻子仁丸加减。

2. 气秘

【临床症状】大便干结，或不甚干结，欲便不得出，或便而不畅，肠鸣矢气，腹中胀痛，胸胁满闷，嗳气频作，纳食减少，舌苔薄腻，脉弦。

【辨证分析】情志失调，肝气郁结，致传导失常，故大便干结，欲便不得出或便而不畅；糟粕内停，脾气不运，故肠鸣矢气，腹中胀痛；腑气通降失常，气不下行而上逆，故胸胁满闷，嗳气频作；肠胃气阻，则脾气不运，故纳食减少；舌苔薄腻，脉弦，则为肝脾不和，内有湿滞之象。

【施护法则】顺气导滞，降逆通便。

【代表方】六磨汤加减。

3. 冷秘

【临床症状】大便艰涩，腹痛拘急，胀满拒按，胁下偏痛，手足不温，呃逆呕吐，舌苔白腻，脉紧弦。

【辨证分析】寒邪内侵，阳气不通，气血被阻，寒积肠道，传化失职，故大便艰涩，腹痛拘急，胀满拒按；寒邪伤脾，积聚胁下，故胁下偏痛；阳气不能达于四肢，故手足不温；脾阳不足，温化无能，冷积内阻，胃腑失降，故呃逆呕吐；舌苔白腻，脉弦紧，则为寒实之征。

【施护法则】温里散寒，通便止痛。

【代表方】温脾汤合半硫丸加减。

(二) 虚秘

1. 气虚秘

【临床症状】粪质并不干硬，虽有便意，但排便困难，用力努挣则汗出气短，便后乏力，面白神疲，肢倦懒言，舌淡苔白，脉弱。

【辨证分析】脾肺气虚，运化失职，大肠传导无力，故虽有便意，但排便困难；肺卫不固，腠理疏松，故用力努挣则汗出气短，便后乏力；脾气虚，化源不足，故面白神疲，肢倦懒言；舌淡苔白，脉弱，均为气虚之象。

【施护法则】补脾益肺，润肠通便。

【代表方】黄芪汤加减。

2. 血虚秘

【临床症状】大便干结，排出困难，面色无华，皮肤干燥，头晕目眩，心悸气短，失眠健忘，口唇色淡，舌淡苔白，脉细。

【辨证分析】血虚津少，不能下润大肠，肠道干涩，故大便干结，排出困难；血虚不能上荣，故面色无华，头晕目眩；心血不足，心神失养，则心悸气短，失眠健忘；口唇色淡，舌淡苔白，脉细，均为阴血不足之征。

【施护法则】养血滋阴，润燥通便。

【代表方】润肠丸加减。

3. 阴虚秘

【临床症状】大便干结，状如羊屎，形体消瘦，头晕耳鸣，两颧红赤，心烦少眠，潮热盗汗，腰膝酸软，舌红，少苔，脉细数。

【辨证分析】阴亏血少，血虚则大肠不荣，阴亏则大肠干涩，故大便干结，如羊屎状；肌肤、孔窍失于濡养，则形体消瘦；脑髓失充，头目失养，故头晕耳鸣；阴虚不能制阳，而致阳热相对偏盛，故两颧红赤，心烦少眠，潮热盗汗；肾阴不足，髓减骨弱，则见腰膝酸软；舌红少苔，脉细数，为典型的阴虚内热之象。

【施护法则】滋阴增液，润肠通便。

【代表方】增液汤加减。

4. 阳虚秘

【临床症状】大便干或不干，排便困难，小便清长，面色㿠白，手足不温，喜热怕冷，或腹中冷痛，得热则减，腰膝酸冷，舌淡苔白，脉沉迟。

【辨证分析】阳气虚衰，寒自内生，肠道传导无力，故排便困难；肾阳不足，水不化气，故小便清长；阴寒内盛，气机郁滞，故腹中冷痛，喜热怕冷；阳虚温煦无权，故手足不温，腰膝酸冷；面色㿠白，舌淡苔白，脉沉迟，均为阳虚内寒之象。

【施护法则】补肾温阳，润肠通便。

【代表方】济川煎加减。

四、护理

（一）辨证施护

1. 病情观察

观察病证的特点，分辨实秘还是虚秘。观察每日排便的时间、次数、性质及伴随症状等。注意患者是否因排便用力过度而出现虚脱等并发症。

2. 生活起居

提供舒适隐蔽的排便环境。鼓励患者适量运动，指导进行腹部按摩和提肛训练，避免久坐少动。培养定时排便的习惯，纠正忍便的不良习惯。保持肛周皮肤清洁，有肛门疾患者便后可用 1∶5000 高锰酸钾溶液坐浴，肛裂者可于坐浴后用黄连膏外涂。

3. 饮食护理

饮食宜清淡、富含纤维素，如粗粮、蔬菜、瓜果，适当摄取油脂类食物，常服蜂蜜、麻油，忌食辛辣炙煿之品，禁烟酒。

肠胃积热者，饮食宜清淡、凉润，多吃新鲜、富有营养的水果及粗纤维蔬菜，以促进肠道蠕动，忌食大蒜、辣椒、酒等辛辣刺激之品；气虚者宜多食健脾益气润肠食物，如黄芪、山药等，忌行气之品，如佛手、萝卜等；血虚、阴虚者宜食滋阴养血润燥之物，如黑芝麻、枸杞、桑椹等；气机郁滞者宜多食调气之品，如柑橘、萝卜、佛手等；阳虚者宜食温阳之品，如韭菜、羊肉、狗肉等；气秘者宜用行气润肠之物，如香蕉、竹笋等，忌收敛固涩之品，如芡实、白果等。

4. 情志护理

七情内伤是便秘致病因素之一。向患者解释情志不和、肝气郁结等易导致大便干结，指导患者采用自我调适情志的方法，保持心情舒畅，创造舒适的生活和工作环境，避免情志所伤。

5. 用药护理

遵医嘱给予润肠通便药时，通便即止，以免太过。通便药物应在清晨或睡前服用，观察服药后大便的次数、性状、量、色等，并做好记录。肠胃积热者，中药汤剂宜偏凉服用，汤药以饭前空腹及临睡前服用为佳；气机郁滞者，中药汤剂应午后温服、顿服；阴虚肠燥者，中药汤剂宜温服。

6. 适宜技术

取大黄研为粉末醋调为糊状，贴神阙穴。阳虚者，可用吴茱萸500g，加生盐100g炒热熨腹部，以温暖下焦，散寒止痛。耳穴贴压法，实秘取大肠、肺、便秘点、交感、肝等耳穴；虚秘取脾、胃、大肠、皮质下、便秘点等耳穴。针刺疗法，实证者可取天枢、曲池、内庭、太冲等穴；虚证者可取天枢、上巨虚、支沟、足三里等穴。便秘严重者，可遵医嘱行灌肠法。

（二）主要症状护理

本病的主要症状是便秘，护理措施如下。

1. 指导并协助患者顺时针方向按摩腹部以促进肠蠕动，每日2～3次，每次10～15分钟。

2. 观察患者排便的时间、次数、颜色、性质、量及伴随症状等。

3. 嘱患者便时勿努责，尤其是冠心病患者，要防止心绞痛的发生。

4. 饮食宜清淡，多饮水，多吃纤维素含量高的食物，如粗粮、蔬菜、瓜果，适当摄取油脂类食物。每晚临睡前饮1杯蜂蜜水，晨起饮1杯淡盐水。

5. 便后注意肛周卫生，有肛周疾患者，可行1：5000高锰酸钾溶液坐浴。

6. 遵医嘱穴位按摩，可选长强、大肠俞、小肠俞、肝俞、脾俞等穴。

7. 遵医嘱穴位敷贴，可选足三里、三阴交、支沟、合谷、天枢等穴。

8. 遵医嘱耳穴压豆，可选大肠、小肠等穴。

9. 遵医嘱隔姜灸神阙穴，每日1次，每个疗程20次。

10. 清洁脐部后以行气通便贴外敷脐部，每 24～48 小时更换。

五、健康教育

1. 生活起居有规律，适当增加活动，避免久坐少动。保持心情舒畅。

2. 养成定时排便的习惯，排便时尽量提供隐蔽条件，并保证充足的时间，指导患者做腹部按摩，勿养成用药通便的依赖。

3. 注意饮食调养，多吃蔬菜、粗粮等含纤维素多的食物，多食瓜果，多饮水，常服蜂蜜、牛奶，忌食辛辣之品，戒烟酒。

第十七节　黄　疸

一、概述

黄疸是因肝胆疏泄失常，气机受阻，胆汁外溢，以目黄、身黄、小便黄为主要临床表现的一种病证。以目睛黄染最为突出，古代称"黄瘅"，由于"疸"与"瘅"通，故其义相同。

西医学的各种疾病引起的肝细胞性黄疸、阻塞性黄疸、溶血性黄疸等，以黄疸为主要临床表现的病证，均可参照本节辨证施护。

二、病因病机

黄疸的病因多与外感湿热邪毒、饮食不节、脾胃虚寒、积聚转化及沙石虫体阻滞胆道等因素有关。其病位主要在脾胃肝胆，且往往由脾胃涉及肝胆，久则及肾。

黄疸的基本病机是湿邪困遏脾胃，肝胆疏泄失常，胆汁不循常道外溢而发黄。本病根据病机特点和临床表现可分为阳黄、阴黄与急黄；发黄程度、明亮度及病程长短不同标志着邪正盛衰不同。病因病机见图 1－17。

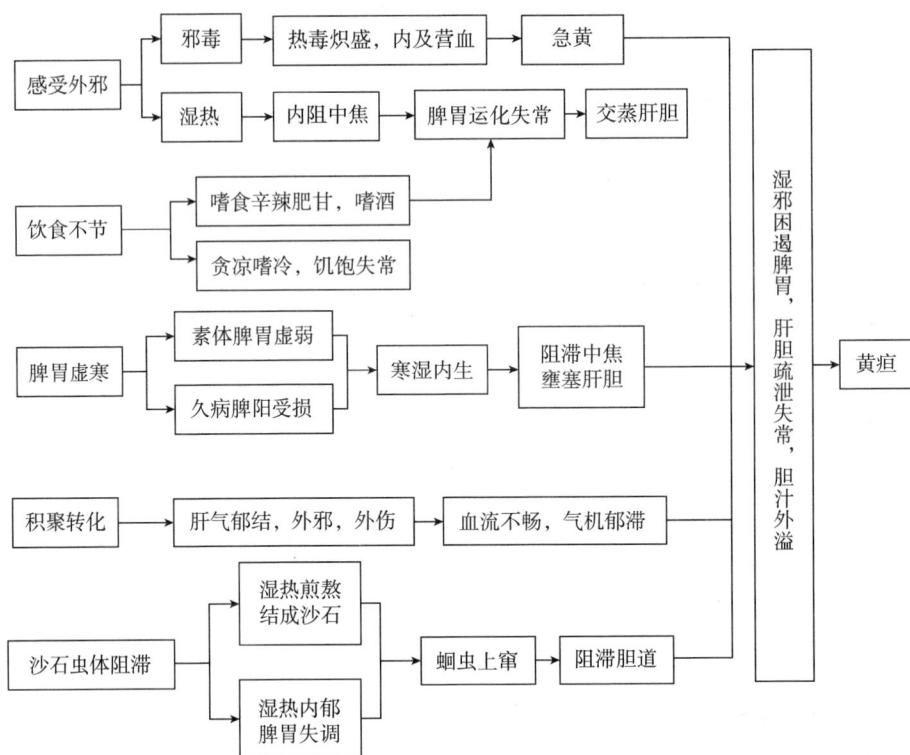

图 1 - 17　黄疸病因病机示意图

三、常见证型

（一）阳黄

1. 热重于湿

【临床症状】身目俱黄，黄色鲜明，壮热烦渴，心烦欲呕，口干而苦，脘腹胀满，小便短赤，大便秘结，舌红，苔黄腻，脉弦数。

【辨证分析】湿热阻于中焦，熏蒸肝胆，胆汁外溢则身目发黄；热为阳邪，故黄色鲜明；灼伤津液，阳明燥结，故壮热烦渴，小便短赤，大便秘结；肝胆火热上扰，肝热犯胃，则心烦欲呕、口苦；腑气不通，则脘腹胀满；湿热上蒸，故舌红，苔黄腻，脉弦数。

【施护法则】清热通腑，化湿退黄。

【代表方】茵陈蒿汤加减。

2. 湿重于热

【临床症状】身目俱黄，但黄色不如热重者鲜明，头身困重，胸脘痞满，纳呆呕恶，小便短黄，或便稀不爽，舌苔厚腻微黄，脉濡缓或弦滑。

【辨证分析】湿遏热伏，肝胆失泄，胆汁外溢于肌肤，故身目发黄，小便短黄；湿为阴邪，性质沉滞，故黄色不如热重者鲜明；湿蒙清阳，不得发越，故头身困重；湿热阻于中焦，脾胃气机失运，肠胃功能受阻，故胸脘痞满，纳呆呕恶，便稀不爽；舌苔厚腻微黄，脉弦滑或濡缓，为湿热之象。

【施护法则】除湿化浊，清热退黄。

【代表方】茵陈五苓散合甘露消毒丹加减。

（二）急黄

【临床症状】发病急骤，黄疸迅速加深，其色如金，壮热烦渴，脘腹满胀，神昏谵语，烦躁不安，小便短少，便秘，或见衄血、便血，或肌肤出现瘀斑，舌质红绛，苔黄而燥，脉弦数。

【辨证分析】湿热毒邪炽盛，郁而化火，熏蒸肝胆，故发病急骤，壮热烦渴；热毒迫使胆汁外溢，故黄疸迅速加深，色黄如金；热毒内盛，气机失调，故脘腹满胀；热毒内陷心营，故神昏谵语，烦躁不安；热毒深入营血，迫血妄行，则见衄血、便血，或肌肤出现瘀斑；舌质红绛，苔黄而燥，脉弦滑数，均为热毒伤津之象。

【施护法则】清热解毒，凉血开窍。

【代表方】犀角散加减。

（三）阴黄

1. 寒湿证

【临床症状】神疲畏寒，身目俱黄，其色晦暗，纳呆，脘闷腹满，大便溏薄，舌淡，苔白腻，脉濡缓或沉迟。

【辨证分析】寒湿内蕴，阳气不宣，肝胆失于疏泄，胆汁不循常道而外溢肌肤，故身目俱黄；因寒湿均为阴邪，故黄色晦暗；寒湿困脾，脾胃运化失常，故纳呆，脘闷腹胀，大便溏薄；阳气亏虚，气血不足，故神疲畏寒；舌淡，苔白腻，脉濡缓或沉迟，为寒湿之象。

【施护法则】温中化湿，健脾和胃。

【代表方】茵陈术附汤加减。

2. 脾虚证

【临床症状】身目发黄，其色浅淡，甚或晦暗无泽，伴心悸气短，肢软倦怠乏力，纳呆，大便溏薄，小便黄，舌淡，苔薄白，脉濡细。

【辨证分析】黄疸久郁，脾虚失健，气血生化匮乏，湿邪滞留，故面目及肌肤淡黄不退，晦暗无泽，小便黄；脾气亏虚，气血不足，心失所养，故心悸气短，肢软倦怠乏力；脾虚失健，故纳呆，大便溏薄；舌淡苔薄白，脉濡细，为脾虚气血不足之象。

【施护法则】补养气血，健脾退黄。

【代表方】黄芪建中汤加减。

四、护理

（一）辨证施护

1. 病情观察

观察黄染的部位、色泽、程度以及，尿色、大便颜色、皮肤瘙痒程度等变化，观察有无神志异常、恶心呕吐、腹胀、便溏等伴随症状，呕吐物的内容、颜色、量、气味及呕吐时间、次数等，大便的色、质、量等。如黄疸迅速加深、色黄如金，恶心呕吐，腹胀腹痛，体温升高，肌肤出现斑疹等邪毒侵入心营之先兆，应密切注意病情变化，随时做好抢救准备。

2. 生活起居

保持病室安静整洁，空气新鲜，患者卧床休息以利于养肝护肝，急黄者应绝对卧床休息。烦躁、神昏者加床栏，待黄疸消退、症状明显好转后，可逐渐恢复活动，如散步、打太极拳等，以不疲惫为度。阳黄热重于湿者，病室宜偏凉；阳黄湿重于热者，病室宜偏温暖；阴黄者要注意防寒保暖，避免对流风，避免受凉加重病情。有传染性者应严格执行隔离，生活用具、床单被服、患者排泄物等都要严格消毒。加强皮肤护理，保持口腔清洁。皮肤瘙痒者避免搔抓，局部可涂冰硼水等止痒，可用淡盐水、或金银花甘草液漱口。保持患者大便通畅，减少氨的积聚，防止肝性脑病。

3. 饮食护理

饮食宜清淡、低脂、易消化、营养丰富，宜少量多餐，忌肥甘厚味、辛燥发物，禁饮酒，忌暴饮暴食。

阳黄热重于湿者，饮食宜偏凉，宜进食梨、西瓜、番茄、冬瓜、芹菜、赤小豆等清热利湿食物，可取茵陈、金钱草、白茅根、黄花菜根等煎水代茶饮。食疗方取薏苡仁粥；阳黄湿重于热者，饮食宜偏温，食疗方取柚皮散；急黄者，予以流质饮食，好转后再改为半流质，以清热生津为宜，多食水果和清凉饮料。呕吐频繁者，可以暂禁食。神昏者，予以鼻饲；阴黄寒湿者，饮食宜温热，忌生冷、甜腻碍胃之品，不宜多食汤汁，以免水湿停聚，可选用食疗方茵陈附子粥；阴黄脾虚者，宜食温热、易消化、营养丰富之品，多食山药、红枣等健脾补益之品及肉、鱼、禽蛋等血肉有情之物，食疗方选白扁豆粥。

4. 用药护理

中药汤剂宜少量多次频服，阳黄热重于湿者汤剂宜偏凉服；阴黄寒湿者，汤药宜温热服；急黄者，药浓煎，少量频服，或鼻饲灌入。避免使用对肝脏有损害的药物，长期服药者，定期检查肝功能。

5. 情志护理

多与患者沟通交流，了解患者的心理状况，随时掌握患者的不良情绪。增强患者信心，保持心情舒畅，使肝气条达，有利于疾病康复。指导患者放松疗法，如缓慢深呼吸、练气功、听舒缓音乐等；或按摩合谷、内关、期门、足三里等穴疏肝健脾，消除忧虑、悲观等情绪。

（二）主要症状护理

本病的主要症状是黄疸，护理措施如下。

1. 观察黄疸的部位、色泽、程度、消长情况、尿色深浅和大便颜色变化，以辨黄疸的顺和逆。

2. 保持皮肤清洁，穿棉质宽松衣服，勿用刺激性洗涤剂。皮肤瘙痒者，勤剪指甲，勿重抓或用热水烫洗，局部可涂冰硼水止痒，或用苦参30g煎汤外洗，亦可用大枫子酊或止痒酊外搽，或用炉甘石洗剂或1%～2%的硫酸镁擦洗。

3. 阳黄者取胆俞、阴陵泉、太冲等穴，阴黄者取胆俞、脾俞、三阴交等穴进行穴位按摩，或耳压肝、胆、脾、胃等穴。取茵陈、栀子、大黄、甘草煎汤或食醋加水（以 3∶1 的比例）200mL 进行保留灌肠以退黄；茵陈蒿 1 把，生姜 1 块，捣烂，敷于胸前、四肢，每日擦之，可以协助退黄。

4. 传染性者，严格做好消毒隔离工作。

五、健康教育

1. 保持悦心养性，舒畅情志。

2. 注意休息，起居有常，勿妄劳作，顺应时节。

3. 饮食有节，勿暴饮暴食，勿嗜酒，勿恣食辛辣肥腻及不洁食物。

4. 传染性患者，指导患者及家属消毒隔离知识，注意患者餐具、床单被服、排泄物的消毒，防止传染他人。

5. 坚持服药，定期复诊，积极治疗原发病。

第十八节　鼓　胀

一、概述

鼓胀是指因肝、脾、肾受损，疏泄、运化与气化失常，气、血、水互结，以腹大胀满，绷急如鼓，皮色苍黄，脉络显露为主要临床表现的病证。"鼓"指腹大皮急，其状如鼓；"胀"指腹部胀满不适。

西医学中各种疾病所致的腹水，以鼓胀为主要临床表现，均可参照本节辨证施护。

二、病因病机

本病的发生多与酒食不节、情志刺激、虫毒感染、他病续发等因素有关，其病位主要在肝脾，久则及肾。

本病主要病机是肝、脾、肾三脏功能失调，气滞、血瘀、水湿内停于腹中而致鼓胀。其病理性质多属本虚表实、虚实夹杂。病因病机见图 1-18。

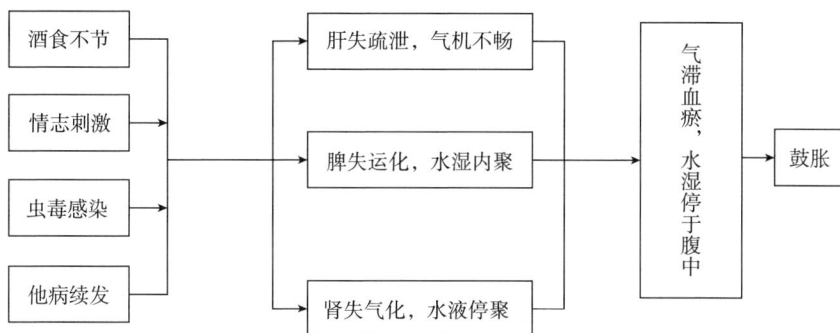

图 1-18　鼓胀病因病机示意图

三、常见证型

1. 气滞湿阻

【临床症状】腹部胀大，按之不坚，胁下胀痛，纳呆食少，食后作胀，得嗳气、矢气后稍减；小便短少，舌苔薄白腻，脉弦。

【辨证分析】肝郁脾虚，湿阻中焦，故腹部胀大，按之不坚；肝失疏泄，气机不畅，故胁下胀痛；脾失健运，则纳呆食少，食后作胀，得嗳气、矢气后稍减；气壅湿阻，水道不利而见小便短少；舌苔薄白腻，脉弦，亦为肝郁湿阻之象。

【施护法则】疏肝理气，健脾利湿。

【代表方】柴胡疏肝汤合胃苓汤加减。

2. 寒湿困脾

【临床症状】腹大胀满，按之如囊裹水，面浮肢肿，脘腹痞胀，得热稍舒，精神困倦，怯寒懒动，周身困重，小便短少，纳呆便溏，舌苔白腻，脉缓或弦迟。

【辨证分析】脾阳虚衰，水湿停于腹中，故胀大腹满，按之如囊裹水；寒水相搏，中阳不运，故脘腹痞胀，得热稍舒；湿邪困脾，阳气失于舒展，故精神困倦，纳呆，怯寒懒动，周身困重；若水湿溢于肌肤，则见颜面、下肢浮肿；小便短少，大便溏薄，舌苔白腻，脉缓，均是寒湿困脾之象。

【施护法则】温中健脾，行气利水。

【代表方】实脾饮加减。

3. 湿热蕴结

【临床症状】腹大坚满，脘腹撑急，扪之灼手，烦躁口苦，渴不欲饮，面目、肌肤发黄，小便短黄，大便秘结或溏垢，舌尖边红，苔黄腻或灰黑而润，脉弦数。

【辨证分析】湿热互结，水湿停聚，故腹大坚满，脘腹撑急，扪之灼手；湿热上蒸，故烦躁口苦，渴不欲饮；湿热熏蒸肝胆，胆汁外溢，则面目、肌肤发黄；湿热下注，故小便短黄；湿热阻滞肠道，则大便秘结或溏垢；舌边尖红，苔黄腻或灰黑而润，脉弦数，为湿热蕴结之象。

【施护法则】清热利湿，攻下逐水。

【代表方】中满分消丸合茵陈蒿汤加减。

4. 肝脾血瘀

【临床症状】腹大坚满，青筋显露，胁肋刺痛，面色晦暗鳖黑，面颈胸臂有血痣赤缕，呈丝纹状，唇色紫褐，口渴不欲饮，大便色黑，舌质紫黯或有瘀斑，脉细涩。

【辨证分析】肝脾血瘀，阻塞气机，故腹大坚满，青筋显露，胁肋刺痛；瘀血互结脉络，故面颈胸臂有血痣赤缕，呈丝纹状，唇色紫褐；水湿内聚，津不上承，故渴不欲饮；大便色黑，为络伤血溢之象；面色晦暗鳖黑，舌质紫黯或有瘀斑，脉细涩，亦为血瘀之征。

【施护法则】活血化瘀，行气利水。

【代表方】调营饮加减。

5. 脾肾阳虚

【临床症状】腹大胀满，形如蛙腹，入暮尤甚，面色苍黄或㿠白，脘闷纳呆，神倦怯寒，肢冷或下肢浮肿，小便短少不利，便溏，舌淡胖紫，脉沉弦无力。

【辨证分析】脾肾阳虚，水液停聚，故腹大胀满，形如蛙腹，入暮尤甚；脾阳虚衰，不能温煦肌肤，则面色苍黄或㿠白；脾阳不振，阳气不布，故脘闷纳呆，神倦怯寒，肢冷；肾阳衰惫不能蒸化水液，则下肢浮肿，小便短少不利；舌淡胖紫，脉沉弦无力，为阳虚内寒水盛之象。

【施护法则】温补脾肾，化气行水。

【代表方】附子理中汤合五苓散、济生肾气丸加减。

6. 肝肾阴虚

【临床症状】腹大胀满，青筋暴露，面色晦暗，唇紫，口燥咽干，心烦失眠，腰膝酸软，牙龈出血，鼻时衄血，小便短少，舌红绛少津，苔少或光剥，脉弦细数。

【辨证分析】阴虚水停，血行不畅，故腹大胀满，青筋暴露；阴虚于内，津不上承，故口燥咽干；阴虚内热，则心烦失眠；牙龈出血，鼻时衄血，为热伤血络之象；肝肾阴虚，脉络瘀阻，则腰膝酸软，面色晦暗，唇紫；舌红绛少津，苔少或光剥，脉弦细数，均为阴虚津亏之象。

【施护法则】滋养肝肾，凉血化瘀。

【代表方】六味地黄丸或一贯煎合膈下逐瘀汤加减。

四、护理

（一）辨证施护

1. 生活起居

协助患者取舒适的体位，轻度腹水者取平卧位，可适当活动，以促进气血运行；大量腹水者应卧床休息，宜取半卧位并应经常变换体位。寒湿困脾者病室宜温暖、湿度稍低；湿热蕴结者病室宜凉爽、干燥；脾肾阳虚、肝脾血瘀者病室宜温暖、向阳；肝肾阴虚者居室宜凉爽、湿润。注意皮肤清洁，定期用温水擦身，避免擦伤、抓伤皮肤；久卧者每 2 小时翻身一次以预防压疮；腹腔穿刺患者，若腹水从针眼冒出，胶布不宜贴太多，以防撕破皮肤，引起感染。

2. 病情观察

密切观察腹胀及腹水的消长情况，定期测量腹围、体重、血压、呼吸、脉搏，估计腹水量，准确记录 24 小时液体出入量。观察进食情况，若患者病至后期，出现朝宽暮急，渐不能食，甚至出现腹大如瓮、脐心突起、神昏、呕血、抽搐等提示预后不良。注意神志、伴随症状、舌象和脉象等变化。若患者出现性格改变，举止反常，吐字不清，动作缓慢，睡眠欠安，嗜睡及口腔有烂苹果味，为肝昏迷的先兆表现，应及时报告医生处理。

3. 饮食护理

饮食宜低盐、低脂肪、含丰富维生素、易消化，忌辛辣、硬固、粗糙的食物，忌饮酒，避免胀气食物，如豆类、薯类及过甜的食物。腹水严重者，应严格控制水钠盐的摄入，每日饮水量一般不超过 1000mL，食盐控制在每天 2g 以下。肝昏迷或血氨高者，应予低蛋白饮食。使用利水剂、峻下逐水剂者，应注意水和电解质平衡，适当多食含钾丰富的食物，如香蕉、柑橘等。

气滞湿阻者宜理气健脾为主，可选柑橘、萝卜、扁豆等；湿热蕴结者可选西瓜、藕及冬瓜、赤小豆汤等清热利湿之品，偏凉服；肝脾血瘀证，饮食宜偏温，多食活血化瘀之品，如当归、川芎等；脾肾阳虚、寒湿困脾证饮食宜温热，可选赤小豆、党参、薏苡仁粥以健脾益肾，多用葱姜做调料，忌生冷瓜果；肝肾阴虚者饮食宜偏凉，多食梨、银耳、甲鱼等。

4. 情志护理

向患者宣讲本病的有关知识，介绍成功的病例，增强患者战胜疾病的信心。加强交流沟通，使用暗示疗法、认知疗法、移情调志法及五行音乐疏导法，消除患者易怒、烦躁、忧虑、恐惧的心理，改善其身心状态，积极配合治疗。鼓励患者家属及亲朋好友多陪伴，给予情感支持。

5. 用药护理

治疗前向患者解释用药方法、作用，用药后可能出现的反应及注意事项，并观察用药效果。中药汤剂宜浓煎，清晨空腹顿服。年老体虚者，可用枣汤送服，粉剂装胶囊或用龙眼肉包裹吞服。食管静脉曲张者，丸剂研碎后服。服药后安静休息，2~3 小时后可进食一些稀粥。

用药前后测量并记录腹围、体重、血压、脉搏；服用峻下逐水剂后一般 1~2 小时开始腹泻，注意观察腹泻的次数、量、性质，有无恶心呕吐及腹痛情况。一般以泻下稀水便、泻 5~6 次为宜。若患者出现严重吐泻、腹痛剧烈、心慌烦躁，要立即停药，报告医生，及时处理。服用十枣汤、舟车丸、控涎丹等峻下逐水剂时应中病即止，时间不宜过长，药量不宜过大，遵循"衰其大半而止"的原则，以防发生昏迷、出血等病变。

寒湿困脾、脾肾阳虚者，汤剂宜温热服；湿热蕴结、肝肾阴虚者，汤剂宜偏凉服；肝脾血瘀者，汤药宜温服。胁下刺痛时，可遵医嘱给予三七粉、延胡索粉各1.5g，温水冲服，以理气活血止痛。

6. 适宜技术

耳穴贴压取肝、胆、脾、肾等穴，以健脾益气、消胀，适用于各类证型的鼓胀患者。艾灸取关元、神阙、中极等穴，适用于寒湿困脾、脾肾阳虚者。施以腹部盐熨、葱熨法，以温阳利水，适用于寒湿困脾、脾肾阳虚者。中药湿敷可用麝香、甘遂捣烂敷贴于脐部，以利水消胀。肝肾阴虚、湿热蕴结者加用大黄、莱菔子、芒硝等；寒湿困脾、脾肾阳虚者加用黄芪、附子、肉桂等。气滞湿阻者，可用大蒜、车前草。

（二）主要症状护理

本病的主要症状是腹胀，护理措施如下。

1. 观察腹胀的性质、部位、程度、持续时间，每日测量腹围和体重。

2. 遵医嘱应用速尿、螺内酯等利尿剂，观察用药后的反应，结合患者体重和尿量变化，以及定期电解质监测来调整利尿剂的用量。严重腹胀时，可行腹腔穿刺置管放腹水，必要时予腹水浓缩回输治疗。放腹水前，应让患者排空膀胱以免误伤。详细记录腹水颜色、性状和量，每次放腹水不宜过多，每次应＜2500mL；大量放腹水后患者应取穿刺部位对侧卧位卧床休息8～12小时。准确记录出入量，限制水钠摄入。

3. 预防感冒，避免剧烈咳嗽、憋气、用力排便及腹部受到碰撞等引起腹压增加的因素。

4. 保持大便通畅，以减少肠道氨的吸收，排便困难时使用通便剂，腹泻频繁者应保持肛门周围的皮肤清洁，必要时涂以油类保护。

5. 顺时针方向按摩腹部，每日2次，每次10～15分钟。

6. 必要时给予氧气吸入。

五、健康教育

1. 起居有常，避免劳倦，保证充足的休息和睡眠；适当锻炼，如散步、打太极拳等，严禁剧烈运动，注意保暖和个人卫生。

2. 注意调畅情志，保持乐观的情绪。饮食易消化、营养丰富、富含维生素，禁酒。保持大便通畅，防止便秘，切勿用力大便。

3. 及时治疗黄疸、积聚等原发病。

4. 生活在血吸虫疫区，注意防止再感染。

5. 按时服药，定期复查。

第十九节　淋　证

一、概述

淋证是以小便频数短涩、淋沥刺痛、小腹拘急引痛为主要表现的病证。

凡急、慢性尿路感染，泌尿道结核，尿路结石，急、慢性前列腺炎，乳糜尿及尿道综合征等，以上述症状为主要临床表现者，均可参照本节辨证施护。

二、病因病机

淋证的病因可归纳为外感湿热、饮食不节、情志失调、体虚劳倦四个方面。病位在膀胱与肾，亦与肝脾有关。淋证的基本病理变化为湿热蕴结下焦，肾与膀胱气化不利。肾主水，维持机体水液的代谢；膀胱乃州都之官，有贮尿和排尿功能。当湿热蕴结膀胱，或久病脏腑功能失调，均可导致肾和膀胱气化不利而致淋证。由于湿热所致病理变化不同，且累及脏腑存在差异，故淋证又有六淋之分，但各种淋证之间存在着虚实转化关系，如实证的热淋、血淋、气淋可转化为虚证的劳淋，反之，虚证的劳淋亦可兼夹实证的热淋、血淋、气淋。此外，同一淋证本身同样存在着虚实转化的情况，也存在某些淋证间的相互转换或同时并见等情况。病因病机见图 1 – 19。

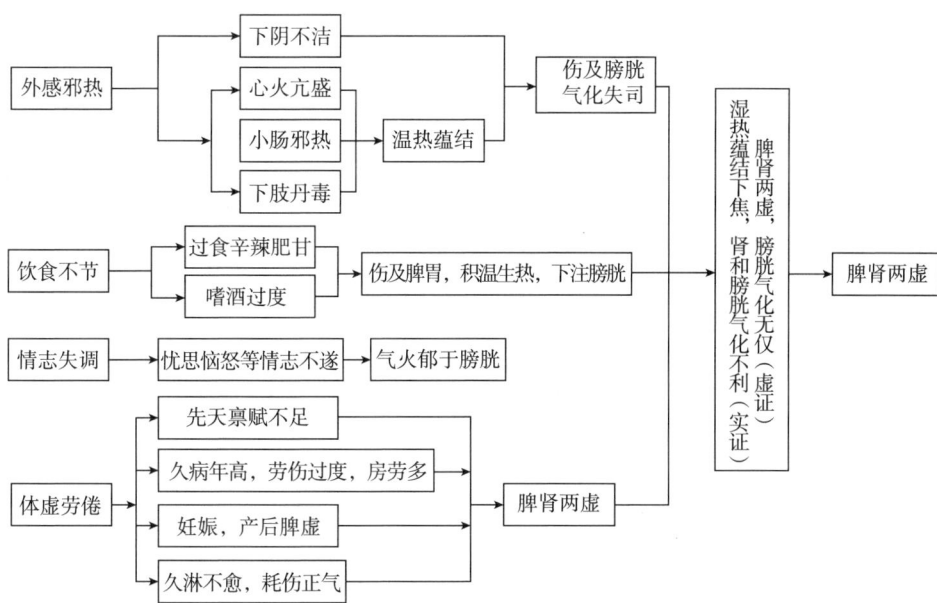

图 1-19　淋证病因病机示意图

三、常见证型

1. 热淋

【临床症状】小便频数短涩，灼热刺痛，溺色黄赤，或有寒热，口苦，呕恶，或有腰痛拒按，或有大便秘结，苔黄腻，脉滑数。

【辨证分析】湿热蕴结下焦，膀胱气化失司，故见小便频数短涩，灼热刺痛，溺色黄赤；腰为肾之府，若湿热之邪侵犯于肾，则腰痛拒按；若湿热内蕴，邪正相争，可见寒热，口苦，呕恶；热甚波及大肠，则大便秘结；苔黄腻，脉濡数，均系湿热之象。

【施护法则】清热利湿通淋。

【代表方】八正散加减。

2. 石淋

【临床症状】尿中夹沙石，排尿涩痛，或排尿时突然中断，尿道窘迫疼痛，少腹拘急，往往突发，一侧腰腹绞痛难忍，甚则牵及外阴，尿中带血，舌红，苔薄黄，脉弦或带数。

【辨证分析】湿热下注，煎熬尿液，结为沙石。沙石不能随尿排出，则小便艰涩，尿时疼痛；若沙石较大，阻塞尿路，则尿时突然中断且疼痛难忍；结石损伤经络，则见尿中带血；病久则阴血亏耗，伤及正气，或为阴虚，或为气虚，则表现为虚实夹杂之证。

【施护法则】清热利湿，通淋排石。

【代表方】石韦散加减。

3. 血淋

【临床症状】小便热涩刺痛，尿色深红，或夹有血块，疼痛满急加剧，或见心烦，舌尖红，苔黄，脉滑数。病延日久，尿色淡红，尿痛涩滞不显著，腰膝酸软，神疲乏力，舌淡红，脉细数。

【辨证分析】湿热下注膀胱，热盛伤络，迫血妄行，以致小便涩痛有血；血块阻塞尿路，故疼痛满急加剧；若心火亢盛，则可见心烦，苔黄，脉数，为实热之象；病延日久，肾阴不足，虚火灼络，络伤血溢，则可见尿色淡红，涩痛不明显，腰膝酸软；舌淡红，脉细数，为肾阴虚之征象。

【施护法则】清热通淋，凉血止血；或滋阴清热，补虚止血。

【代表方】小蓟饮子或知柏地黄丸加减。

4. 气淋

【临床症状】郁怒之后，小便涩滞，淋沥不宣，少腹胀满疼痛，苔薄白，脉弦。或见少腹坠胀，尿有余沥，面色苍白，舌质淡，脉虚细无力。

【辨证分析】少腹乃足厥阴肝经循行之处，情志怫郁，肝失条达，气机郁结，膀胱气化不利，故见小便涩滞，淋沥不宣，少腹满痛，肝气郁结则脉沉弦；病久不愈，或过用苦寒疏利之品，耗伤中气，气虚下陷，故见少腹坠胀；气虚不能摄纳，故尿有余沥；面色苍白，舌淡，脉虚细无力，为气血亏虚之象。

【施护法则】理气疏导或补中益气，通淋利尿。

【代表方】沉香散加减或补中益气汤加减。

5. 膏淋

【临床症状】小便浑浊、乳白或如米泔水，上有浮油，置之沉淀，或伴有絮状凝块物，或混有血液、血块，尿道热涩疼痛，尿时阻塞不畅，口干，苔黄腻，舌质红，脉濡数。病久反复发作，淋出如脂，涩痛反见减轻，形体消瘦，头昏无力，腰膝酸软，舌淡，苔腻，脉细弱无力。

【辨证分析】湿热下注，气化不利，脂液失于约束，故见小便浑浊如米泔水；湿热蕴结，灼伤血络，故见尿道热涩疼痛，或混有血液；舌红，苔黄腻，脉濡数，为湿热之象。若日久反复不愈，肾虚下元不固，不能制约脂液，故见淋出如脂；肾元亏虚，则形瘦，头昏无力，腰膝酸软；肾虚湿热留恋，故见舌淡，苔腻，脉细弱无力。

【施护法则】清热利湿，分清泄浊，或补虚固涩。

【代表方】程氏萆薢分清饮或膏淋汤加减。

6. 劳淋

【临床症状】小便不甚赤涩，溺痛不甚，但淋沥不已，时作时止，遇劳即发，腰膝酸软，神疲乏力，病程缠绵，舌质淡，脉细弱。

【辨证分析】诸淋日久，或过服寒凉，或久病体虚，或劳伤过度，以致脾肾两虚，湿浊留恋不去，故见小便不甚赤涩，但淋沥不已，遇劳即发；舌质淡，脉细弱，为气血不足之征。

【施护法则】健脾益肾。

【代表方】无比山药丸加减。

四、护理

（一）辨证施护

1. 生活起居

室内空气清新，温湿度适宜。注意休息，热淋急性期有发热者应卧床休息。保持会阴部清洁，尽量避免不必要的泌尿道及妇科器械操，如导尿等，以防感染，患病期间应忌房事，及时治疗妇科疾病。石淋者应多饮水，饮水量每日应超过3000mL，根据结石存在的部位指导患者做适当运动。膏淋者若有乳糜凝块阻塞尿道，造成排尿困难者，嘱患者用腹部呼吸，增加腹内压，使膏脂物随尿排出。

2. 病情观察

观察小便的色、质、量及尿常规的变化情况，排尿时有无疼痛、出血，是否通畅等。热淋者观察患者体温、脉搏、血白细胞计数等。石淋者观察肾绞痛的性质，排尿有无中断，应用排石药后，观察尿中有无结石排出。血淋者观察血尿的性质、量及小便通畅程度，防止血块阻塞尿路。膏淋者观察尿液浑浊程度、成分的变化，以区分乳糜尿、乳糜血尿、乳糜脓尿等，观察有无乳糜凝块阻塞尿道。

3. 饮食护理

饮食宜清淡、营养、易消化，宜食新鲜水果和蔬菜，忌肥腻、辛辣动火之品，如肥肉、火锅等，戒烟酒。

热淋者宜多饮水；石淋者应针对结石成分不同给予相应饮食护理，含钙盐结石患者，应避免进食高钙食物，如乳类和豆类；尿酸盐结石者，避免过多摄入高嘌呤类食物，如肉类、鱼类、动物内脏等；草酸盐结石者，应避免摄入草酸含量高的食物，如菠菜、竹笋等；血淋者宜清淡、营养，多食用凉血止血及富含维生素 C 的食物，如藕粉、银耳汤、橙汁、柠檬汁等；气淋者宜多食理气之品，如柑橘、丝瓜等，忌产气食物，如土豆、南瓜、红薯等；膏淋者宜食低脂、低蛋白饮食，忌食高蛋白、油脂类及辛辣之品，如动物内脏、油炸食物等；劳淋者宜食健脾益肾之品，如牛奶、核桃粥、人参大枣粥等，以增强体质，减少发作。

4. 情志护理

指导患者保持情绪稳定，心情舒畅，避免忧思劳倦，给予安慰和鼓励，消除思想顾虑，增强治疗信心。

5. 用药护理

急性发作期多为实证，汤药八正散、小蓟饮子等宜温服或凉服。久病虚证所用汤药如补中益气汤等宜久煎、饭前服用。遵医嘱按时用药，有尿路感染者待小便培养连续 3 次阴性后方可停药，观察患者用药后尿色、排尿情况的变化。

6. 适宜技术

淋证可针刺或按压止痛，取三阴交、阴陵泉、肾俞、膀胱俞等穴；或耳穴贴压，取交感、神门、肾等穴。

（二）主要症状护理

本病的常见症状是小便频数短涩，淋沥刺痛，小腹拘急引痛，本节主要介绍疼痛的护理，措施如下。

1. 保持病室空气新鲜、温湿度适宜，疼痛发作时应卧床休息。

2. 观察疼痛的部位、程度、性质、发作特点、持续时间及伴发症状，协助患者取舒适体位，腰下垫软枕。

3. 饮食清淡、营养、易消化，宜食新鲜水果和蔬菜，忌油腻、辛辣刺激及海腥发物。

4. 遵医嘱给予止痛药物，用药期间注意观察药物疗效及不良反应。

5. 根据病情需要，可选择针刺或耳穴压豆法等止痛方法，肾虚腰痛者可用局部热毛巾热敷、热熨或拔火罐等方法解除症状。

五、健康教育

1. 劳逸结合，加强锻炼，以提高抗病能力。保持心情愉快，切忌忧思恼怒。保持个人卫生。纠正忍尿不解、纵欲过度等不良生活习惯，避免不洁性生活。积极治疗消渴、腹泻等原发病，女性患者及时治疗妇科病，防止淋证的发生。

2. 适当休息，饮食清淡、营养、易消化，多饮水，忌肥腻、辛辣之品。遵医嘱用药。

3. 恢复期应注意劳逸结合及饮食营养，以防复发。

第二十节　癃　闭

一、概述

癃闭是以小便量少，排尿困难，甚则闭塞不通为主症的病证。小便不利，点滴而短少，病势较缓者称为癃；小便闭塞，点滴不通，病势较急者称为闭。癃和闭虽有区别，但均指排尿困难，只是程度上有所不同，因此多合称为癃闭。

西医学的神经性尿闭、膀胱括约肌痉挛、尿道结石、尿路肿瘤、尿道损伤、尿道狭窄、前列腺增生症、脊髓炎等病所出现的尿潴留和肾功能不全，以上述症状为主要临床表现者，均可参照本节辨证施护。

二、病因病机

癃闭的病因有外邪侵袭、饮食不节、情志内伤、瘀浊内停、体虚久病五个方面。病位在膀胱与肾，与三焦、肺、脾、肝关系密切。癃闭的基本病理变化为膀胱气化功能失调。其病理性质有虚实之分，膀胱湿热，肺热气壅，肝郁气滞，尿路阻塞，以致膀胱气化不利者为实证；脾气不升，肾阳衰惫，导致膀胱气化无权者为虚证。但各种原因引起的癃闭，常互相关联，或彼此兼夹。病因病机见图 1-20。

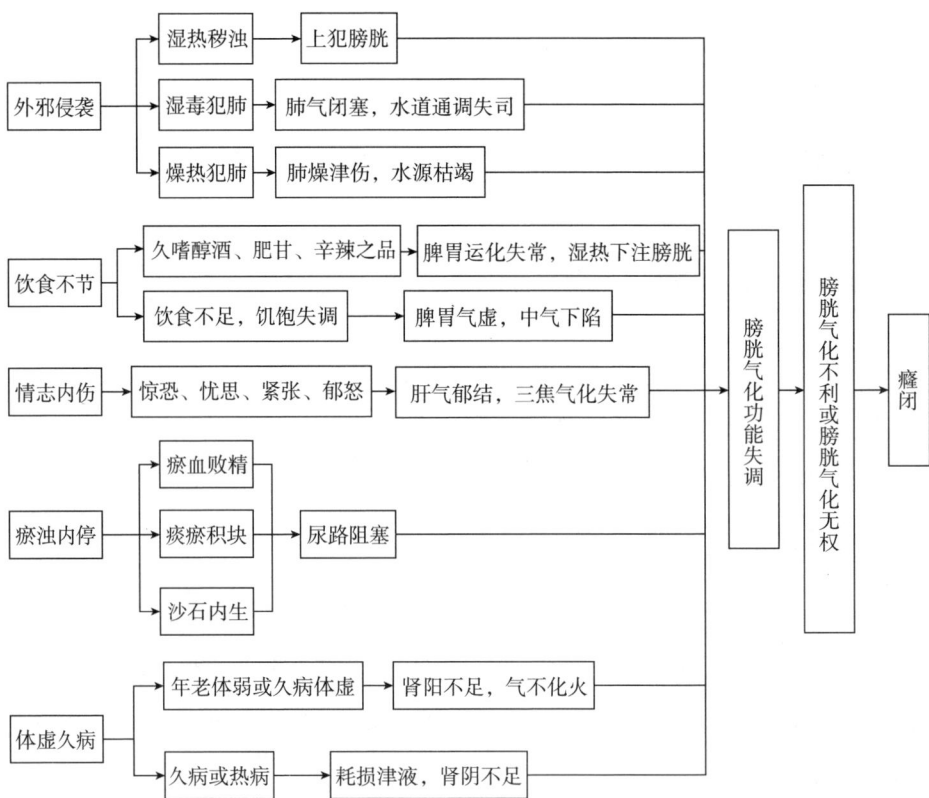

图 1-20 癃闭病因病机示意图

三、常见证型

1. 膀胱湿热

【临床症状】小便点滴不通，或量极少而短赤灼热，小腹胀满，口苦口黏，或口渴不欲饮，或大便不畅，舌质红，苔黄腻，脉数。

【辨证分析】湿热壅积于膀胱，故小便不利而热赤，甚则闭而不通；湿热互结，膀胱气化不利，故小腹胀满；湿热内盛，故口苦口黏；津液不布，故但口渴而不欲饮，或大便不畅；舌红，苔黄腻，脉数，皆为湿热内盛之象。

【施护法则】清热利湿，通利小便。

【代表方】八正散加减。

2. 肺热壅盛

【临床症状】小便涓滴不通，或点滴不爽，咽干，烦渴欲饮，呼吸短促，或有咳嗽，舌红，苔薄黄，脉数。

【辨证分析】肺热壅盛，失于肃降，不能通调水道，下输膀胱，故小便涓滴不通或点滴不爽；肺热上壅，气逆不降，故呼吸短促或伴有咳嗽；咽干，烦渴欲饮，舌红，苔黄，脉数，均为里热内郁之征。

【施护法则】清泻肺热，通利水道。

【代表方】清肺饮加减。

3. 肝郁气滞

【临床症状】情志抑郁，或多烦善怒，小便不通或通而不畅，胁腹胀满，舌红，苔薄或薄黄，脉弦。

【辨证分析】七情内伤，气机郁滞，肝气失于疏泄，水液排出受阻，故小便不通或通而不畅；胁腹胀满，为肝气横逆之故；多烦善怒，为肝旺之征；情志抑郁，舌红，苔薄或薄黄，脉弦，均为肝郁气滞之象。

【施护法则】疏利气机，通利小便。

【代表方】沉香散加减。

4. 浊瘀阻塞

【临床症状】小便点滴而下，或尿如细线，甚则阻塞不通，小腹胀满疼痛，舌质紫暗，或有瘀点，脉涩。

【辨证分析】瘀血败精阻塞于内，或瘀结成块，阻塞于膀胱尿道之间，故小便点滴而下，或尿如细线，甚则阻塞不通；小腹胀满疼痛，舌质紫暗或有瘀点，脉涩，均为瘀阻气滞之征象。

【施护法则】行瘀散结，通利水道。

【代表方】代抵当丸加减。

5. 中气不足

【临床症状】小腹坠胀，时欲小便而不得出，或量少而不畅，精神疲乏，食欲不振，气短而语声低细，舌质淡，苔薄，脉细弱。

【辨证分析】清气不升则浊阴不降，故小便不利；中气不足，故气短而语低；中气下陷，升提无力，故小腹坠胀；脾气虚弱，运化无力，故精神疲乏，食欲不振；舌质淡，苔薄，脉细弱，均为气虚之征。

【施护法则】升清降浊，化气利水。

【代表方】补中益气汤合春泽汤加减。

6. 肾阳衰惫

【临床症状】小便不通或点滴不爽，排出无力，面色㿠白，神气怯弱，畏寒，腰膝冷而酸软无力，舌质淡，苔白，脉沉细或弱。

【辨证分析】命门火衰，气化不及州都，故小便不通或点滴不爽；小便排出无力，面色㿠白，神气怯弱，是元气衰惫之征；畏寒，腰膝冷而酸软无力，舌淡苔白，脉沉细弱，均为肾阳不足之征。

【施护法则】温补肾阳，益气通窍。

【代表方】济生肾气丸加减。

四、护理

（一）辨证施护

1. 生活起居

病室宜安静，温湿度适宜，通风良好。适当休息，保持外阴部清洁。

2. 病情观察

观察小便的性状、颜色及有无浑浊等，记录24小时尿量。如24小时尿量少于100mL且伴有全身严重症状者则为危险征象，应当及时救护。观察小腹是否膨隆胀满疼痛，有无排尿感，尿道有无涩痛及患者的神志、食欲及恶心呕吐等情况。

3. 饮食护理

饮食宜清淡、营养、易消化。忌辛辣肥甘助火生湿之物，如肥肉、火锅、烟酒等，慎用收敛、收涩之品，如白果、乌梅、柿子等。有尿不得解者应根据"量出为入"的原则，适当控制饮水量。膀胱湿热者宜选偏凉润、滑利、渗湿的食物，如空心菜、黄瓜、苦瓜等。肺热壅盛者宜食清淡凉润之品，如西瓜汁、绿豆汤、梨汁频饮。肝郁气滞者宜食疏肝理气之品，如佛手汤或香橼浆等。浊瘀阻塞者应保证充足水分，可用金钱草煎水代茶饮。中气不足者宜食山药、大枣、莲子等补中益气之品。肾阳衰惫者宜食温肾健脾、扶阳益精之品，如莲子、山药、龙眼肉、枸杞子等，忌食生冷之物。

4. 情志护理

向患者做好解释、安慰工作，使其对本病的发生及预后转归等有正确的认识，消除紧张、恐惧心理，配合治疗和护理。

5. 用药护理

实证者中药汤剂宜饭后凉服，虚证者中药汤剂宜久煎、饭前温服。注意观察服药后的排尿情况，并做好记录。

6. 适宜技术

艾灸足三里、三阴交、关元、气海等穴，并配合按摩疗法。

（二）主要症状护理

本病的常见症状是小便量小，排尿困难，甚则闭塞不通，本节主要介绍排尿困难的护理，措施如下。

1. 诱导排尿，如让患者听流水声等。

2. 对于因卧床排尿不习惯而致癃闭的患者，可协助其改变体位。

3. 按摩足三里、中极、三阴交、阴陵泉等穴，虚者可灸关元、气海等穴，并可采取少腹、膀胱区按摩法，或每晚睡前热水泡脚。

4. 必要时给予留置导尿术，观察排尿情况。

五、健康教育

1. 消除诱因。预防感冒；改变忍尿不解、纵欲过劳等不良生活习惯；积极治疗水肿、结石、淋证等疾患，以防癃闭的发生。

2. 饮食有节，宜清淡、富营养、易消化，忌辛辣肥甘助火生湿之物。

3. 保持个人卫生，防止感染。

4. 保持乐观情绪，避免情绪忧郁而加重病情。

5. 适当休息，劳逸结合。恢复期应注意锻炼身体，生活起居规律，戒除烟酒，减少复发。

第二十一节　水　肿

一、概述

水肿是指体内水液潴留，泛溢肌肤，引起以头面、眼睑、四肢、腹背，甚至全身浮肿为临床特征的一类病证。

《素问·水热穴论》曰："故其本在肾，其末在肺。"《素问·至真要大论》又曰："诸湿肿满，皆属于脾。"明确指出水肿发病与肺、脾、肾有关。《素问·汤液醪醴论》曰："平治与权衡，去菀陈莝……开鬼门，洁净府。"指出了水肿的治疗原则，沿用至今。

西医学的急慢性肾小球炎、肾病综合征、充血性心力衰竭，以及营养障碍等疾病所出现的水肿，均可参照本节辨证施护。

二、病因病机

水肿的病因有风邪袭表、疮毒内犯、外感水湿、饮食不节及禀赋不足、久病劳倦等五个方面。

本病病位在肺、脾、肾，而关键在肾。基本病机为肺失通调，脾失转输，肾失开阖，三焦气化不利，水液潴留，泛溢肌肤。病因病机见图1-21。

```
风邪袭表 ─┬─ 风寒之邪 ─┬─ 侵袭肺卫，肺失通调 ──────────┐
          └─ 风热之邪 ─┘                              │
                                                      │
疮毒内犯 ─┬─ 痈疡疮毒 ─┬─ 火热内攻，损伤肺脾 ──────────┤
          └─ 咽喉肿烂 ─┘                              │
                                                      │
          ┌─ 久居湿地 ─┐                              │
外感水湿 ─┼─ 冒雨涉水 ─┼─ 水湿内侵，困遏脾阳 ──────────┤
          └─ 湿衣裹身太久 ┘                           │
                                                      │
饮食不节 ─┬─ 过食肥甘，嗜食辛辣 ─ 湿热中阻，损伤脾胃 ──┤
          └─ 失于调摄，营养不足 ─ 脾气失养，脾失转运 ──┤
                                                      │
禀赋不足 ─┬─ 先天禀赋薄弱 ─ 肾气亏虚，膀胱气化失常 ────┤
久病劳倦 └─ 劳倦过度，纵欲无节，久病产后 ─ 损伤脾肾 ──┘
```

肺脾肾功能失常，三焦气化不利 → 水液潴留，泛滥肌肤 → 水肿

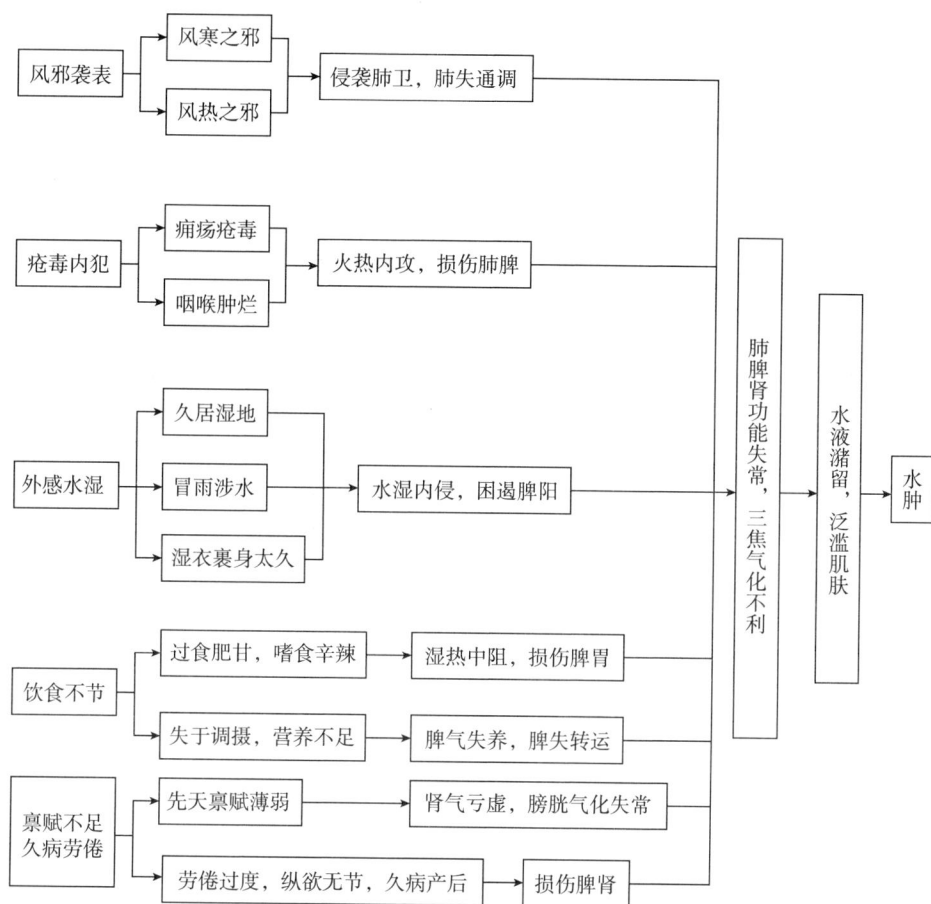

图1-21　水肿病因病机示意图

三、常见证型

1. 风水泛滥

【临床症状】眼睑浮肿，继则四肢及全身皆肿，来势迅疾，多有恶寒发热，肢节酸楚，小便不利。兼热者咽喉红肿热痛，舌红，脉浮滑数；兼寒者恶寒，舌苔薄白，脉浮紧。

【辨证分析】风为阳邪，其性轻扬，风水相搏，水道不通，故水肿起于面目，迅及全身；风邪数变，故来势迅疾；风邪袭表，肺失宣降，不能通调水道，下输膀胱，故见恶寒发热，肢节酸楚，小便不利，全身浮肿；风邪束表则见表

证；若风邪兼热，则咽喉红肿热痛，舌红，脉浮滑数；若风邪兼寒，邪在肌表，卫阳被遏，肺气不宣，故见恶寒，舌苔薄白，脉浮紧。

【施护法则】疏风解表，宣肺利水。

【代表方】越婢加术汤加减。

2. 湿毒浸淫

【临床症状】眼睑浮肿，迅及全身，小便不利，身患疮痍，甚者溃烂，恶风发热，舌质红，苔薄黄，脉浮数或滑数。

【辨证分析】肌肤为肺脾所主之域，湿毒浸淫，故肌肤疮痍；湿毒未能及时清解消散，内归脏腑，使中焦脾胃不能运化水湿，失其升清降浊之能，肺不能通调水道而小便不利；风为百病之长，故病之初起，多兼风邪，是以肿起眼睑，迅及全身，有恶风发热之象；舌质红，苔薄黄，脉浮数或滑数，是风邪夹湿毒所致。

【施护法则】宣肺解毒，利湿消肿。

【代表方】麻黄连翘小豆汤合五味消毒饮加减。

3. 水湿浸渍

【临床症状】全身浮肿，下肢明显，按之没指，小便短少，身重体倦，胸闷，纳呆，泛恶，苔白腻，脉沉缓，起病缓慢，病程较长。

【辨证分析】水湿之邪浸渍肌肤，壅滞不行，以致全身浮肿；湿邪重着，易袭下位，故下肢明显；水湿内聚，三焦决渎失司，膀胱气化失常，故小便短少；水湿日增而无出路，横溢肌肤，按之没指；脾为湿困，阳气不得舒展，故见身重体倦，胸闷，纳呆，泛恶；苔白腻，脉沉缓，亦为水湿浸渍之象；湿为黏腻之邪，不易骤化，故病程较长。

【施护法则】健脾化湿，通阳利水。

【代表方】五皮饮合胃苓汤加减。

4. 湿热壅盛

【临床症状】遍体浮肿，皮肤紧绷光亮，胸脘痞闷，烦热口渴，小便短赤或大便干结，舌红，苔黄腻，脉沉数或濡数。

【辨证分析】水湿之邪，郁而化热，或湿热之邪壅于肌肤经络之间，故遍身浮肿而皮肤紧绷光亮；湿热壅滞三焦，气机升降失常，气滞水停，枢机不利，故见胸脘痞闷；热邪偏重者，津液被耗，津不上承，故见烦热口渴；小便短赤，大便干结，舌红，苔黄腻，脉沉数或濡数，均为湿热之征。

【施护法则】清热利湿，疏理气机。

【代表方】疏凿饮子加减。

5. 脾阳虚衰

【临床症状】全身浮肿，腰以下为甚，按之凹陷不易恢复，脘腹胀闷，纳差便溏，面色萎黄，神倦乏力，四肢倦怠，小便短少，舌质淡，苔白腻或白滑，脉沉缓或沉弱。

【辨证分析】中阳不振，健运失司，气不化水，以致下焦水邪泛滥，故全身浮肿，腰以下为甚；脾虚运化无力，故脘腹胀闷，纳差便溏；脾虚生化无权，阳不温煦，故面色萎黄，神倦乏力，四肢倦怠；阳不化气，则水湿不行而小便短少；舌淡，苔白腻或白滑，脉沉缓或沉弱，是脾阳虚衰，水湿内聚之征。

【施护法则】温阳健脾，利水祛湿。

【代表方】实脾饮加减。

6. 肾阳衰微

【临床症状】面浮身肿，腰以下尤甚，按之凹陷不起，心悸喘促难卧，腰酸冷痛，尿量减少或增多，四肢厥冷，怯寒神疲，面色灰滞或㿠白，舌淡胖，苔白，脉沉细或沉迟无力。

【辨证分析】腰膝以下，肾气主之，肾气虚衰，阳不化气，水湿下聚，故见腰以下肿甚，按之凹陷不起；肾与膀胱相表里，肾阳不足，膀胱气化不利，故尿量减少，或因下之不固而多尿，故有浮肿与多尿并见；腰为肾之府，肾虚而水湿内盛，故腰酸冷痛；肾阳亏虚，命门火衰，不能温养，故四肢厥冷，怯寒神疲；水气上凌心肺，故见心悸喘促难卧；阳气不能温煦上荣，故面色灰滞或㿠白；舌淡胖，苔白，脉沉细弱或沉迟无力，均为阳气虚衰、水湿内盛之候。

【施护法则】温肾助阳，化气行水。

【代表方】济生肾气丸合真武汤加减。

7. 瘀水互结

【临床症状】水肿延久不退，肿势轻重不一，四肢或全身浮肿，以下肢为主，皮肤瘀斑，腰部刺痛，或伴血尿，舌紫黯，苔白，脉沉细涩。

【辨证分析】水停湿阻，四肢或全身浮肿，水湿趋下，故以下肢为主；气滞血瘀，三焦气化不利，故见皮肤瘀斑及腰部刺痛；瘀水互结于体内，瘀不去则水滞不通，故水肿延久不退；舌紫黯，苔白，脉沉细涩，均为水停湿阻，瘀水互结之征。

【施护法则】活血化瘀，化气行水。

【代表方】桃红四物汤合五苓散加减。

四、护理

（一）辨证施护

1. 生活起居

病室要保持整洁舒适、干湿度适宜；加强皮肤、口腔及会阴部清洁；避免过劳及外感等可能引起病情加重的因素等。同时适当运动有利于增强体质，如练养生操、太极拳等。

2. 病情观察

观察患者水肿的部位、起始时间、程度及消长规律。观察患者小便的色、质、量、味等情况，尤其注意每日尿量的变化，记录 24 小时出入量。定期测量血压、体重，如有腹水，定时测腹围；并观察各项化验检查指标的动态变化，及时记录以判断水肿消长情况。观察有无心悸、喘促、呕恶、尿闭等症，如患者出现每日尿量少于 400mL 或尿闭、表情淡漠、腹胀、呼吸深长、胸满气喘、恶心、呕吐、气息短促、咳吐白色泡沫痰、面白唇紫、冷汗肢厥、烦躁心悸等上述情况之一者，应立即报告医生，及时进行处理。

3. 饮食护理

饮食以清淡、易消化、富营养、低盐或无盐为原则，宜食具有利尿作用的食物，禁辛辣肥甘之物，尤忌发物，以防水肿复发。若患者血浆蛋白低下，且肾功能正常，应给予高蛋白饮食；若患者肾功能明显减退，则应给予低蛋白饮食，以减轻肾脏负担。

风水泛滥者，饮食宜低盐、易消化、营养丰富，忌辛辣、生冷之品，可食用冬瓜皮、玉米须水煎代茶饮，以清热利尿消肿。湿毒浸淫者，饮食宜清淡，忌辛辣、肥甘厚腻之品，可选用赤小豆汤或蒲公英粳米粥。水湿浸渍者，饮食宜选健脾利水渗湿之品，水肿严重者可短期内给予无盐饮食，忌食生冷瓜果，可用薏苡仁粥或玉米须煎水代茶饮以健脾利水。湿热壅盛者，饮食宜清淡、富营养，忌食辛辣烟酒等助热之品，可食清热解毒、利水消肿之品，如冬瓜、绿豆、西瓜；烦渴者可用鲜芦根或冬瓜皮等煎水代茶饮以清热生津；大便干结时可用番泻叶泡水代茶饮以清热通便。脾阳虚衰者，饮食宜低盐或无盐，忌生冷瓜果，可用茯苓山药粳米粥或花生薏米红枣粥，以健脾温阳利水。

4. 情志护理

应关心患者，向其讲解水肿的相关知识及转归情况，疏导患者不良情绪，疏泄情志，树立战胜疾病的信心，积极配合治疗和护理。

5. 用药护理

使用峻下逐水剂时，应注意药量、方法和时间的准确性，并观察用药后反应。用药期间每日准确记录 24 小时尿量，并观察水肿有无消退，伴随症状是否减轻以估计疗效。定期检查血清电解质，观察有无恶心、心悸等症状，若发现异常，及时报告医生进行处理。中药汤剂宜少量分次服用，呕恶严重者服药前滴生姜汁数滴于舌面上以防止呕吐。

6. 适宜技术

水肿者，若脘腹胀满可按摩内关、谷穴、足三里、涌泉、公孙、至阴、内庭等穴，按摩结束后以温热中药汤剂浸泡双足。若腰膝酸软者可用附子 20g，干姜 20g，大葱 1 根，共捣为泥，热敷肾俞穴；也可选择中脘、足三里等穴位行艾条灸法，每日 2 次。

（二）主要症状护理

本病的主要症状是水肿，护理措施如下。

1. 及时评估水肿程度，监测体重、腹围、出入量等；重症水肿宜卧床休息，记录 24 小时出入量。重点观察血压、心率、呼吸及肾功能等变化。

2. 保持皮肤清洁、干燥，定时翻身，防止皮肤破损、感染的发生。

3. 头面眼睑水肿者应将枕头垫高，下肢水肿明显可抬高足部，阴囊水肿可用阴囊托托起；严重胸水、腹水者宜取半坐卧位。

4. 使用攻下逐水剂或利尿剂时，应重点监测血压变化、观察大小便次数和量，防止有效血容量减少导致的休克及电解质紊乱。

5. 可根据水肿的程度，予无盐或低盐饮食，控制水量摄入，保持出入液量平衡。

6. 遵医嘱使用外敷、中药泡洗等特色疗法，改善局部或全身性水肿。

五、健康教育

1. 调适生活起居，注意保暖，防止外邪侵袭；积极治疗原发疾病，早期发现、早期治疗。

2. 加强饮食调摄，限制水钠摄入。水肿重者应在短期内给予无盐饮食，轻者应予低盐饮食，若因营养障碍而致水肿者，不必过于忌盐。

3. 严格遵医嘱用药。

4. 节欲保精，勿妊娠。休息勿劳，动静相宜。

5. 恢复期应注意定期复查肾功能、电解质，锻炼身体，增强体质。

第二十二节　郁　证

一、概述

郁证是由于情志不舒、气机郁滞所致，以心情抑郁、情绪不宁、胸部满闷、胁肋胀痛，或易怒喜哭，或咽中如有异物梗塞、不寐等症为主要临床表现的病证。

《内经》中有关于五气之郁的论述，如《素问·六元正纪大论》曰："木郁达之，火郁发之，土郁夺之，金郁泄之，水郁折之。"《金匮要略》记载了属于郁证的脏躁及梅核气两种病证，提出的治疗方药沿用至今。《景岳全书》将情志之郁称为因郁而病，着重论述了怒郁、思郁、忧郁三种郁证的证治。《临证指南医案·郁》提出"郁证全在病者能移情易性"，强调精神护理对郁病的治疗作用。

西医学的神经衰弱、癔症、焦虑症、更年期综合征及抑郁性精神病，出现郁症临床表现时，均可参照本节辨证施护。

二、病因病机

郁证的病因主要包括情志内伤和体质因素两个方面。

郁证的病位主要在肝，可涉及心、脾、肾等脏；主要病机为肝失疏泄，脾失运化，心神失养，脏腑阴阳气血失调；病性初起多实，日久转虚或虚实夹杂。病因病机见图 1-22。

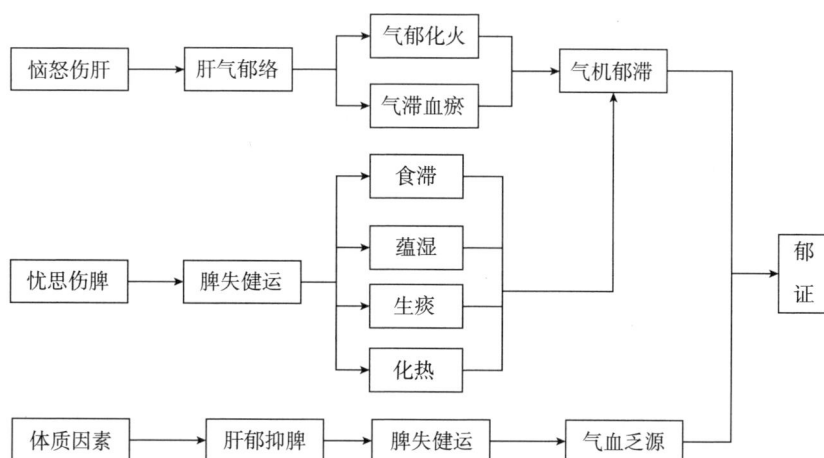

图 1-22　郁证病因病机示意图

三、常见证型

1. 肝气郁结

【临床症状】精神抑郁，情绪不宁，善太息，胸胁胀痛，痛无定处，脘闷嗳气，不思饮食，大便不调；妇女多伴乳房胀痛或月经不调，苔薄腻，脉弦。

【辨证分析】情志所伤，肝失条达，气机郁滞，故精神抑郁，情绪不宁；厥阴肝经循少腹，挟胃，布于胸胁，因肝气郁结，气机不畅，故见善太息；气机郁滞胸胁，肝络失和，故见胸胁胀痛，痛无定处，乳房胀痛或月经不调；肝气郁结，乘脾犯胃，脾胃失和，故见苔薄腻，脘闷嗳气，不思饮食，大便不调；苔薄腻，脉弦，为肝胃不和之象。

【施护法则】疏肝理气，宽胸解郁。

【代表方】柴胡疏肝散加减。

2. 气郁化火

【临床症状】性情急躁易怒，胸胁胀满，口干而苦，或头痛，目赤，耳鸣，或嘈杂吞酸，大便秘结，舌质红，苔黄，脉弦数。

【辨证分析】肝气郁结，疏泄不利，故见性情急躁易怒，胸胁胀满；气郁化火，火性炎上，循肝经上行，则头痛，目赤，耳鸣；肝火犯胃，胃肠有热，故嘈杂吞酸，口干而苦，大便秘结；舌红，苔黄，脉弦数，均为肝火有余之象。

【施护法则】解郁和胃，清肝泻火。

【代表方】丹栀逍遥散加减。

3. 痰气郁结

【临床症状】精神抑郁，胸部闷塞，胁肋胀满，咽中如有物梗塞，吞之不下，咯之不出，苔白腻，脉弦滑。《医宗金鉴》将本证称为"梅核气"。

【辨证分析】气机郁滞则精神抑郁，胸部闷塞；胁为肝经之所过，经气郁滞，故胁肋胀满；肝郁乘脾，脾失健运，聚湿生痰，或气滞津液不化，凝聚成痰，痰气郁结于胸膈之上，故自觉咽中如有物梗塞，吞之不下，咯之不出；苔白腻，脉弦滑，为气郁夹痰湿之象。

【施护法则】行气开郁，化痰散结。

【代表方】半夏厚朴汤加减。

4. 心神失养

【临床症状】精神恍惚，心神不宁，多疑易惊，悲忧善哭，喜怒无常或时时欠伸，舌质淡，苔薄白，脉弦细。《金匮要略》将本证称为"脏躁"。

【辨证分析】忧郁不解，心气耗伤，营血暗耗，不能奉养心神，故见精神恍惚，心神不宁，多疑易惊；心神失养，难以自主，则见悲忧善哭，喜怒无常，时时欠伸；舌质淡，苔薄白，脉弦细，为气郁血虚之象。

【施护法则】甘润缓急，养心安神。

【代表方】甘麦大枣汤加减。

5. 心脾两虚

【临床症状】多思善虑，心悸胆怯，失眠健忘，面色不华，头晕神疲，食欲不振，舌质淡，苔薄白，脉细。

【辨证分析】劳心思虑日久伤及心脾，气血生成不足，心失所养，不主神明，则多思善疑，失眠健忘，心悸胆怯；脾不健运，食欲不振，气血来源不足，故见面色不华，头晕神疲；舌质淡，苔薄白，脉细，为心脾两虚、气血不足之象。

【施护法则】健脾养心，益气补血。

【代表方】归脾汤加减。

6. 阴虚火旺

【临床症状】眩晕，心悸，少寐，心烦易怒，或遗精腰酸，妇女则月经不调，舌红少津，脉弦细数。

【辨证分析】肝阴不足，营血暗耗，肝阳上亢，上扰清窍，故见眩晕；阴血亏耗，心失所养，以及阴虚内热，虚热扰神，则心悸，少寐，心烦易怒；腰为肾之府，肾阴不足，腰失所养则腰酸；阴虚火旺，扰动精室，则遗精；肝肾失养，冲任失调，故月经不调；舌红少津，脉弦细数，为肝阴不足、阴虚火旺之象。

【施护法则】滋阴清热，镇心安神。

【代表方】滋水清肝饮加减。

四、护理

（一）辨证施护

1. 生活起居

病室环境应整洁、安静，温湿度适宜，消除噪声干扰，避免强光刺激，创造适宜休养环境；药物规范治疗的同时加强锻炼；生活规律，协助制定工作、生活作息制度；安排患者进行适当的文体活动。阴虚火旺证者应节制房事。

2. 病情观察

观察患者精神、情绪、情感、睡眠、饮食及胸闷的整体情况，判断病情的轻重缓急和病情的进退；观察患者抑郁或情绪变化等发作时有无规律，有无明显诱因等；加强监护，注意情绪的变化，防止患者伤人、毁物和自伤行为的发生。

3. 饮食护理

饮食宜清淡、易消化而富含营养，多食水果蔬菜，忌食辛辣、刺激食物，禁烟酒等。安排合适进餐环境，就餐时避免情绪刺激，保持心情愉快，促进食欲。拒绝进食者，应耐心劝解以保证患者摄入足够的营养水分。

肝气郁结者宜食理气疏肝解郁之品，如白萝卜、冬瓜、柑橘等。痰气郁结者，宜少量多餐，饮食勿过饱，忌肥甘油腻助湿生痰之品，可用木蝴蝶、厚朴花泡水代茶饮。忧郁伤神者可给予养血安神之品，如红枣桂圆汤、莲子汤、桂圆参蜜膏、龙眼肉粥等。心脾两虚者宜食富有营养之品，如常食龙眼肉、莲子、山药、扁豆、大枣，以及黄芪粥等平补心脾之品，以健脾、益气、养血。阴虚火旺者宜多食清淡养阴之品，如梨、银耳、百合、莲藕等。

4. 情志护理

避免忧郁、悲伤、焦虑等负面情绪。鼓励患者与人多沟通交流，耐心回答患者问题，建立良好的护患关系，增加信任度；指导患者避免情志刺激，转移注意力，促使身心放松等。通过与患者交流，了解导致患者忧思的主、客观因素，稳定患者情绪；提高警惕，防止伤人、毁物或自伤行为的发生（自杀企图）。对于孤独的患者，应鼓励其多参加社交活动；对于易怒的患者，应劝慰、疏导避免不良刺激加重病情。精神抑郁较甚者，可用喜悦疗法使其精神愉悦，心情舒畅。

5. 用药护理

做好服药前的解释和引导，按时服药，发药到口，防止漏服、藏药及随便加减药物。肝气郁结者，服柴胡疏肝散时避免与碳酸钙、硫酸镁等西药合用。气郁化火与阴虚火旺者，中药汤剂宜凉服。

6. 适宜技术

头晕神疲、夜寐不安者可行穴位按摩，如开天门疗法；头痛、目赤、耳鸣者取大椎、风池、肺俞、脾俞等穴位行刮痧疗法；眩晕、心悸、心烦易怒者可选取肾俞、气海、关元、三阴交、涌泉穴等行手指点穴疗法。

（二）主要症状护理

本病的主要症状是精神抑郁，胸肋胀痛，痛无定处，脘闷嗳气，护理措施如下。

1. 重视情志护理，对患者多加疏导，避免各种精神因素的刺激。患者抑郁时，对待事物比较敏感，护理人员态度要和蔼，工作要耐心细致，多与患者交谈，了解其心理活动，鼓励培养乐观情绪，使其心情愉悦。

2. 病室环境宜清静，空气新鲜，光线宜暗，避免强光、噪声的不良刺激，保证患者有足够的时间休息；休息时少打扰，活动时避免人多嘈杂。

3. 生活要有规律，适当参加体力劳动及体育活动，以增强体质。协助患者制定工作、生活作息制度。

4. 饮食以易消化而富含营养为宜，忌食辛辣刺激、肥甘厚味之品。患者拒食者，应耐心劝说或喂食，保证摄入充足的营养和水分。

5. 遵医嘱选择适宜技术应用。

五、健康教育

1. 环境舒适安静，指导患者养成良好的生活规律和饮食习惯，生活起居有规律，保证充足休息和睡眠。

2. 适当参加体力劳动及体育活动，以增强体质；正确对待各种事物，避免忧思郁怒，防止情志内伤，善于释放不良情绪。

3. 坚持遵医嘱按时按量服药，不可自行减药、停药，应由家属管理药品，以防发生意外。

4. 积极参加各项社会活动，增强与外界接触的适应能力；培养多种业余爱好，陶冶情操，养成积极乐观的生活态度。

第二十三节　血　证

一、概述

凡血液不循常道，或上溢于口鼻诸窍，或下泄于前后二阴，或渗出于肌肤所形成的病证，统称为血证。

《内经》对衄血、咯血、呕血、溺血、溲血、便血等作了记载，并对引起出血的原因及部分血证的预后有所论述。《金匮要略》最早记载泻心汤、柏叶汤、黄土汤等治疗吐血、便血的方剂。《先醒斋医学广笔记·吐血》提出了著名的治吐血三要法，强调行血、补肝、降气在治疗吐血中的重要作用。

西医学中多种急慢性疾病所引起的出血，包括呼吸、消化、血液、泌尿系统疾病有出血症状者，均可参照本节辨证施护。

二、病因病机

引起出血的原因包括感受外邪、情志过极、饮食不节、劳倦过度、体虚久病等。病机可以归结为火热熏灼、迫血妄行及气虚不摄、血溢脉外。在火热之中，又有实火及虚火之分。外感风热燥火、湿热内蕴、肝郁化火等，均属实火；而阴虚火旺之火，则属虚火。气虚之中，又有气虚和气损及阳、阳气亦虚之别。

从证候的虚实来说，由火热亢盛所致者属于实证；由阴虚火旺及气虚不摄所致者，则属于虚证。但在疾病发展变化的过程中，又常发生实证向虚证的转化，如开始为火盛气逆，迫血妄行，但在反复出血之后，则会导致阴血亏损，虚火内生；或因出血过多，血去气伤，以致气虚阳衰，不能摄血。因此，在某些情况下，阴虚火旺及气虚不摄，既是引起出血的病理因素，又是出血所导致的结果。病因病机见图1-23。

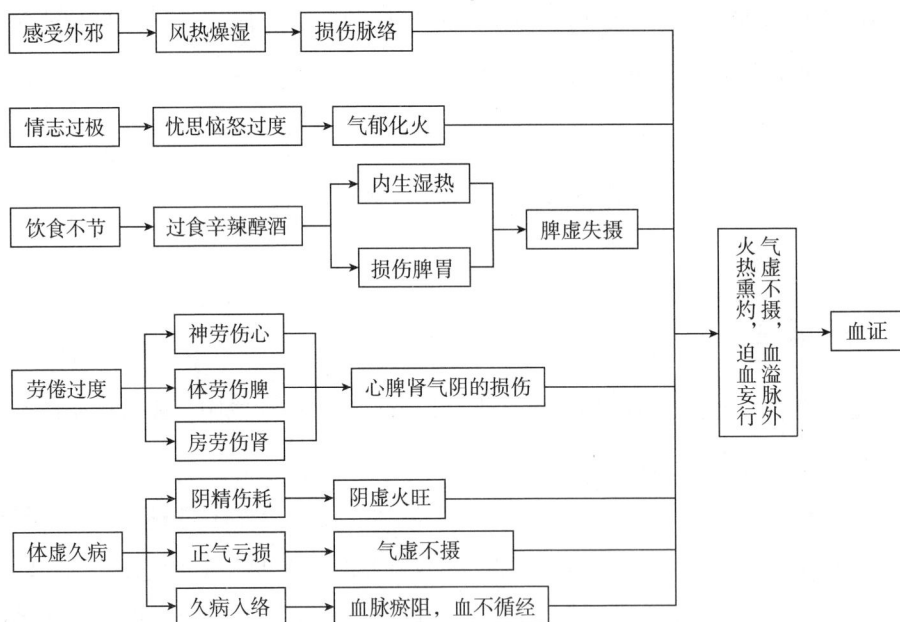

图1-23 血证病因病机示意图

三、常见证型

（一）鼻衄

1. 热邪犯肺

【临床症状】鼻燥衄血，口干咽燥，或兼有身热、咳嗽痰少等症，舌质红，苔薄，脉数。

【辨证分析】鼻为肺窍，热邪犯肺，迫血妄行，上循清窍，则鼻燥衄血；热盛津伤，故口干舌燥，身热，咳嗽痰少；舌红，苔薄，脉数，为邪犯卫表之象。

【施护法则】清泄肺热，凉血止血。

【代表方】桑菊饮加减。

2. 胃热炽盛

【临床症状】鼻衄，或兼齿衄，血色鲜红，面赤，口渴欲饮，口臭，便秘，舌红，苔黄，脉数。

【辨证分析】足阳明胃起于鼻，交频中，胃火上炎，迫血妄行，故鼻衄色鲜红，面赤；胃热灼津则口渴喜饮；胃热上蒸则口臭；腑气壅滞则便秘；舌红，苔黄，脉数，皆胃热之征。

【施护法则】清胃泻火，凉血止血。

【代表方】玉女煎加减。

3. 肝火上炎

【临床症状】鼻衄，头痛，目眩，耳鸣，烦躁易怒，面红目赤，口苦，舌红，苔黄，脉弦数。

【辨证分析】气郁化火，火热迫血妄行，逆于清窍，故见鼻衄；肝火上炎，上扰清窍，则头痛、目眩；肝开窍于目，火性炎上，则面红目；肝火内盛，则烦躁易怒，口苦；舌红，苔黄，脉弦数，皆肝火内盛之象。

【施护法则】清肝泻火，凉血止血。

【代表方】龙胆泻肝汤加减。

4. 气血亏虚

【临床症状】鼻衄，或兼齿衄、肌衄，神疲乏力，面色苍白，头晕，耳鸣，心悸，夜寐不宁，舌质淡，脉细无力。

【辨证分析】气虚不能统摄血液，故致鼻衄、齿衄、肌衄；气血亏虚，脑海失养则头晕耳鸣，心失所养则心悸，四肢百骸失养则神疲乏力；血虚不能上荣于面，故面色苍白；舌质淡，脉细无力等，皆气血不足之象。

【施护法则】补气摄血。

【代表方】归脾汤加减。

（二）齿衄

1. 胃火炽盛

【临床症状】齿衄，血色鲜红，齿龈红肿疼痛，头痛，口臭，大便秘结；舌红，苔黄，脉洪数。

【辨证分析】上龈属足阳明经，下龈属手阳明经，胃火炽盛，循阳明经脉上熏，以致齿龈红肿疼痛，络损血溢则牙龈出血、色鲜红；胃热上蒸，故头痛，口臭；热结阳明，故大便秘结；舌红，苔黄，脉洪数，为阳明热盛之象。

【施护法则】清胃泻火，凉血止血。

【代表方】加味清胃散合泻心汤加减。

2. 阴虚火旺

【临床症状】齿衄，血色淡红，起病较缓，常因受热及烦劳而诱发，齿摇不坚，舌质红，少苔，脉细数。

【辨证分析】肾主骨，齿为骨之余，肝肾阴虚，虚火上浮，热迫血行，致齿龈出血，血色淡红，齿摇不坚；舌红少苔，脉细数，皆阴虚火动之象。

【施护法则】滋阴降火，凉血止血。

【代表方】六味地黄丸合茜根散加减。

（三）咳血

1. 燥热伤肺

【临床症状】喉痒咳嗽，痰中带血，口干鼻燥，或有身热，舌质红，少津，苔薄黄，脉数。

【辨证分析】燥热伤肺，肺络受伤，肺失清肃，故致喉痒咳嗽，痰中带血；燥伤肺津，故口干鼻燥；舌红少津，苔薄黄，脉数，为燥热津伤之象。

【施护法则】清热润肺，宁络止血。

【代表方】桑杏汤加减。

2. 肝火犯肺

【临床症状】咳嗽阵作，痰中带血或纯血鲜红，胸胁胀痛，烦躁易怒，口苦，舌质红，苔薄黄，脉弦数。

【辨证分析】肝火上逆犯肺，肺失清肃，肺络受损，故咳嗽，痰中带血或纯血鲜红；肝之脉络布胁肋，肝火偏亢，脉络壅滞，故胸胁胀痛；肝火上炎，故口苦，烦躁易怒；舌质红，苔薄黄，脉弦数，皆肝火偏亢之象。

【施护法则】清肝泻肺，凉血止血。

【代表方】泻白散合黛蛤散加减。

3. 阴虚肺热

【临床症状】咳嗽痰少，痰中带血或反复咯血，血色鲜红，口干咽燥，颧红，潮热盗汗，舌质红，脉细数。

【辨证分析】阴虚肺热，肺失清肃，故见咳嗽痰少；火热灼肺，损伤肺络，故痰中带血或反复咯血，血色鲜红；阴虚津乏，不能上乘，故口干咽燥；阴虚火旺则颧红，潮热盗汗；舌质红，脉细数，皆为阴虚内热之象。

【施护法则】滋阴润肺，宁络止血。

【代表方】百合固金汤加减。

（四）吐血

1. 胃热壅盛

【临床症状】脘腹胀闷，甚则作痛，吐血色红或紫黯，常夹有食物残渣，口臭，便秘，大便色黑，舌质红，苔黄腻，脉滑数。

【辨证分析】燥热蕴胃，胃失和降，故见脘腹胀闷，甚则作痛；热迫胃络，脉络受损，故可见吐血，色红或紫黯，常夹有食物残渣；胃气上蒸于口，故口臭；热邪蕴结胃肠，故便秘；舌红，苔黄腻，脉滑数，均为胃热壅盛之象。

【施护法则】清胃泻火，化瘀止血。

【代表方】泻心汤合十灰散加减。

2. 肝火犯胃

【临床症状】吐血色红或紫黯，口苦，胁痛，烦躁易怒，心悸少，舌质红绛，脉弦数。

【辨证分析】肝火横逆犯胃，胃络损伤则吐血；肝火上炎，肝火内盛则烦躁易怒、口苦；热扰心神则心烦寐少；舌红绛，脉弦数，皆肝火内盛之象。

【施护法则】泻肝清胃，凉血止血。

【代表方】龙胆泻肝汤加减。

3. 气虚血溢

【临床症状】吐血缠绵不止，时轻时重，血色暗淡，神疲乏力，心悸气短，面色苍白，舌质淡，脉细弱。

【辨证分析】脾气亏虚，运化失健，血失统摄，故见吐血缠绵不止，血色暗淡；中气不足，故神疲乏力；脾虚不运，气血生化乏源，故见面色苍白，心悸气短等；舌质淡，脉细弱，皆为气虚之象。

【施护法则】健脾养心，益气摄血。

【代表方】归脾汤加减。

（五）便血

1. 肠道湿热

【临床症状】便血色红，大便不畅或稀溏，或腹痛，口苦，舌质红，苔黄腻，脉濡数。

【辨证分析】湿热蕴结肠道，脉络受伤，以致便血；肠道传化失常，气机阻滞，故见大便不畅或稀溏，腹部疼痛；舌质红，苔黄腻，脉濡数，均为体内湿热之象。

【施护法则】清化湿热，凉血止血。

【代表方】地榆散合槐角丸加减。

2. 脾胃虚寒

【临床症状】便血紫黯，甚则色黑，腹部隐痛，喜热饮，面色不华，神倦懒言，便溏，舌质淡，脉细。

【辨证分析】脾胃虚寒，中气不足，统血无力，血溢肠内，故见便血紫黯，甚则色黑；中虚有寒，寒凝气滞，健运失司，故见腹部隐痛，喜热饮，便溏等；脾胃虚寒，气血不足，故面色不华，神倦懒言，舌质淡，脉细。

【施护法则】健脾温中，养血止血。

【代表方】黄土汤加减。

（六）尿血

1. 下焦湿热

【临床症状】小便黄赤灼热，尿血鲜红，心烦口渴，面赤口疮，夜寐不安，舌质红，脉数。

【辨证分析】热邪盛于下焦，血络受伤，血渗膀胱，故见小便黄赤灼热、尿血鲜红；热扰心神，则心烦，夜寐不安；火热上炎故口疮、面赤；舌质红，脉数，皆热盛之象。

【施护法则】清热利湿，凉血止血。

【代表方】小蓟饮子加减。

2. 肾虚火旺

【临床症状】小便短赤带血，头晕耳鸣，神疲，颧红潮热，腰膝酸软，舌质红，脉细数。

【辨证分析】肾阴不足，虚火内动，灼伤脉络，故小便短赤带血；肾阴亏乏，故腰膝酸软，神疲；颧红，潮热，舌红，脉细数，皆肾阴不足、虚火偏旺之象。

【施护法则】滋阴降火，凉血止血。

【代表方】知柏地黄丸加减。

3. 脾不统血

【临床症状】久病尿血，甚或兼见齿衄、肌衄，体倦乏力，气短声低，面色不华，舌质淡，脉细弱。

【辨证分析】气虚不能统血，则血不循经随小便而出，发为尿血；气血俱虚，生化乏源，故体倦乏力，气短声低，面色不华；舌质淡，脉细弱，为气血亏虚之象。

【施护法则】补中健脾，益气摄血。

【代表方】归脾汤加减。

4. 肾气不固

【临床症状】久病尿血，血色淡红，头晕耳鸣，精神疲惫，腰脊酸痛，舌质淡，脉沉弱。

【辨证分析】劳倦或久病及肾，肾气不固，封藏失职，血随尿出；脑髓失充，清窍失养，则头晕耳鸣，精神疲惫；腰为肾府，肾虚则腰脊酸痛；舌质淡，脉沉弱，为肾气亏虚之象。

【施护法则】补益肾气，固摄止血。

【代表方】无比山药丸加减。

（七）紫斑

1. 血热妄行

【临床症状】皮肤出现青紫斑点或斑块，或伴有鼻衄、齿衄、便血、尿血，或有发热，口渴，便秘，舌质红，苔黄，脉弦数。

【辨证分析】热壅脉络，迫血妄行，血出于肌腠之间，故见青紫斑点或斑块；若热毒极甚，损伤鼻齿、肠胃等处之脉络，则伴有鼻衄，齿衄，便血，尿血；内热郁蒸，故发热；热盛津伤，故口渴，便秘；舌红苔黄，脉弦数，为实热之征。

【施护法则】清热解毒，凉血止血。

【代表方】犀角地黄汤合十灰散加减。

2. 阴虚火旺

【临床症状】皮肤青紫斑点或斑块，时发时止，常伴鼻衄、齿衄或月经过多，颧红，心烦口渴，手足心热，或潮热，盗汗，舌质红，苔少，脉细数。

【辨证分析】阴虚火旺，虚火伤及脉络，故见肌衄或他处出血；水亏不能济火，心火扰动，则心烦；潮热、盗汗、颧红、手足心热、苔少、脉细数等，皆阴虚火旺之征。

【施护法则】滋阴降火，宁络止血。

【代表方】茜根散加减。

3. 气不摄血

【临床症状】久病不愈，反复肌衄，神疲乏力，头晕目眩，面色苍白或萎黄，食欲不振，舌质淡，脉细弱。

【辨证分析】气虚不能摄血，血溢脉外，以致久病不已，时发时止，时轻时重；气血俱虚，生化乏源，故头晕目眩，神疲乏力，面色苍白或萎黄；纳差，舌质淡，脉细弱，为气血亏虚之象。

【施护法则】补气摄血。

【代表方】归脾汤加减。

四、护理

（一）辨证施护

1. 生活起居

应保持病室内适宜的温湿度；患者病情稳定时可适当活动，出血量多时应卧床休息；鼻衄者不得经常用指甲抠挖鼻孔，如出血时切不可将头上仰，以防离经之血倒入口咽，引起窒息；齿衄者注意口腔卫生，经常以金银花甘草液漱口，或用冰水漱口，每日 2 次；牙刷宜软、细、密，刷牙时方法应正确，不宜过分用力，防止损伤牙龈；咳血、便血、尿血者随时更换血污的衣被，及时清理呕吐物和排泄物；紫癜者活动时注意自我保护，避免皮肤受到磕、碰、压、撞等外力，防止外伤诱发或加重出血。

2. 病情观察

观察出血部位、颜色、性质、量及诱发因素和持续时间，注意患者神志、面色、血压、脉象、舌象及汗出等变化。若血色鲜紫深红、质浓而稠，多为热盛；若血色黯淡、质稀散漫，多为气虚。若出现头晕、心慌、面色苍白、汗出、四肢湿冷、呼吸急促、脉细数等征象，或有头痛、呕吐、视力模糊、意识障碍等颅内出血症状，应及时报告医生，配合救治，备好各种急救物品，并做好配血、备血等。急性大出血患者每 15～30 分钟监测生命体征 1 次，及时记录病情变化。

3. 饮食护理

饮食宜清淡、易消化、富含蛋白质和维生素，忌食生硬、辛辣、煎炸等食物，禁烟酒。出血期间宜选清热凉血、收敛止血的食物，如藕汁、荸荠汤、黑木耳等。吐血和大量便血时一般需暂禁食，少量出血无呕吐时可给予偏温凉的流质饮食，出血停止后可改为半流质。疑是过敏性紫癜患者引起的出血，应忌食致敏物质。

4. 情志护理

血证的发生与肾、脾、心等脏腑关系密切，要指导患者自我调整情绪，保持心情舒畅。患者常因出血而感到恐惧紧张，或心烦失眠。长期反复出血体质虚弱者情绪更易波动、烦躁，对治疗缺乏信心，应体贴和同情患者，使之安心接受治疗，避免因情绪而致病情加重。

5. 用药护理

虚证者中药汤剂宜温服，热证者宜凉服。服药时不宜与西药止血剂同服，以利观察药后反应。气虚出血者宜将药丸研成细末加凉盐水吞服，服用散剂切勿直接倒入口腔，避免吸入气管引起呛咳，加重出血；阴虚火旺咯血可用新鲜仙鹤草半斤，捣汁加入藕汁一盅，煎煮后待凉服。

6. 适宜技术

鼻衄时取坐位，按压鼻根或冷毛巾敷额，亦可用棉球蘸取云南白药或三七粉填塞鼻腔，压迫止血。凡出血者均不宜运用热敷、热熨、艾灸等，防止血热妄行，可采用毫针刺法和穴位按摩。如邪热犯肺型鼻衄，可选用迎香、尺泽、少商、合谷等穴行毫针刺法；阴虚火旺型齿衄，可选用肾俞、合谷、太溪等穴行穴位按摩法；燥热伤肺型咯血，可选取迎香、大椎、尺泽、鱼际等穴行穴位按摩法；胃热壅盛型吐血，可选取上脘、曲池、内关、合谷等穴行毫针刺法；肠道湿热型便血，可选下脘、血海、足三里、太冲等穴行穴位按摩法；下焦热盛尿血，可选取肾俞、膀胱俞、中极、合谷等穴行穴位按摩法。

（二）主要症状的护理

本病的主要症状是出血，护理措施如下。

1. 观察出血的次数、性状、颜色及量，必要时留取标本送检。

2. 观察患者神志、面色、血压、心率、脉搏的变化，判断病情轻重。若出现头昏、心慌、烦躁不安、面色苍白，脉细数等症状，常为大出血的征象，应积极救治。

3. 轻症患者应注意休息，重症者则应卧床，保持呼吸道通畅，取侧卧位，头偏向一侧，防止窒息；二便时，勿用力过猛，同时要防止突然站立性晕厥。

4. 及时更换内衣，保持肛周皮肤清洁干燥；及时清理、倾倒血性排泄物。

5. 安慰患者，解除紧张、恐惧心理，积极配合治疗。

6. 吐血时应禁食、禁水，出血减少或停止后才可以遵医嘱逐渐从流质、半流质、软食到普食。

五、健康教育

1. 宣传出血性疾病的有关常识，避免诱发、加重因素。

2. 起居有常，劳逸适度，适当锻炼，但活动时防止碰撞损伤，重者应卧床休息；注意个人卫生，养成良好的生活习惯；饮食有节，宜进食清淡、易于消化、富有营养的食物，忌食辛辣油腻之品，戒除烟酒；吐血、咯血、便血量多或频频出血者，应暂予禁食；调摄精神，避免情志过极和各种不良刺激，消除紧张、恐惧、忧虑等不良情绪。

3. 按时服药、定期复查，如定查血常规、肝肾功能等，以便观察病情变化。避免接触一些有害、过敏的化学物质，平时不可随便用药，特别是对血液系统有害的药物。

第二十四节　消　渴

一、概述

消渴是以多饮、多食、多尿、乏力、消瘦，或尿有甜味为主要临床表现的一种病证，简称为"三多一少"。

西医学中糖尿病、尿崩症属本病证的讨论范围，可参照本节辨证施护。

二、病因病机

消渴病的病因包括禀赋不足、饮食失节、情志失调、劳欲过度等。主要病机为阴虚燥热，以阴虚为本，燥热为标，两者互为因果。病位主要在肺、胃、肾，尤以肾为关键。消渴病虽有在肺、胃、肾的不同，但互相影响，如肺燥津伤，下可耗伤肾阴；肾阴不足则阴虚火旺，亦可上灼肺胃，终至肺燥胃热肾虚，故"三多"之症常可相互并见。病因病机见图 1 - 24。

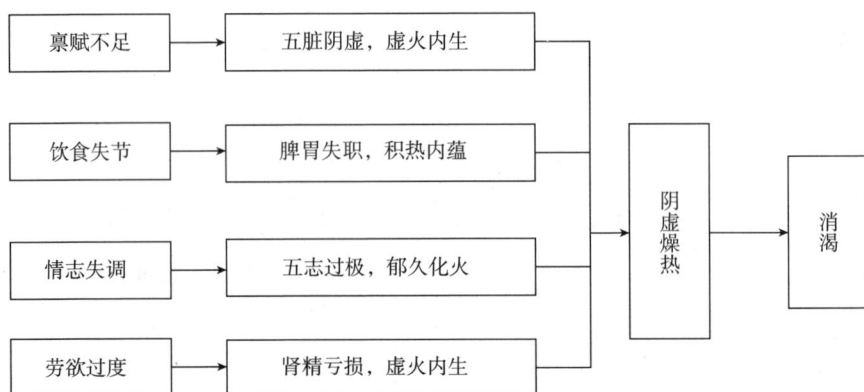

图 1 - 24 消渴病因病机示意图

三、常见证型

（一）上消

肺热津伤

【临床症状】烦渴多饮，口干舌燥，尿频量多，舌边尖红，苔薄黄，脉洪数。

【辨证分析】肺热炽盛，耗液伤津，故口干舌燥，烦渴多饮；燥热伤肺，肺治节失职，水不化津，肾关不固，故尿频量多；舌边尖红，苔薄黄，脉洪数，是内热炽盛之象。

【施护法则】清热润肺，生津止渴。

【代表方】消渴方加减。

（二）中消

胃热炽盛

【临床症状】多食易饥，形体消瘦，大便干燥，苔黄，脉滑实有力。

【辨证分析】胃火炽盛，腐熟水谷力强，故多食易饥；阳明热盛，耗伤津血，无以充养肌肉，故形体消瘦；胃津不足，大肠失其濡润，故大便干燥；苔黄，脉滑实有力，是胃热炽盛之象。

【施护法则】清胃泻火，养阴增液。

【代表方】玉女煎加减。

（三）下消

1. 肾阴亏虚

【临床症状】尿频量多，浑浊如脂膏，或尿甜，腰膝酸软，乏力，头晕耳鸣，口干唇燥，皮肤干燥、瘙痒，舌红，苔少脉沉细数。

【辨证分析】肾虚，膀胱气化失职，故尿频量多；肾失固摄，水谷精微下注，故小便浑浊如脂膏，或尿甜；肾虚阴亏，清窍失养，肾府不济，故头晕耳鸣，腰膝酸软，乏力；阴精亏虚，肌肤失养，故皮肤干燥、瘙痒；口干唇燥，舌红苔少，脉沉细数，均为肾阴亏虚，虚火妄动之象。

【施护法则】滋阴固肾，润燥止渴。

【代表方】六味地黄丸加减。

2. 阴阳两虚

【临床症状】小便频数，饮一溲一，甚至浑浊如膏，面色黧黑，耳轮干枯，腰膝酸软，四肢欠温，畏寒肢冷，阳痿或月经不调，舌淡苔白，脉沉细无力。

【辨证分析】肾属命门，元阴虚惫，命门火衰，肾气独沉，故小便频数，浑浊如脂膏；下元亏虚，约束无权，故饮一溲一；四肢欠温，畏寒肢冷，阳痿或月经不调，是命门火衰，阳虚内寒之征；肾主骨，开窍于耳，腰为肾之府，肾虚故耳轮干枯，腰膝酸软；水谷精微随尿下注，无以熏肤充身，故面色黧黑；舌淡苔白，脉沉细无力，是阴阳俱虚之象。

【施护法则】温阳滋阴，补肾固摄。

【代表方】金匮肾气丸加减。

四、护理

（一）辨证施护

1. 生活起居

保持室内空气流通，温、湿度适宜；指导患者注意皮肤和会阴部清洁，衣着宽松，勤换衣服；清洗皮肤时选用性质柔和的中性洗剂，避免用力擦搓，避免烫伤；及时治疗疖、疮、痈、疡及甲沟炎、鸡眼、脚癣等，避免继发感染；合并末梢神经病变患者，鞋袜要宽松、柔软，注意四肢末梢保暖；每天检查双脚有无破损、烫伤、水疱等，用温水泡脚，以促进血液循环；在使用暖水袋、电热毯时，要注意温度，以避免烫伤；注意休息，起居有常，根据患者具体情况选择合理的运动疗法：如散步、打太极拳、练八段锦、骑自行车等轻体力活动，不感疲劳为宜；养成良好的排便习惯，保持大便通畅；肾阴亏虚和阴阳两虚者，应注意休息，减少活动，禁房事；病重者应卧床休息，给予生活照顾。

2. 病情观察

注意观察饮水量、进食量及种类、尿量、体重等变化，并做好记录。定期监测患者空腹、餐后血糖、糖化血红蛋白；密切注意有无低血糖反应，若患者出现心慌、头晕、汗出过多、面色苍白、饥饿、软弱无力、视物模糊等症状应立即进食高糖食物，如糖水等；注意观察有无并发症的早期征象，若见烦渴、头痛呕吐、呼吸深快、烦躁不安、口有烂苹果气味应考虑酮症酸中毒，若见四肢麻木应考虑周围神经病变；观察患者生命体征变化。

3. 饮食护理

饮食控制是治疗消渴的基础，嘱患者遵医嘱严格控制饮食，定时、定量进食，避免随意添加食物，忌食甜、油腻、辛辣之品及烟酒。主要提倡粗制米面和适量杂粮，多食新鲜蔬菜。

燥热伤肺患者饮食宜清淡，多食清热养阴生津之品，如黄瓜、番茄、菠菜、鳝鱼等，也可选用鲜芦根、麦冬、沙参等泡水代茶饮；胃燥阴伤患者尤需节制饮食，一般主食应控制在每日 300 ~ 400g，可多食燕麦片、荞麦面等粗杂粮，适量食用瘦肉、蛋类、鱼类、乳类之品，以补充营养，不可过食生冷之品，以防再伤脾胃；肾阴亏虚患者可选用地黄粥、枸杞粥等，以滋阴补肾；阴阳两虚患者可用猪肾、黑豆、黑芝麻等补肾助阳。

4. 情志护理

向患者宣传本病的有关知识，控制血糖，减少并发症，组织患者间交流，提高治疗信心。消除患者的忧虑、恐惧情绪，减轻患者思想顾虑，使其有充分的思想准备，增强与慢性病做斗争的信心，积极配合治疗；培养多种兴趣爱好，保持情绪稳定，情志舒畅。

5. 用药护理

口服降糖药要严格执行医嘱：饭前、定时、定量，备水果糖防止低血糖发生；正确掌握诺和灵笔或胰岛素泵的方法、部位、时间、操作及储药方法等；中药汤剂宜饭后半小时偏温或偏凉服。

6. 适宜技术

如下肢麻、凉、痛者，遵医嘱选用活血通络止痛之剂行中药泡洗；合并肾脏损害者，遵医嘱选用解毒泄浊之剂行中药保留灌肠；肾阴亏虚患者可按摩足少阴肾经、足厥阴肝经，取肾俞、关元、三阴交等穴；如出现神昏、呼吸深快、血压下降、肢冷脉微欲绝等症状时，可针刺人中、十宣、涌泉等穴位进行急救。

（二）主要症状护理

本病的主要症状是尿量增多、口干多饮、多食易饥，护理措施如下。

1. 保持病室内清洁，空气流通，温、湿度适宜，提供适宜修养环境。

2. 观察记录身高、体重、腰围、臀围。

3. 询问饮食习惯及饮食量；宜选择混合餐，每餐进食种类包含主食、蔬菜、肉蛋类等；粗细粮合理搭配，少食多餐，细嚼慢咽。适量增加膳食纤维的摄入，如燕麦、芹菜、韭菜等，以增加饱腹感，延缓食物吸收稳定血糖；口含乌梅，饮用菊花玉竹茶、苦丁茶以缓解口干、口渴症状。

4. 按医嘱耳穴贴压，根据病情需要选择皮质下、内分泌、糖尿病点、脾、胰、三焦等穴位。

5. 注意休息，起居有常，根据患者具体情况选择合理的运动疗法。

五、健康教育

1. 消渴是终身性疾病，需要长期坚持治疗。向患者宣传本病的相关知识，介绍疾病控制的良好病例，减轻思想压力，增强信心。耐心倾听患者疾苦，帮助患者获得更多家庭和社会支持与关怀，提高生活质量。

2. 掌握饮食疗法，合理安排每日膳食。节制饮食，具有基础治疗的重要作用。在保证机体合理需要的情况下，应限制粮食、油脂的摄入，忌食糖类，定时定量进餐。戒烟酒、浓茶及咖啡等。

3. 做好消渴的三级预防教育工作。一级预防：预防发病，对高危人群进行监测和教育。二级预防：对已确诊者，延缓并发症的发生，做到早诊断、早治疗。三级预防：对已经出现并发症的患者，加强治疗，延缓发展，减低致残率，提高生活质量。

4. 选择合理的运动方式和方药，以不感到疲劳为宜。掌握血糖仪和胰岛素笔的使用方法，不可随意换药、停药或减药。

5. 注意个人卫生，保持皮肤清洁干燥，勤洗澡、理发、修剪指甲；内衣、鞋袜要柔软宽松保暖。

6. 掌握低血糖表现和自救方法，掌握血糖及尿糖的自测方法。

7. 定期复查，随身带保健卡，注明姓名、住址、病名、所用胰岛素种类及剂量，以便发生低血糖时给予及时抢救。

第二十五节　内伤发热

一、概述

内伤发热是指以内伤为病因，以脏腑功能失调，气血阴阳亏虚为基本病机，以发热为主要症状的病证。一般起病较缓，病程较长，或有反复发热的病史，热势高低不一，但以低热为多，或自觉发热而并不升高，常伴有五心烦热、形体消瘦、头晕、乏力、心烦、失眠、自汗和盗汗等气血阴阳亏损症状。

早在《内经》中就有关于内伤发热的记载，如《素问·调经论》曰："阴虚则内热。"隋代巢元方《诸病源候论》提出了阴虚发热的机理为"阴气不足，阳气有余"。明代秦景明《症因脉治·内伤发热》首先提出"内伤发热"这一病名。

西医学中的功能性低热、肿瘤、血液病、结缔组织疾病、内分泌疾病及部分慢性感染性疾病所引起的发热，以及某些不明原因的发热，可参照本病辨证施护。

二、病因病机

内伤发热的病因主要为体虚久病、劳倦过度、饮食失调、情志内伤、失血、血瘀等。主要病机是气血阴阳亏虚，脏腑功能失调所致。病理性质可分为虚实两类。虚者为气血阴阳不足，实者为气、血、水湿等郁结壅遏化热所致。病位在气或血，病变脏腑与肝、脾、肾关系密切。病因病机见图1－25。

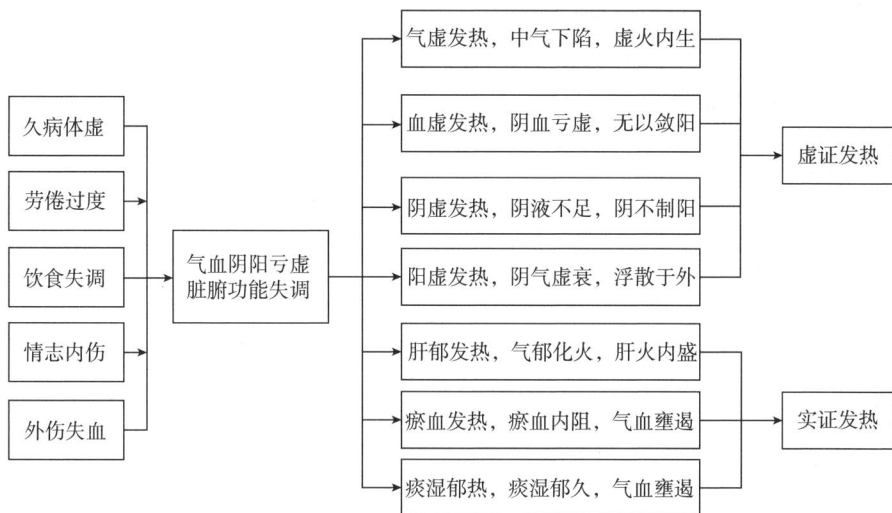

图1－25　内伤发热病因病机示意图

三、常见证型

1. 气虚发热

【临床症状】发热，热势或低或高，常在劳累后发作或加重，倦怠乏力，气短懒言，食少便溏，自汗，易于感冒，舌质淡，苔薄白，脉细弱。

【辨证分析】脾胃气虚，中气下陷，阴火内生，故见发热；劳而气耗，故常在劳累后发作或加重；脾胃为后天之本，气血生化之源，脾胃虚衰，化源不足，故见倦怠乏力，气短懒言；气虚则表卫不固而自汗，易于感冒；中气不足，脾失健运，故食少便溏；舌质淡，苔薄白，脉细弱，为脾胃气虚之象。

【施护法则】益气健脾，甘温除热。

【代表方】补中益气汤加减。

2. 血虚发热

【临床症状】发热，热势多为低热，头晕目眩，身倦乏力，心悸不宁，面白少华，唇甲色淡，舌质淡，脉细弱。

【辨证分析】血本属阴，血虚则脏腑失于濡养，阴不配阳，故见发热且为低热；血虚不能上荣头目，外濡肢体，则面白少华，唇甲色淡，头晕目眩，身倦乏力；血不养心，心神不安，则心悸不宁；舌质淡，脉细弱，均为血虚之象。

【施护法则】益气养血。

【代表方】归脾汤加减。

3. 阴虚发热

【临床症状】午后潮热，或夜间发热，不欲近衣，手足心热，烦躁，少寐多梦，盗汗，口干咽燥，舌质红，或有裂纹，苔少甚至无苔，脉细数。

【辨证分析】阴虚阳胜，虚火内积，故见发热；阴虚内热，其病在于阴分，故见午后潮热或夜间发热，且不欲近衣，手足心热；虚火上扰心神，则烦躁，少寐多梦；内热迫津外泄则盗汗；阴虚内热，津亏失润，则口干咽燥；舌质红，或有裂纹，苔少甚至无苔，脉细数，均为阴虚火旺之征。

【施护法则】滋阴清热。

【代表方】清骨散加减。

4. 阳虚发热

【临床症状】发热而欲近衣，形寒怯冷，四肢不温，少气懒言，头晕嗜卧，腰膝酸软，纳少便溏，面色㿠白，舌质淡胖，或有齿痕，苔白润，脉沉细无力。

【辨证分析】肾阳亏虚，命门火衰，火不归原，虚阳外越，故自觉发热，体温多不高而欲近衣；阳气虚衰，不能温煦形体，故形寒怯冷，四肢不温，少气懒言；脏腑失煦，则面色㿠白，头晕嗜卧，腰膝酸软；脾阳虚衰，运化无力，故纳少便溏；舌质淡胖，或有齿痕，苔白润，脉沉细无力，均为阳气虚衰之象。

【施护法则】温补阳气，引火归原。

【代表方】金匮肾气丸加减。

5. 气郁发热

【临床症状】低热或潮热，热势随情绪波动而起伏，精神抑郁，喜太息，或烦躁易怒，胸胁胀满而痛，咽干口苦，纳食减少，大便干结，舌红，苔黄或苔少，脉弦数。

【辨证分析】肝气郁结，疏泄失常，故精神抑郁，喜太息，胸胁胀满；情志所伤，气郁化火而见发热且为低热，烦躁易怒；情绪激动，气火益盛，故热势随情绪波动而起伏；肝气横逆，纳化失常，故纳食减少；肝火烁津，而见咽干口苦，阴虚而午后潮热；舌红，苔黄或苔少，脉弦数，为肝郁化火之征。

【施护法则】疏肝理气，解郁泄热。

【代表方】丹栀逍遥散加减。

6. 血瘀发热

【临床症状】午后或夜间发热，或自觉身体局部发热，口干咽燥，但不多饮，躯干或肢体有固定痛处或肿块，肌肤甲错，面色萎黄或晦黯，舌质黯或青紫，有瘀点、瘀斑，脉弦或涩。

【辨证分析】血属阴，瘀在血分，故在午后或夜间发热；瘀热在内，则口干咽燥；由于热郁于营血中，故又饮水不多；瘀血停着之处，气血运行受阻，则躯干或肢体有固定痛处或肿块；瘀血内阻，新血不生，血气不能濡养头面肌肤，故见肌肤甲错；面色萎黄或晦黯；舌质黯或青紫，有瘀点、瘀斑，脉弦或涩，均为瘀血内结之象。

【施护法则】活血化瘀。

【代表方】血府逐瘀汤加减。

7. 湿郁发热

【临床症状】低热，午后热甚，胸闷脘痞，全身重着，不思饮食，渴不欲饮，呕恶，大便稀薄或黏滞不爽，舌苔白腻或黄腻，脉濡数。

【辨证分析】湿邪内生，郁而化热，故见发热，低热且午后发热较为明显；湿邪阻滞，气机不畅，故见全身重着，呕恶；湿滞中焦，胃失和降，故不思饮食；湿停于内，津不上达，故渴不欲饮；湿热下注，停滞肠道，则大便稀薄或黏滞不爽；苔黄腻，脉濡数，均为湿郁化热之象。

【施护法则】利湿清热。

【代表方】三仁汤加减。

四、护理

(一) 辨证施护

1. 生活起居

要按时作息，住所寒温适宜，并注意保暖、避风，防止感受外邪。血虚者应卧床休息，阴虚发热者勿房劳。气虚自汗和血虚盗汗者，应注意更换内衣。阴虚发热盗汗者，棉被勿太厚，睡前可用糯稻根须煎剂擦身或沐浴。气郁发热者常汗出不畅，宜加衣盖被或用热粥助其微微发汗，利于降温，一般不用解表发汗剂。

2. 病情观察

注意观察发热的时间、程度、诱因、规律、神志、肤温、面色、舌苔、脉象等。热势常在劳累后发生或加剧为气虚发热；午后或夜晚发热，五心烦热或骨蒸潮热者为阴虚发热；时觉心烦，热势常随情绪波动而起伏为气郁发热；若午后或夜晚发热，有痛处或肿块为瘀血发热。血虚发热则多表现为低热。若出现身热烦躁，反欲盖衣被，精神萎靡，面色浮红，时隐时现，或大汗淋漓，面色苍白，四肢厥冷，脉微欲绝等，为真寒假热或阳气欲脱之象。

3. 饮食护理

饮食宜清淡，易消化；忌肥甘厚腻、辛辣刺激之物。

气虚发热者宜食甘温补气的食物，如大枣、薏苡仁、山药等，可常食扁豆山药粥、参枣粥；血虚发热者宜食滋阴补血食物，如甲鱼、银耳、红枣等；阴虚发热者多食养阴生津的食物，如雪梨、冬草夏虫炖水鸭、甘蔗白藕汁等；气郁发热者常食理气解郁食物，如金橘、芹菜、香菇等，平时可用佛手泡水代茶，若胁痛明显，可醋炒青皮煎服或研末吞服；瘀血发热者饮食宜清淡，如鱼片粥、黑木耳蒸瘦肉、山药等，忌食酸涩之物。

4. 情志护理

向患者解释内伤发热的原因，嘱患者忌思虑过多、劳累过度、恼怒生气，以免耗伤脾气或肝郁犯脾，加重病情。气郁发热者多因肝气郁结所致，应加强情志调适，保持心情舒畅。

5. 用药护理

气郁发热、瘀血发热、阴虚发热者中药汤剂宜温服，气虚发热者宜空腹热服，血虚发热者宜饭前空腹热服。高热者遵医嘱予以退热剂。气阴两虚者可静脉滴注参麦注射液。气滞血瘀者可用川芎嗪注射液，以活血化瘀。

6. 适宜技术

瘀血发热者可按摩足厥阴肝经或疼痛部位，以疏畅气血；四肢、肌肤瘀肿疼痛者可用七厘散酒调后外敷，或止痛散瘀膏外敷，以消肿止痛。阴虚盗汗者可用五倍子粉醋调敷神阙穴。

（二）主要症状护理

本病的主要症状是发热，护理措施如下。

1. 病室整洁、安静，空气清新流通，温湿度适宜。

2. 体温在 37.5℃ 以上者，每 6 小时测体温、脉搏、呼吸一次，体温在 39.0℃ 以上者，每 4 小时测体温、脉搏、呼吸一次，或遵医嘱执行。

3. 可用温水擦浴、冰袋等物理降温措施，患者汗出时，及时协助擦拭和更换衣服、被服，避免汗出当风。

4. 口腔护理，鼓励患者经常漱口，可用金银花液等漱口，每日饮水≥2000mL。

5. 饮食以清淡、易消化、富营养为原则。多食新鲜水果和蔬菜，进食清热生津之品，如苦瓜、冬瓜、绿豆、荸荠等，忌煎炸、肥腻、辛辣之品。

6. 用退热剂时，密切观察体温变化、汗出情况及药物不良反应。

五、健康教育

1. 起居有常，避免过劳。加强精神调养，坚持合理的锻炼，增强体质。

2. 饮食调理，清淡而富有营养又益于消化，忌食生冷、辛辣食物及烟酒。

3. 治疗原发病，早诊断，早治疗，定时复诊。

第二十六节　痹　证

一、概述

痹证是指肢体经络为风、寒、湿、热之邪所闭塞，导致气血不通，经络痹阻，引起的以肌肉、关节、筋骨发生疼痛、酸楚、麻木、重着、灼热、屈伸不利，甚或关节肿大变形为主要临床表现的病证。

西医学的风湿性关节炎、类风湿性关节炎、强直性脊柱炎、骨关节炎、痛风、坐骨神经痛、肩关节周围炎等病变表现以关节疼痛为主者，均可参照本节辨证施护。

二、病因病机

痹证的发生多由于正气不足，感受风、寒、湿、热之邪所致。病位在经脉，累及筋骨、肌肉、关节，日久可累及脏腑。风、寒、湿、热、痰、瘀等邪气滞留肢体、筋骨、关节、肌肉，经脉痹阻，不通则痛是其基本病机。病理性质初起以邪实为主，久则虚实夹杂。病因病机见图 1 - 26。

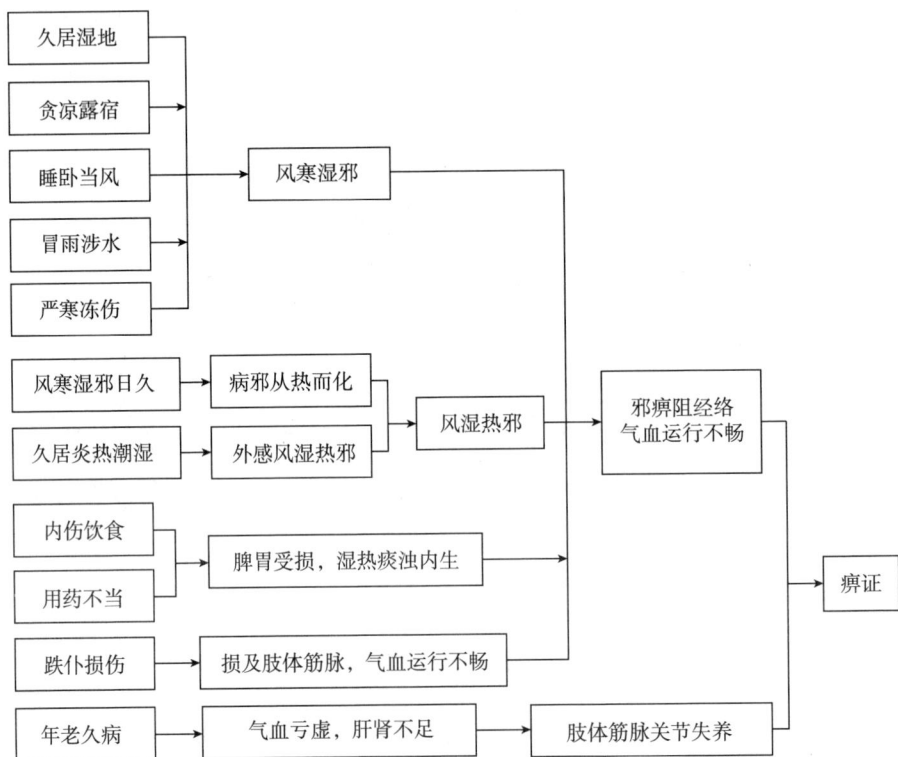

图 1 - 26 痹证病因病机示意图

三、常见证型

（一）风寒湿痹

1. 行痹

【临床症状】关节、肌肉游走性疼痛，屈伸不利，多见于上肢关节，初起可有发热、恶风等表证，舌苔薄白，脉浮或浮缓。

【辨证分析】风邪侵袭人体，留滞经络，气血运行不畅，不通则痛，风性善行而数变，故疼痛游走不定，屈伸不利；风邪束表，营卫失和，故见发热、恶风；苔薄白，脉浮，为风邪在表之象。

【施护法则】祛风通络，散寒除湿。

【代表方】防风汤加减。

2. 痛痹

【临床症状】肢体关节疼痛，痛有定处，遇寒则剧，得热痛减，关节屈伸不利，局部皮肤或有寒冷感，舌质淡，苔薄白，脉弦紧。

【辨证分析】因寒邪偏盛，其性凝滞，气血痹阻不通，故见肢体关节疼痛，痛有定处，关节屈伸不利；遇寒则血愈凝涩，故痛甚；得热则寒散，气血运行较为流畅，故其痛减；寒为阴邪，故皮肤或有寒冷感；舌质淡，苔薄白为寒象，脉弦紧为属寒主痛之征。

【施护法则】温经散寒，祛风除湿。

【代表方】乌头汤加减。

3. 着痹

【临床症状】关节、肌肉酸楚，重着，疼痛，关节肿胀，活动不利，舌质淡红，苔白腻，脉濡缓。

【辨证分析】因湿邪偏盛，湿性黏滞重浊，留滞肌肉、关节，气血运行受阻，故见肢体关节肿胀，重着酸痛，活动不利；苔白腻，脉濡缓，为湿邪偏盛之象。

【施护法则】除湿通络，祛风散寒。

【代表方】薏苡仁汤加减。

（二）风湿热痹

【临床症状】肢体关节疼痛，局部红肿灼热，痛不可触，得冷稍舒，可有皮下结节或红斑，常伴发热、恶风、汗出、口渴、烦躁不安等全身症状，舌质红，苔黄或黄腻，脉滑数。

【辨证分析】湿热壅盛，热为阳邪，故局部红肿灼热，痛不可触，得冷稍舒；热迫血妄行，则皮肤出现红斑；痰瘀互结，则可见皮下结节；风湿热邪袭表，营卫失和，故见发热、恶风、汗出；热盛伤津，故口渴；邪热上扰心神，则见烦躁不安；舌质红，苔黄腻，脉滑数，皆湿热之象。

【施护法则】清热通络，祛风除湿。

【代表方】白虎加桂枝汤加减。

（三）痰瘀痹阻

【临床症状】关节肿大、僵硬、变形、刺痛，关节肌肤紫黯、肿胀，肢体顽麻或重着，或有硬结、瘀斑，舌质紫黯或有瘀斑，苔白腻，脉弦涩。

【辨证分析】痹病日久，邪痹经络，气血津液运行不畅，致痰浊瘀血互结，痰浊凝滞，兼夹瘀血，痹阻于关节经络，故关节肿大、僵硬、变形、刺痛；肌肤紫黯、肿胀，肢体顽麻或重着，或有硬结、瘀斑，舌质紫黯或有瘀斑，苔白腻，脉弦涩，均为痰瘀痹阻之象。

【施护法则】蠲痹通络，化痰行瘀，搜风。

【代表方】双合汤加减。

（四）肝肾亏虚

【临床症状】日久不愈，关节肌肉疼痛，屈伸不利，肌肉消瘦，腰膝酸软，或畏寒肢冷，阳痿，遗精，或骨蒸潮热，自汗盗汗，心烦口干，舌质淡红，苔薄白或少津，脉沉细弱或细数。

【辨证分析】久痹伤正，肝肾不足，使筋骨失于濡养，故关节屈伸不利，肌肉消瘦，腰膝酸软；以阳虚为主，则畏寒肢冷，阳痿，遗精；以阴虚为主，则盗汗，心烦口干；舌质淡红，苔薄白或少津，脉沉细弱或细数，均为久痹正虚之象。

【施护法则】培补肝肾，通络止痛。

【代表方】独活寄生汤加减。

四、护理

（一）辨证施护

1. 生活起居

病室保持清洁干燥，阳光充足，温度适宜，避免阴暗潮湿。痛痹者尤应注意保暖，可在痛处加护套，随气候变化及时增添衣被。急性期应卧床休息，减少关节活动；可将痛肢用软垫保护，采取舒适卧位，以睡硬板床为宜，注意定时更换体位，保持关节功能位置，以免受压发生畸形。缓解期应鼓励和协助患者进行肢体活动。关节不利或强直者，应定时做被动活动，从被动到主动，由少到多，由弱而强，循序渐进，以恢复关节功能。

2. 病情观察

观察疼痛的部位、性质、程度、诱发因素。观察皮肤、汗出、体温、舌脉及伴随症状等，以辨别病邪的偏盛，了解关节是否有强直畸形、活动受限的程度。本病病程日久可伤及脏腑，风湿热痹者，观察有无胸闷、心悸、水肿等症状，出现异常，及时报告医生。病情稳定，疼痛减轻后，应鼓励和协助患者进行肢体运动，循序渐进，以加强肢体功能锻炼，恢复关节功能。

3. 饮食护理

饮食应以高热量、高蛋白、高维生素、易消化的食物为主，忌生冷、肥甘厚腻的食品。酒类性热，又能通经活络，可酌情选用。行痹者可食荆芥粥、防风粥、豆豉、蚕蛹等以祛风通络、散寒除湿；痛痹者可食用羊肉当归汤、狗肉、乌头粥，或加用茴香、桂枝、生姜等调料以祛寒通络；着痹者宜常用扁豆、茯苓粥、薏苡仁粥、赤小豆粥等以健脾祛湿；风湿热痹者多用芹菜、绿豆、冬瓜、青菜等以清热除湿。痰瘀痹阻者宜食山楂、桃仁、陈皮、薏苡仁等祛瘀化痰。肝肾不足者宜食甲鱼、山药、枸杞子、鸭肉、芝麻、黑豆等补益肝肾的食品。

4. 情志护理

痹证病程缠绵，行动不便，不良情绪可加重疼痛的程度，故应积极给予情志疏导，消除悲观、忧伤情绪，增强治疗信心和对疼痛的耐受力，积极配合治疗。

5. 用药护理

严格按医嘱给药，祛风利湿药应在饭后服用。应用川乌、草乌、附子等有毒性的药物时，应从小剂量开始，逐渐加量，并先煎 30~60 分钟，以缓解毒性。应用全蝎、蜈蚣等药性峻猛、毒副作用较大的虫类药物，可研末装入胶囊内吞服。注意观察药物的疗效和反应，若出现唇舌发麻、头晕心悸、恶心等症状时，及时报告医生。用药酒治疗时注意有无酒精过敏反应。风寒湿痹者，中药汤剂宜饭后热服；热痹者，汤剂宜偏凉服。

6. 适宜技术

局部肿痛者可采用按摩、针刺、艾灸、熏洗、贴敷等方法，以疏通经络，缓解疼痛。风寒湿痹者可用坎离砂调醋热熨患处；或食盐、大葱数段，炒热后布包热熨患处；或贴狗皮膏、麝香止痛膏等。风湿热痹者可用双柏散、黄金散、四黄散等外敷；或用活地龙，加白糖适量捣烂，敷红肿处。也可进行针刺和艾灸，行痹、热痹用毫针泻法浅刺，并可用皮肤针叩刺；痛痹多灸，深刺留针。亦可用活血化瘀、消肿止痛的中药做离子导入治疗。穴位按摩上肢可选肩髃、曲池、尺泽、合谷等穴，下肢可选环跳、阳陵泉、足三里、三阴交、膝眼等穴。

（二）主要症状护理

痹证的常见症状有关节活动不利、关节肿痛、疲乏无力等，本节主要介绍关节活动不利的护理。

1. 评估患者活动受限的范围、持续时间、程度、受累关节及生活自理能力等，协助患者生活所需。必要时采取安全防护措施，防止跌倒及其他意外发生。

2. 注意防寒保暖，必要时佩戴手套、护膝、袜套、护腕等。

3. 晨起用力握拳再松开，交替进行 50~100 次（手关节锻炼前先温水浸泡）；床上行膝关节屈伸练习 30 次。卧床时保持关节功能位，行关节屈伸运动。协助患者进行关节被动锻炼。

4. 遵医嘱穴位按摩，取双侧膝眼、曲池、肩髃、足三里、解溪、阿是穴等。

5. 遵医嘱艾灸，悬灸阿是穴。

6. 遵医嘱采用局部温热疗法，如中药泡洗、中药熏洗、蜡疗等。

7. 遵医嘱中药离子导入。

8. 居室环境宜温暖向阳、通风、干燥，避免寒冷刺激。避免小关节长时间负重，避免不良姿势，减少弯腰、爬高、蹲起等动作。每日适当晒太阳，用温水洗漱。

9. 多与患者沟通，了解其心理状态，及时给予心理疏导。鼓励家属多陪伴患者，给予情感支持。

五、健康教育

1. 避免诱发本病的原因。如受寒、涉水冒雨、汗出当风等。注意防寒、保暖、防湿，随气温变化增减衣服。积极防治外感疾病，如感冒、扁桃体炎、牙龈炎等。

2. 宜高蛋白、清淡可口、易消化饮食。风寒湿痹者忌生冷饮食，热痹宜清淡食品，忌辛辣、肥甘等食物，可多饮水。

3. 调畅情志，保持心情舒畅。鼓励患者与他人多交流。指导其家属多陪伴患者，给予情感支持。

4. 根据病情进行适当的运动锻炼，活动量应循序渐进增加。

第二十七节　厥　证

一、概述

厥证是由于阴阳失调，气机逆乱所引起的，以突然昏倒、不省人事、四肢逆冷为主要临床表现的病证。轻者昏厥时间短暂，清醒后无偏瘫、失语、口眼㖞斜等后遗症；严重者则可一蹶不醒而导致死亡。

《内经》有关厥的记载甚详。从症状而言，其要点有二：一为突然昏厥，不知人事；二为手足厥冷。后世医家主要有两种学术观点：一是论外感病中的发厥；一是论内伤杂病的发厥。《景岳全书》总结明代以前对厥证的认识，提出以虚实论治厥证。此后医家对厥证的理论不断充实、完善，提出了气、血、痰、食、暑、酒、蛔等厥，并以此作为辨证的主要依据，指导临床实践。

西医学中的休克、中暑、低血糖症及血管迷走性晕厥等疾病，出现上述临床症状者，可参照本节辨证施护。

二、病因病机

厥证的发生，常在阴阳失调的基础上，由于情志内伤、饮食不节、体虚劳倦、亡血失精等诱发。病因虽多，但一般致病因素都较为明确。病患与心、肝、脾、肺、肾均有关系，病性有虚实之分。

本病基本病机为气机逆乱，升降失常，阴阳之气不相顺接。心主神明，心病则神明失用，而致昏厥。肝主疏泄，调畅气机，肝郁则全身之气皆郁，肝气逆则全身之气皆逆，气血并走于上则昏不知人，阳郁不达则四肢逆冷。肺脾气虚，清阳不升，气陷于下，血不上达，以致神明失主，而发为厥证。肾为元气之根，肾中真阴真阳不能上注，导致神明失养，可发为厥证。病因病机见图1－27。

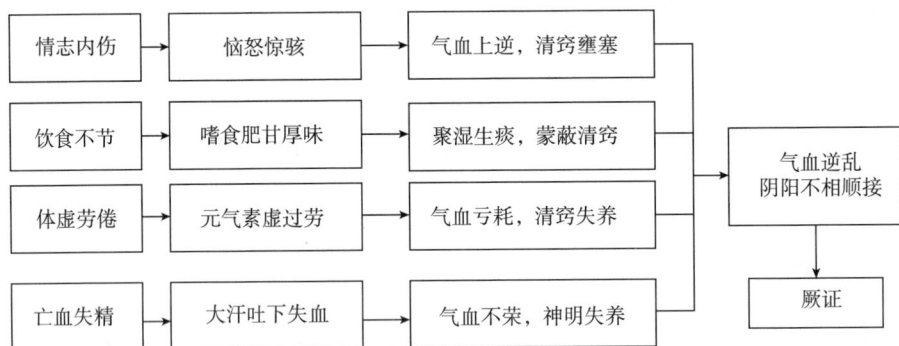

图1－27　厥证病因病机示意图

三、常见证型

（一）气厥

1. 实证

【临床症状】由精神刺激而发作，突然晕倒，不省人事，口噤握拳，或呼吸气粗，四肢厥冷，舌苔薄白，脉伏或沉弦。

【辨证分析】忧思郁怒，情志刺激，使肝郁不舒，肝失条达，气机上逆，壅阻心胸，内闭神机，故见突然晕倒，不省人事，口噤握拳；由于肝气上逆，闭郁胸中，肺气不得宣达，则呼吸气粗；阳气被郁，不能外达四末，故见四肢厥冷；

阳气内闭于内则脉伏,肝气郁滞则脉沉弦。

【施护法则】开窍,顺气,解郁。

【代表方】通关散合五磨饮子加减。

2. 虚证

【临床症状】发病前有明显的情绪紧张、恐惧、疼痛或站立过久等诱发因素,发作时眩晕昏仆,面色苍白,呼吸微弱,汗出肢冷,舌淡,脉沉细微。

【辨证分析】由于素体虚弱,气血不足,又因悲恐、惊吓或疲劳过度,中气下陷,清阳不升,气机不相顺接,神明失养,因而出现眩晕昏仆,面色苍白,中气不足则呼吸微弱;阳气虚衰,不能敷布于外,故见肢冷不温;气虚则腠理不固,津液外泄,则汗出不止;舌淡,脉沉细微,均为正气不足之象。

【施护法则】补气,回阳,醒神。

【代表方】生脉注射液或参附注射液合四味回阳饮加减。

(二) 血厥

1. 实证

【临床症状】多因急躁恼怒而发,突然昏倒,不省人事,牙关紧闭,面赤唇紫,舌质红,苔薄黄,脉沉弦。

【辨证分析】急躁恼怒使肝气上逆,血随气升,并走于上,瘀阻清窍,蒙蔽神明,因而突然昏倒,不省人事,牙关紧闭;面赤唇紫,舌质红,苔薄黄,脉沉弦,皆为气逆血瘀于上之象。

【施护法则】开窍活血,顺气降逆。

【代表方】通瘀煎加减。

2. 虚证

【临床症状】因失血过多而发,突然晕厥,面色苍白,口唇无华,四肢震颤,自汗肢冷,目陷口张,呼吸微弱,舌质淡,脉芤或细弱无力。

【辨证分析】平素气血亏虚,如因外伤失血,或崩漏不止,或其他疾病引起出血,则阴血更虚,血虚不能上荣于脑,故突然晕厥;血脉不充,则面色苍白,口唇无华;气血亏虚不能达于四末,筋失所养,血虚生风,则四肢震颤;失血过多,阳气亦虚,正气不固,故自汗肢冷,目陷口张,呼吸微弱;舌质淡,脉芤或细弱无力,皆为失血过多而伤阴之象。

【施护法则】益气养血。

【代表方】急用独参汤灌服，继服人参养荣加减。

（三）痰厥

【临床症状】素有咳喘宿痰，恼怒或剧烈咳嗽后突然昏厥，喉有痰声，或呕吐涎沫，胸闷，呼吸气粗，舌苔白腻，脉沉滑。

【辨证分析】由于平素多湿多痰，复因恼怒气逆，或外感六淫之邪，引动伏痰，痰随气升，气因痰阻，上闭清窍，故突然昏厥；痰阻气道，痰气互相搏击，故喉有痰声，呕吐涎沫；由于痰浊阻滞，气机不畅，则胸闷，呼吸气粗；舌苔白腻，脉沉滑，均为痰气内阻之象。

【施护法则】行气豁痰。

【代表方】导痰汤加减。

（四）食厥

【临床症状】暴饮暴食后突然昏仆，脘腹胀满，舌苔厚腻，脉滑实。

【辨证分析】由于饮食不节或暴饮暴食，损伤脾胃，食积不化，脾不升清，胃不降浊，气逆于上，闭塞清窍，故突然昏仆；饮食停滞于中焦，则脘腹胀满；苔厚腻，脉滑实，均为食滞不化，浊气不降的表现。

【施护法则】消食和中。

【代表方】昏厥时若在食后不久，应先用盐汤探吐以去实邪，再以神术散合保和丸加减。

四、护理

（一）辨证施护

1. 生活起居

病室安静，光线不宜过强，温湿度适宜。必要时设床栏和约束性保护。为患者做好洗漱、进食、二便、个人卫生等各项护理。张口呼吸和眼睑不能闭合者，可用生理盐水湿纱布敷口鼻或遮盖双眼，保持湿润。注意保持皮肤清洁、干燥，定时冲洗会阴，防止发生压疮及泌尿系感染。若病情好转，逐步帮助患者恢复生活自理能力。

2. 病情观察

厥证发作时，立即平卧，头偏向一侧，解开衣领，清除口腔内异物及分泌物，保持呼吸道通畅，测心率、脉搏、血压，给氧。现场进行急救，迅速做好气管切开准备等。肢体抽搐者，不可按压，防止骨折。详细观察厥证发作的持续时间及伴随症状，及时配合抢救和护理。

3. 饮食护理

向患者及家属讲解饮食调养的重要性，并介绍调养方法，选择适当饮食，不宜过饥过饱。厥证发作时应暂禁食，忌辛辣、肥甘厚味之品，避免饮酒、浓茶、咖啡等刺激性食物。因气虚、血虚或低血糖等原因而致厥脱者，可多食瘦肉、蛋类、乳类等血肉有情之品，或选用黄芪、党参粥、当归羊肉汤等；气厥实证者可常食金橘饼以理气解郁；痰厥者可多给予柑橘、枇杷、莲子、白萝卜、山药等食物以健脾化痰、理气和胃。

4. 情志护理

多与患者及家属交流，了解其心理状态，鼓励家属亲朋关心体贴患者。切忌在患者面前议论病情，避免恼怒、激动、抑郁等不良刺激。如突遭惊吓而发厥证者，应安慰患者，消除其紧张恐惧心理。对癔症性晕厥，适当使用暗示疗法，可停止发作。因过度悲痛、抑郁而发病者，应鼓励患者发泄情绪。

5. 用药护理

严格遵医嘱给药，药物可鼻饲。气厥虚证者可静脉滴注参麦注射液或参附注射液，以回阳救逆。气厥实证者可服苏合香丸，也可用佛手、陈皮泡茶频服。血厥实证者可吞服羚羊角粉、牛黄清心丸。血厥虚证者可服独参汤，以益气摄血。痰厥者频服竹沥水，可口服或鼻饲安宫牛黄丸。中药汤剂宜温服，可少量、多次口服或鼻饲。食厥者可用盐汤探吐以祛时邪。

6. 适宜技术

实证者针刺人中、涌泉等穴。血厥实证可针刺十宣放血。虚证者灸百会、膻中、关元，针刺内关，以回阳救逆。气厥实证及痰厥可用搐鼻散取嚏，促其苏醒。痰厥者配合针刺天突、丰隆等穴以豁痰开窍。

（二）主要症状护理

厥证的常见症状有肌肉无力、意识障碍、四肢厥冷等，本节主要介绍肌肉无力的护理。

1. 起居有时，避免劳累，卧床休息为主。

2. 做好各项基础护理，满足患者生活所需。

3. 根据病情指导并协助功能锻炼，防止肌肉萎缩。病情稳定后适量运动，循序渐进。

4. 注意安全，做好预防措施防止跌倒。

5. 遵医嘱艾灸，取气海、关元、足三里、三阴交等穴。

6. 遵医嘱穴位贴敷，取肾俞、脾俞、足三里等穴。

五、健康教育

1. 保持情绪稳定乐观，避免各种诱发因素，适当进行体育锻炼，增强体质。

2. 饮食有节、清淡、营养丰富、易消化，忌食肥甘、油腻、生冷、辛辣之品，戒烟酒。注意保持大便通畅。起居有常，作息定时，保证充足睡眠，避免过劳。

3. 若出现头晕、恶心、面色苍白、注意力不集中、出汗、打哈欠等厥证发作先兆症状时，家属切勿惊恐，保持情绪稳定，立即让患者平卧，头侧向一边，以缓解症状，防止昏厥发生。

第二十八节　脱　证

一、概述

脱证是因邪毒侵扰，脏腑败伤，气血受损，阴阳互不维系而致的以突然汗出、目合口开、四肢厥冷、二便自遗、脉细微欲绝，甚则神昏为主要临床表现的急危病证。本证多见于各种病变的危重阶段。

"脱"之名首见于《内经》，如《素问·阴阳应象大论》曰："厥气上行，满脉去形。"《难经》将脱证分为阴脱和阳脱。《景岳全书·厥逆》中曰："气血并走于上，则阴虚及于下，而神气无根，是即阴阳之气相离之候，故致厥脱。"

西医学的各种原因如失血、创伤、中毒，以及心源性、代谢性所引起的休克，可参照本节辨证施护。

二、病因病机

脱证的病因主要有外感六淫、内伤七情、伤津失血、汗吐下太过、剧痛、中毒或久病体虚等。基本病机为正气耗竭，脏腑功能失调。病位虽与五脏有关，但以心、肾为主。病因病机见图 1 - 28。

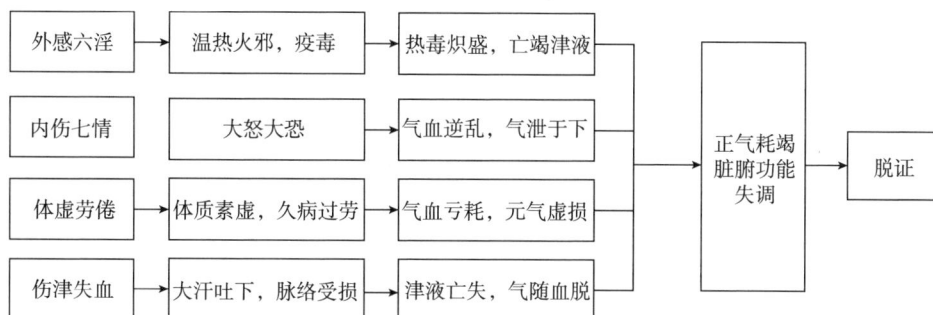

图 1 - 28　脱证病因病机示意图

三、常见证型

1. 气脱

【临床症状】眩晕昏仆，面色苍白，汗出肢冷，舌淡，脉沉细微。

【辨证分析】气脱则清阳不升，头目失养，故眩晕昏仆；气脱阳微，阳微寒甚之极，故面色苍白，肢冷；气脱则肌表不固，故汗出；气脱无力鼓动血脉，血不上荣于舌故见舌淡，运血无力故脉沉细微。

【施护法则】益气固脱。

【代表方】独参汤。

2. 血脱

【临床症状】呕血、咯血、便血或外伤出血量多，突然昏厥，面色苍白，口唇失华，四肢厥冷，自汗肤冷，舌质淡，脉芤或细数微。

【辨证分析】血不能上荣于面，故面色苍白，口唇失华；由于血能藏气，当血液大量亡失之时，气乃随之外脱，气脱阳亡，不能温煦四末，故见四肢厥冷；不能温固肌表，故见自汗肤冷；神随气散，神无所主，故昏厥；舌质淡，脉芤或细数微，皆为失血亡阳气脱之象。

【施护法则】补气养血。

【代表方】人参养荣汤。

3. 阴脱

【临床症状】多汗，其汗热如油，尿少色黄，面色苍白或潮红，发热，口渴喜饮，烦躁，心悸，舌干红少苔，脉虚细而疾，或沉微欲绝。

【辨证分析】阴液欲绝，故见多汗，其汗热如油，尿少色黄；虚热内扰，故见发热，面色苍白或潮红，口渴喜饮；心神所扰，故见烦躁，心悸；舌干红少苔，脉虚细而疾，或沉微欲绝，均为阴亏内热之征。

【施护法则】救阴固脱。

【代表方】参麦饮。

4. 阳脱

【临床症状】神情淡漠，精神萎靡，气促息微，冷汗如珠，面色㿠白，口唇晦黯，四肢厥逆，畏寒蜷卧，尿少或遗尿，下利清谷，舌淡苔白润，脉沉微绝。

【辨证分析】元阳衰微，心神耗散，故见神情淡漠，精神萎靡，气促息微；阳气虚极，气不摄津，故见冷汗如珠；阳气欲脱，失于温煦，故见面色㿠白，口唇晦黯，四肢厥逆，畏寒蜷卧；摄纳不固，则尿少或遗尿，下利清谷；舌淡苔白润，脉沉微绝，均属阳气暴脱之征

【施护法则】回阳固脱。

【代表方】参附汤。

四、护理

（一）辨证施护

1. 生活起居

病室宜安静舒适，避免强光、噪音等不良刺激。重症患者应安置于抢救室或监护室内，备各种急救物品和药品。患者取休克卧位，头偏向一侧，保持呼吸通畅。注意保暖，做好口腔护理和眼睛护理。尿失禁者予留置导尿并定时冲洗膀

脱。大便失禁者保持肛周皮肤清洁、干燥，预防压疮的发生。

2. 病情观察

密切观察体温、脉搏、呼吸、血压的变化，以及面色、肤温、汗出、舌象等情况，观察静脉输液情况。给予氧气吸入，正确记录24小时出入量。若生命体征异常，出现心悸、水肿、喘促、尿闭、呼吸微弱、脉沉细微或结代，或出现四肢厥冷、大汗淋漓、不省人事等危象时，应立即报告医生，配合抢救。

3. 饮食护理

高热昏迷者予以禁食。一般患者给予营养丰富、易消化的流质或半流质饮食，防止呛咳。阴阳俱脱，口渴欲饮者，可频服淡盐水、参汤或果汁等饮料。病情稳定后，可给予扁豆、蚕豆、莲子、大枣、牛羊肉等补气养阴之食品。

4. 情志护理

安定患者情绪，切忌在患者面前议论病情，注意静养。做好患者家属的劝慰工作。

5. 用药护理

迅速建立有效的静脉输液通道，以利于急救给药补液。在使用血管活性药物时，要密切关注血压的动态变化。服用四逆汤、参附汤后，患者宜卧床休息。在静脉注射参附注射液的过程中应严格监测血压及心率（律）的动态变化，并注意附子的毒性作用。若出现乌头碱中毒的表现，应立即停药，及时报告医生配合处理。

6. 适宜技术

发作时可针刺百会、关元、内关等穴。阳脱者可针刺或指掐人中、十宣、涌泉等穴位。亦可选用艾灸法，选百会、膻中、神阙、关元、气海，灸至脉复汗出为止。四肢不温汗出者，可予四肢放置热水袋等保暖，艾灸关元、三阴交、十宣放血。尿潴留者，可予针灸、热敷或点按关元、中极等穴。

（二）主要症状护理

脱证的常见症状有昏迷、二便失禁、汗出等，本节主要介绍昏迷的护理。

1. 密切观察神志、瞳孔、心率、血压、呼吸、汗出等生命体征等变化，及时报告医生，配合抢救。

2. 保持病室空气流通，温湿度适宜，保持安静，避免人多惊扰。

3. 取适宜体位，避免引起颅内压升高的因素，如头颈部过度扭曲、用力，保持呼吸道通畅等。

4. 定时变换体位，用温水擦身，保持局部气血运行，预防压疮发生。

5. 眼睑不能闭合者，覆盖生理盐水纱布或涂金霉素眼膏；遵医嘱取藿香、佩兰、金银花、荷叶等煎煮后做口腔护理。

6. 遵医嘱鼻饲流质饮食，如肠外营养液、匀浆膳、混合奶、米汤等。

7. 遵医嘱留置导尿，做好尿管护理。

8. 遵医嘱给予醒脑开窍药枕，置于患者枕部，借中药之辛散香窜挥发性刺激头部腧穴，如风池、风府、哑门、大椎等。

五、健康教育

1. 避免诱因。起居有常，注意四时气候变化，随气温冷暖增减衣被，防寒保暖，避免外邪侵袭。增强体质，适当进行锻炼。

2. 注意饮食有节，忌肥甘、辛辣、暴饮暴食，戒烟忌酒。

3. 注意调节情志，保持乐观情绪，消除顾虑及烦忧，避免情志过激。

4. 积极治疗原发病，按时服药，定期门诊检查。

【复习思考题】

请分析以下案例，回答后面的问题。

1. 郭某，女，46岁，农民。双膝关节酸痛，肿胀，活动受限5天。自诉5天前因外出感受风寒出现双膝关节酸痛，疼痛部位游走不定，关节屈伸不利，伴见恶风发热。查体：双膝关节肿胀，局部皮温较高，压痛明显，舌苔薄白，脉浮。

要求：①病情分析（何病何证）。②如何做好护理。

2. 赵某，男性，43岁，已婚，司机。因车祸伤2小时急诊入院治疗。测T 38.3℃，P 136次/分钟，R 32次/分，BP 75/53mmHg，CVP 0.4kPa。患者极度烦躁、面色苍白、肢体冰凉。自诉全腹剧烈疼痛。查体：全腹明显压痛、反跳痛、腹肌紧张，以左上腹为甚。1小时尿量7mL，舌质淡，脉细数微。实验室检查：血WBC 25×10^9/L。腹腔穿刺抽出食物残渣和气体，腹部X线检查显示膈下游离气体。患者表情极度痛苦，情绪紧张。

要求：①病情分析（含病位、病性）。②做出辨证。③如何做好护理。

3. 刘某，女，66 岁。慢性咳嗽连续 10 余年，进 3 年来，咳嗽咳痰加重，痰液白色稀薄不易咳出，咳则心跳气促，难以平卧，食欲不振，大便稀薄，尿量少，怕冷，面唇青紫，舌胖质黯，苔白滑，脉沉细且下肢凹陷性水肿。

要求：①病情分析（含病位、病性）。②做出辨证。③如何做好护理。

4. 闵某，女，70 岁，退休。反复阵发性心悸 3 年，加重 6 个月，伴手掌麻木 2 个月。自诉 3 年前无明显诱因出现心悸，持续时间为 1~2 分钟，休息后可缓解。2 个月前无明显诱因出现双侧手掌麻木，夜间醒后明显，活动后麻木感消失。查：正常面容，心悸，头晕，手掌麻木，腰痛，大便溏，纳差。舌质淡，舌体胖大，苔白厚，脉濡、缓。

要求：①病情分析（含病位、病性）。②做出辨证。③如何做好护理。

5. 肖某，女，84 岁，退休。反复胸闷胸痛心慌气促 10 年，再发伴头晕 3 天。自述 10 年前开始出现左胸前区憋闷、疼痛、气促，活动或劳累后症状加重，经休息可缓解，某医院诊断为"冠心病、心绞痛、心功能不全"，予单硝酸异山梨酯、复方丹参滴丸护心扩冠、活血化瘀中成药等，症状可缓解，但疗效不佳。3 天前再次出现胸闷痛心慌气促加重，胸痛彻背，双下肢轻度水肿，伴头晕，纳少乏力，动则尤甚。查：慢性病容，形体肥胖，头昏，肢体麻木，步态不稳，舌暗红，苔白腻，脉滑。

要求：①病情分析（含病位、病性）。②做出辨证。③如何做好护理。

6. 万某，男，75 岁，退休工人。发现血压升高 20 多年，平素常感眩晕头痛，耳鸣面赤，腰腿酸软，突然发生口眼歪斜，口角流涎，语言謇涩，左半身不遂，舌体歪斜颤动，舌质红，舌苔黄腻，脉弦细数，被家人紧急送入医院。

要求：①病情分析（含病位、病性）。②做出辨证。③如何做好护理。

7. 钟某，男，69 岁，退休职工。排尿困难 2 年。自诉 10 余天前无明显诱因出现排尿不畅，尿胀，排尿费力，伴有血尿、尿痛，尿流滴沥且不成线。曾在当地医院治疗（具体用药不详）。但疗效不佳。现症见：排尿困难、费力，排尿时间延长，尿胀，伴有血尿、尿痛，尿流滴沥分叉且不成线，精神、食纳尚可，舌质紫红，脉涩。

要求：①病情分析（含病位、病性）。②做出辨证。③如何做好护理。

8. 患者，男，56 岁，工人。病史：多饮多尿多食半年。近 10 年来常感头晕头痛，经检查诊断为"高血压"，服用西药"尼莫地平"控制血压。半年前出现口渴多饮，纳食增加，小便量多等症。现见尿频量多，浑浊如脂膏，腰膝酸软，头晕耳鸣，口干唇燥，皮肤干燥，舌红少苔，脉细数。

要求：①病情分析（含病位、病性）。②做出辨证。③如何做好护理。

第二章　中医外科病证护理

> 【学习目标】
>
> 识记：所列常见病的病名，常见病常见证型的施护法则、方药。
>
> 理解：各种常见病的病因、辨证分析。
>
> 运用：运用护理措施开展辨证施护。

外科病证大多发生于体表，病证范围较广，病证较多，易于诊断，本章选择其中9种常见的病证进行阐述。

案例导入

案例：尹某，女，17岁，于2015年7月19日就诊。臀部肿痛3天。自诉3天前食用煎炸食物后，臀部出现高出皮肤的肿块，光软无头，红肿疼痛，直径约为8cm，触摸感到发热发硬，伴神疲乏力，口渴，舌质红，苔黄，脉弦。

提问：该患者所患何病？是何证型？为减轻患者的临床症状，该如何护理？

第一节　疮　疡

疮疡是各种致病因素侵袭人体后引起的体表化脓性疾病的总称，分为急性和慢性两大类。其常见致病因素为外感（外感六淫邪毒、感受特殊之毒、外来伤害等）和内伤（情志内伤、饮食不节、劳伤虚损等）。外邪引起的疮疡，以热毒、火毒最常见，多属阳证；内伤引起的疮疡，大多因虚致病，多属阴证。主要的病理变化为各种致病因子侵袭人体后，影响气血运行，引起气血凝滞，营卫不和，经络阻塞，继则热盛肉腐，肉腐为脓，甚者毒邪炽盛，影响或侵犯脏腑，导致脏腑功能失调，危及生命。其辨证施治的总则为消、托、补。即初期尚未成脓时，用消法使之消散；中期脓成不溃或脓出不畅，用托法以托毒外出；后期体质虚弱者，用补法以恢复正气，使疮疡早日愈合。中医外科疮疡疾病包括疖、疔、痈、发、有头疽等。相当于西医学的"外科感染"。

疖

一、概述

疖是指发生在肌肤浅表部位、范围较小的急性化脓性疾病。其临床特点是肿势局限，范围小于3cm，突起根浅，色红，灼热，疼痛，易脓、易溃、易敛。本病四季可发生，但多发于酷热夏（暑）秋季节。

疖好发于头、面、枕、臀部，根据病因和证候不同分有头疖、无头疖、蝼蛄疖、疖病等。《诸病源候论·疖候》曰："肿结长一寸至二寸，名之为疖，亦如痈热痛，久则脓溃，捻脓血尽便瘥。"《医宗金鉴·外科心法要诀》认为，发生于项后的称发际疮，发于臀部的称坐板疮。

西医学的单个毛囊及其皮脂腺或汗腺的急性化脓性炎症等以局部皮肤红肿疼痛为主症者，均可参照辨证施护。

二、病因病机

疖的病因主要为感受暑毒、内郁湿火、脓毒潴留。主要病机是热毒郁结，气血郁阻于肌肤所致。病理性质多属于阳证、实证、热证。病位在皮肤浅表部位。病因病机见图2-1。

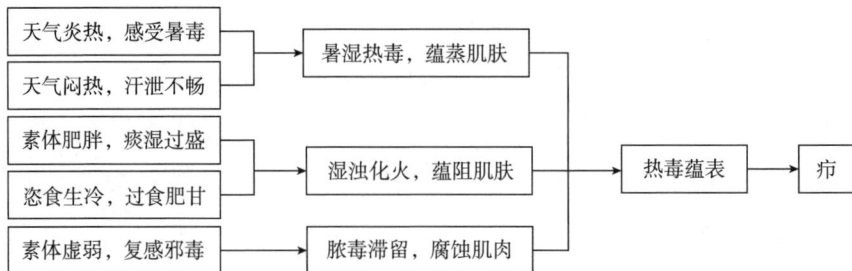

图2-1 疖病因病机示意图

三、常见证型

1. 热毒蕴结

【临床症状】多见于气实火盛患者，好发于项后发际、背部、臀部。轻者疖肿1~2个，多则散发全身，或簇集一处，或此愈彼起；伴发热，口渴，溲赤，便秘；舌苔黄，脉数。

【辨证分析】感受热毒之邪，蕴于肌肤以致营卫不和，经络阻隔，气血凝滞，故见疖肿；热毒内蕴，故发热，口渴，溲赤，便秘；苔黄，脉数，均为火毒蕴结之象。

【施护法则】清热解毒。

【代表方】五味消毒饮合黄连解毒汤加减。

2. 暑湿浸淫

【临床症状】多发于夏秋季节，以小儿及产妇多见。局部皮肤红肿结块，灼热疼痛、根脚浅、范围局限。伴发热，口干，便秘，溲赤等；舌红，苔薄腻，脉滑数。

【辨证分析】暑湿热毒之邪蕴阻肌肤而成暑疖；暑湿蕴遏，则红肿热痛；热不得泄，湿热内郁则发热，口干，便秘，溲赤；舌红，苔薄腻，脉滑数，均为湿热蕴结之象。

【施护法则】清暑化湿解毒。

【代表方】清暑汤加减。

3. 体虚毒恋，阴虚内热

【临床症状】疖肿散发于全身各处，此愈彼起。疖肿较大，易转变成有头疽；常伴口干舌燥；舌质红，苔薄，脉细数。

【辨证分析】正气虚损则卫外不固，易感受邪毒而致皮肤疖肿；气血不足，不能酿化，故脓水稀少；正虚毒恋，故迁延不愈；口干舌燥，舌红，脉细数，为阴虚内热之象。

【施护法则】养阴清热解毒。

【代表方】仙方活命饮合增液汤加减。

4. 体虚毒恋，脾胃虚弱

【临床症状】疖肿泛发全身各处，成脓、收口时间均较长，脓水稀薄，常伴面色萎黄，神疲乏力，纳少便溏，舌质淡或边有齿痕，苔薄，脉濡。

【辨证分析】正气虚损而卫外不固，无力抗邪，感受邪毒而致疖肿；脾胃为气血生化之源，其虚弱致气血不足，故脓水稀薄；面色萎黄，神疲乏力，纳少便溏，舌淡有齿痕，苔薄，脉濡，均为脾胃虚弱之象。

【施护法则】健脾和胃，清化湿热。

【代表方】五神汤合参苓白术散加减。

四、护理

(一) 辨证施护

1. 生活起居

保持室内凉爽，清洁，安静，温湿度适宜，切忌在阳光下暴晒，尤其是炎热的夏秋季节。注意个人卫生，保持皮肤清洁干燥，衣服以宽大柔软舒适、棉质为宜。禁忌用手挤压、搔抓、碰撞、挑剔疖肿。

2. 病情观察

注意观察有无发热、恶寒症状。观察疮形颜色，局部肿势，脓水的量、色、疼痛程度等；放置引流者，注意观察引流是否通畅。消渴患者需观察血糖变化，指导合理用药及饮食，以调控血糖。若出现高热、烦躁等，及时报告医生。

3. 饮食护理

饮食以清淡宜消化为原则。宜多饮水及清凉饮品，忌辛辣、油腻、刺激之品。

热毒蕴结与暑热浸淫者，宜食清凉流质及半流质饮食，如蒲公英粥、绿豆薏苡仁粥，以解毒清热利湿。脾胃虚弱者，宜进温热、富有营养、易消化的饮食，如莲子粥、山药粥。消渴者，指导合理饮食，宜进食含糖量少的食物，如瘦肉、蔬菜。便秘者，宜进食富含纤维素及润肠通便的食物，如粗粮、水果。

4. 情志护理

关心体贴患者，根据不同的心理状态给予疏导。出现疖病、蝼蛄疖时，应帮助其树立战胜疾病的信心。

5. 用药护理

清热解毒药煎熬时间宜短，宜凉服；脾胃虚弱者，宜温服。敷药范围应大于创面，箍围敷药宜保持湿润，调敷时干湿要适宜。应用油膏制剂时，涂在疮的周围，不应堵塞疮的中心部位。使用掺药者，不能撒在正常皮肤上，并观察局部用药后的反应。若皮肤出现过敏者，立即停药并报告医生。

6. 适宜技术

在溃烂化脓的疮口周围，用毫针点刺后，再拔火罐以泻火解毒，消肿排脓，或取委中穴，三棱针点刺放血。实证者耳尖部三棱针点刺放血，大椎穴刺络拔罐，脊背第一胸椎至第九胸椎两侧刮痧以泻火解毒；虚证者取内分泌、心、肺、脾等耳穴贴压以扶正祛邪。

7. 外治法护理

初起疖肿小者用千捶膏盖贴或三黄洗剂外搽；大者用金黄散或玉露散，用具有清热解毒作用的中药液（汁），如金银花露、紫金锭水等调成糊状，外敷。成脓者宜切开排脓，九一丹、太乙膏盖贴；深者用药线引流。脓尽用生肌散或白玉膏收口。

（二）主要症状护理

本病的常见症状有局部皮肤红肿疼痛，伴有发热、口干、便秘等症状，本节主要介绍皮肤红肿的护理。

1. 衣着宽大柔软舒适、棉质为宜，保持皮肤清洁干燥。

2. 禁忌用手挤压、搔抓、碰撞、挑剔疖肿部位。

3. 选择适宜的中医护理技术，如中药外敷、耳穴贴压以减轻红肿不适。

4. 引流处理：当疖出现脓头或脓肿有波动时，应及时引流，保持引流通畅。

五、健康教育

1. 保持室内空气流通、凉爽，避免在阳光下暴晒。

2. 注意劳逸适度，加强营养，合理饮食，夏秋季节多饮水或清凉饮料，忌辛辣助热生火之物。

3. 注意个人卫生，保持皮肤清洁。

4. 消渴病或体质虚者，应及时就医治疗。

痈

一、概述

痈是指发生在体表皮肉之间的急性化脓性疾病。临床特点是局部光软无头，红肿疼痛（少数初起皮色不变），肿胀范围多在 6~9cm，发病迅速，易肿，易脓，易溃，易敛，或伴有恶寒、发热、口渴等全身症状。一般不会损伤筋骨，也不易造成内陷。

临床上有内外之分，病变部位在脏腑者为内痈，在体表者为外痈。因其发病部位不同，名称各异，如颈痈、腋痈、脐痈。《灵枢·痈疽》曰："营卫稽留于经脉之中，则血泣而不行，不行则卫气从之而不通，壅遏不得行，故热。大热不止，热胜则肉腐，肉腐则为脓，然不能陷，骨髓不为焦枯，五脏不为伤，故命曰痈。"

西医学的皮肤浅表脓肿、急性化脓性淋巴结炎等，均可参照本病辨证施护。

二、病因病机

痈之病因为外感六淫邪毒，或皮肤外伤感染毒邪，或过食膏粱厚味，聚湿生浊，邪毒湿浊留阻肌肤，郁结不散，使营卫不和，气血凝滞，经络壅遏，化火为毒而成。病因病机见图 2-2。

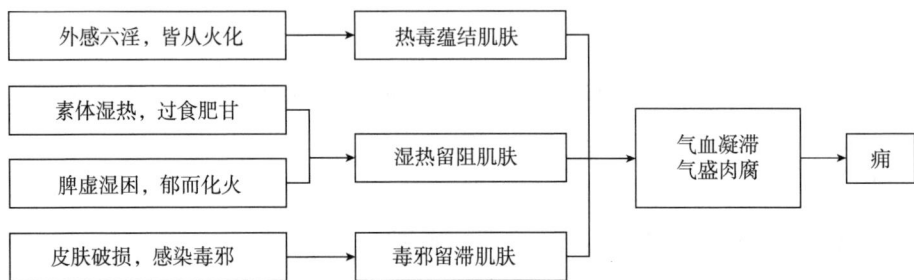

图 2-2　痈病因病机示意图

三、常见证型

1. 火毒凝结

【临床症状】多见于初起阶段，局部突然肿胀，光软无头，迅速结块，逐渐肿大，高肿发硬；伴恶寒发热，头痛，口渴，泛恶；舌苔黄腻，脉弦滑或洪数。

【辨证分析】外邪侵体，邪郁化火，或过食膏粱厚味，湿热火毒内蕴，故发病迅速，局部肿胀，光软无头；气血凝滞，邪热壅聚，则红肿热痛，迅速结块；邪在卫表，营卫失和，则恶寒发热；苔黄腻，脉弦滑，均为火毒凝结之象。

【施护法则】解毒消肿，活血止痛。

【代表方】仙方活命饮加减。

2. 热盛肉腐

【临床症状】多见于成脓阶段，局部红热明显，肿势高突，疼痛剧烈，痛如鸡啄，溃后脓出则肿痛消退；舌红，苔黄，脉数。

【辨证分析】热毒壅盛，火邪阻于皮肉之间，腐肉成脓，则局部红肿明显，肿势高突，疼痛剧烈，痛如鸡啄，溃后脓出则肿痛消退；舌红，苔黄，脉数，均为热盛之象。

【施护法则】和营清热，透脓托毒。

【代表方】仙方活命饮合五味消毒饮加减。

3. 气血两虚

【临床症状】多见于溃后阶段，脓水稀薄，疮面新肉不生，色淡红不鲜或暗红，久不愈合。伴面色无华，神疲乏力，纳少，舌质淡胖，苔少，脉沉细无力。

【辨证分析】脾主肌肉，脾胃虚弱，气血不化，腐肉难去，新肉难生，则脓水稀薄、疮面久不愈合；脾失健运，气血不达，则面色无华，神疲乏力，纳少；舌质淡胖，苔少，脉沉细无力，均为气血两虚之象。

【施护法则】益气养血，托毒生肌。

【代表方】托里消毒散加减。

四、护理

1. 生活起居

保持病室清洁，空气清新，温湿度适宜。注意个人卫生，皮肤清洁干爽。切勿用手搔抓、挤压等。有全身症状者宜卧床休息。

2. 病情观察

注意观察疼痛程度，是否伴发热；观察局部肿胀范围、皮肤色泽、脓腐的量、色泽等；高热时及时给予物理降温或药物降温。

3. 饮食护理

饮食宜清淡，多食新鲜水果及蔬菜。实证者，多食绿豆汤、菊花茶等清凉解毒之品；虚证者，多食营养丰富的牛奶、鸡蛋等；脾胃虚弱者，宜食红枣粥、薏苡仁粥等。

4. 情志护理

关心体贴患者，开导并经常与之交谈，耐心讲解病因及治疗过程，使其了解病情，积极配合治疗。

5. 用药护理

中药汤剂宜温热服用，清热解毒剂宜凉服。外敷膏药时，要紧贴患处，药膏范围大于炎症直径 3~5cm；脓出不畅，若袋脓者，可据情况配合使用垫棉法或扩疮法。颈痈早期忌用苦寒冰伏之剂治疗。

6. 适宜技术

患处疼痛较重者，用紫花地丁、苍耳草、半枝莲等洗净，捣烂外敷，或针刺大椎、合谷、曲池以清泄热毒。或取内分泌、肾上腺、交感、肝、脾、耳背肝、耳背脾等耳穴埋豆，以消肿止痛。痈之初期，取阿是穴或痈之顶部，隔蒜灸。或局部用黄连、大黄、乳香、没药，诸药研末，醋调外敷，绷带固定。或用毫针刺法，颈痈取肩井、风池、委中等穴；臀痈取膈俞、委中、大肠俞等穴，用强刺激手法。也可用刺血拔罐疗法，取大椎并配合病灶近部或远部取穴，用三棱针在所选穴位处点刺，然后以闪火法或抽吸法拔罐，一般以出血 3mL 为宜，若血出如涌，应立即去罐。

7. 外治护理

初起用金黄膏外敷，热盛者用玉露膏或太乙膏外敷，掺药用红灵丹或阳毒内消散。成脓则宜切开排脓。溃后用药线蘸八一丹插入疮口，外盖金黄膏，待肿势消退，改用红油膏盖贴。有袋脓者先用垫棉法加压包扎，如无效则扩创引流。

五、健康教育

1. 养成良好的生活习惯，起居有常，劳逸结合，保持局部皮肤清洁。
2. 饮食宜清淡、富营养、易消化，忌食辛辣、肥甘厚味、鱼腥发物及烟酒。

3. 保持情绪平和,避免七情致病。

4. 伴有消渴等慢性病者,应积极治疗。

有头疽

一、概述

有头疽是发生在肌肤间的急性化脓性疾病。其临床特点是初起皮肤上有粟粒样脓头,焮热红肿疼痛,迅速向深部及周围扩散,脓头相继增多,溃烂后状如莲蓬、蜂窝,肿块范围常在 10cm 以上。好发于中、老年人及消渴病患者。

本病多发于项后、背部,易出现内陷之证。根据部位不同而有不同病名,如脑疽、发背、膻中疽等。《五十二病方》有"肉疽倍黄芪"的记载。《灵枢·痈疽》曰:"何谓疽……热气淳盛,下陷肌肤,筋髓枯,内连五脏,血气竭,当其痈下,筋骨良肉皆无余,故命曰疽。"

西医学发生于肌肤间的急性化脓性疾病,均可参照本病辨证施护。

二、病因病机

有头疽之病因为外感风温、湿热、火毒之邪,内有脏腑蕴毒,内外邪毒互相搏结,凝聚肌表,以致营卫不和,气血凝滞,经络阻隔而成。病机特点为营卫不和,气血凝滞。病理性质有实证、虚证之分。病位在肌肤。病因病机见图 2-3。

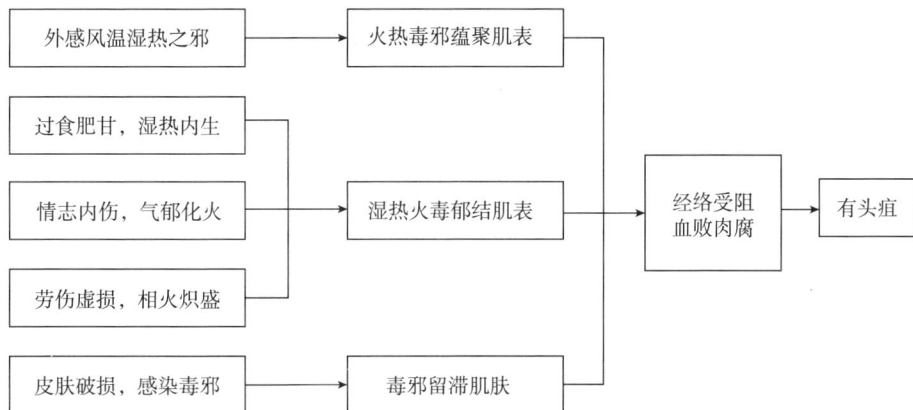

图 2-3 有头疽病因病机示意图

三、常见证型

1. 火毒蕴滞

【临床症状】肿块色红灼热，根脚收束，迅速化脓脱腐，脓出黄稠；伴发热，口渴，尿赤；舌苔黄，脉数有力。

【辨证分析】火毒蕴结肌肤，则局部红赤灼热；邪热壅聚，经络阻塞，气血凝滞，故肿胀疼痛；气血充盛，能约束毒邪，故疮形根脚收束，迅速化脓脱腐，脓出黄稠；发热，口渴，尿赤，舌苔黄，脉数有力，皆为火毒内盛之象。

【施护法则】清热泻火，和营托毒。

【代表方】黄连解毒汤合仙方活命饮加减。

2. 湿热壅滞

【临床症状】局部症状与火毒蕴滞相同，伴全身壮热，朝轻暮重，胸闷呕恶，舌苔白腻或黄腻，脉濡数。

【辨证分析】热毒内蕴，故局部症状同火毒蕴滞证，湿热郁蒸，故壮热；湿邪为患，重浊黏腻，故朝轻暮重；湿热蕴结脾胃，受纳运化失职，故胸闷呕恶；舌苔白腻或黄腻，脉濡数，为湿热内盛之象。

【施护法则】清热化湿，合营托毒。

【代表方】仙方活命饮加减。

3. 阴虚火炽

【临床症状】疮形平塌，根脚散漫，疮色紫滞，疼痛剧烈，脓腐难化，脓水稀少或带血水；全身高热，烦躁口渴，大便秘结，小便短赤；舌质红，苔黄，脉细数。

【辨证分析】阴液亏虚，虚火内生，复感湿热毒邪，使毒蕴更甚，故疮色紫滞，疼痛剧烈；毒甚走散，故疮脚散漫，疮形平塌；阴液不足，无以化脓，故脓水稀少；热毒入里，故高热，便秘，尿赤；舌红，苔黄，脉细数，为阴虚火炽之象。

【施护法则】滋阴生津，清热托毒。

【代表方】竹叶黄芪汤加减。

4. 气虚毒滞

【临床症状】肿势平塌，根脚散漫，皮色灰暗不泽，化脓迟缓，腐肉难脱，脓水稀少，疮口成空壳，闷胀疼痛；伴高热，口渴喜饮，小便频数；舌质淡红，苔白或微黄，脉数无力。

【辨证分析】气血虚弱无力托毒和束毒，故疮形平塌，根脚散漫；血虚不得外荣皮毛，则皮色灰暗不泽；气血俱虚，则化脓迟缓，腐肉难脱，脓水稀少，疮口成空壳；正不胜邪，则闷胀疼痛；阳气亏虚，毒邪留滞不解，故发热，口渴喜饮；舌淡红，苔白或微黄，脉数无力，为气虚毒滞之象。

【施护法则】益气养血，扶正托毒。

【代表方】八珍汤合仙方活命饮加减。

四、护理

1. 生活起居

保持环境清洁，舒适，空气清新，温湿度适宜。保持皮肤清洁干爽，衣着舒适、宽松。切勿搔抓、挤压疮周皮肤。

2. 病情观察

观察皮肤色泽、局部肿胀范围、疼痛程度、脓腐的色和量等。

3. 饮食护理

饮食宜清淡，多食新鲜水果及蔬菜，忌辛辣荤腥及甜腻之品。实证者，宜多食绿豆汤等清凉之品；虚证者，宜多食牛奶、鸡蛋等营养食物；消渴患者给予消渴病饮食。

4. 情志护理

保持心情舒畅，严防恼怒；关心体贴患者，消除其紧张、恐惧、焦虑心理，便于积极治疗。

5. 用药护理

药物宜在进食30分钟后服用，中药汤剂一般以温热服用为宜，清热解毒剂宜温凉服。外敷膏药要紧贴患处，范围大于炎症直径；袋脓者，酌情使用垫棉法加压包扎。消渴病患者遵医嘱使用药物控制血糖。

6. 适宜技术

实证者耳尖部三棱针点刺放血，大椎穴刺络拔罐；虚证者可取内分泌、肺、脾等耳穴贴压以祛邪扶正。疼痛较重者，可做局部冷敷，或针刺大椎、合谷、曲池等穴以清泄热毒。

7. 外治护理

患部红肿，脓头未溃破，用金黄膏或冲和膏外敷。酿脓期以八二丹掺疮口，待脓腐大部脱落，疮面渐洁，改九一丹，外敷红油膏。收口期疮面脓腐已净，新肉渐生，以生肌散掺疮口，外敷白玉膏。

五、健康教育

1. 生活起居有规律，避免劳累过度。注意个人卫生，保持疮周皮肤清洁，忌挤压。

2. 饮食宜清淡、富营养、易消化，忌食鱼腥、辛辣等发物或甜腻食品，忌烟酒。

3. 保持心情舒畅，避免七情刺激，以免加重病情。

4. 伴有消渴病者，有效控制血糖，发病后应及时就诊。

第二节 乳 痈

一、概述

乳痈是由热毒入侵乳房而引起的急性化脓性疾病。临床特点：乳房局部结块、红肿热痛，溃后脓出稠厚，伴有恶寒发热等全身症状，且容易"传囊"。本病好发于产后 3~4 周的哺乳妇女，以初产妇多见。

乳痈病名首见于晋代《刘涓子鬼遗方》。《寿世保元》提出"外吹""内吹"之名。《诸病源候论·妒乳候》曰："此由新产后，儿未能饮之，及饮不泄，或断儿乳，捻其乳汁不尽，皆令乳汁蓄积，与气血相搏，即壮热大渴引饮，牢强掣痛，手不得近也。"《医宗金鉴》和《外科理例》指出脓成宜早期切开，否则有"传囊"之变。

西医学的急性化脓性乳腺炎以乳房局部红肿疼痛为主症者，可参照本节辨证施护。

二、病因病机

本病病因主要是乳汁淤积、肝郁胃热及感受外邪。病机特点为肝经气滞、胃经郁热、结于乳络而发。病位在乳房。病因病机见图2-4。

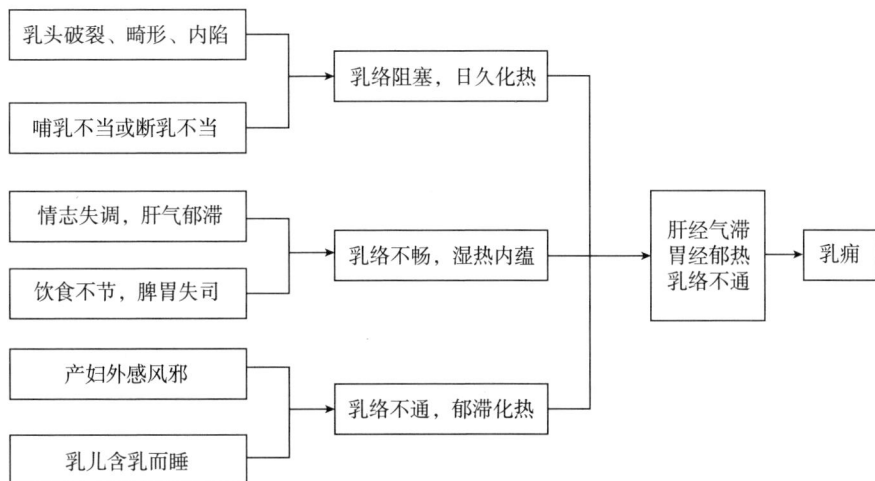

图2-4　乳痈病因病示意图

三、常见证型

1. 气滞热壅

【临床症状】乳汁淤积结块，皮色不变或微红，皮肤不热或微热，肿胀疼痛；伴有恶寒发热，周身酸楚，口渴，便秘，苔薄，脉数。

【辨证分析】情志抑郁，肝失条达或胃热，气滞血凝，经络受阻，壅结成痈；气血与乳汁凝滞则排乳不畅，肿胀疼痛；邪热内盛，正邪交争，营卫失和，则恶寒发热，头痛，周身酸楚；口渴，便秘，脉数，均为热象。

【施护法则】疏肝清胃，通乳消肿。

【代表方】瓜蒌牛蒡汤加减。

2. 热毒炽盛

【临床症状】患乳肿痛加重，皮肤焮红灼热，肿块变软，有应指感，或脓出不畅，红肿热痛不消，有"传囊"现象；舌红，苔黄腻，脉洪数。

【辨证分析】蓄乳不散成块，故乳房肿块渐大，硬结明显；蓄乳与阳明之热相搏，故皮肤焮红，高热疼痛；热盛肉腐则成脓，故乳房肿痛加剧，继之结块中软，有应指感；若破溃或切开排脓后引流不畅，则热毒之邪未能尽祛，局部肿痛难消，可有"传囊"现象；舌红，苔黄腻，脉洪数，均为热毒内盛之征。

【施护法则】清热解毒，托里透脓。

【代表方】透脓散加减。

3. 正虚毒恋

【临床症状】溃脓后乳房肿痛虽轻，但疮口脓水不断，脓汁清稀，愈合缓慢或形成乳漏，全身乏力，面色少华，或低热不退，饮食减少，舌淡，苔薄，脉弱无力。

【辨证分析】溃脓后，脓毒尽泄，肿痛消减；但若素体本虚，溃后脓毒虽泄，气血俱虚，故收口缓慢或形成乳漏；气血虚弱，则见乏力，面色少华，低热，饮食欲减；舌淡，苔薄，脉弱无力，均为正虚之象。

【施护法则】益气和营托毒。

【代表方】托里消毒散加减。

四、护理

（一）辨证施护

1. 病情观察

密切观察痈的疮形、肿势、色泽、脓液、疼痛和全身症状的变化，以辨别乳痈的证候分期。定时测量体温，做好记录，观察患者的呼吸情况。

2. 生活起居

保持病室空气新鲜，环境安静整洁，光线柔和。保证足够的休息和睡眠，避免劳累。保持口腔、皮肤的清洁。暂停哺乳，定时吸尽乳汁，防止淤积。

气滞热壅者，病室宜通风、凉爽，忌直接吹风。热毒炽盛者，病室温度宜稍低。正虚毒恋者，宜多休息，勿劳累，注意防寒保暖。

3. 饮食护理

给予清淡、富维生素、低脂肪、易消化的饮食，避免辛辣油腻及鱼腥之物。多饮汤水，保持乳源充足，乳汁不浓稠难出。

气滞热壅者，宜食清淡、易消化之品，如用厚朴花 3～5g 泡水代茶饮以行气消肿止痛。热毒炽盛者，宜多食清热生津之品，如蒲公英茶以清热解毒、消肿散结。正虚毒恋者，给予营养丰富之品，如瘦肉汤、牛奶等以补益身体。

4. 用药护理

服用中药断乳时，记录断乳时间。

5. 情志护理

保持心情舒畅，肝气条达，避免精神过度紧张。

6. 适宜技术

初起按外治法取膏剂外敷。乳痈初起未成脓者，用葱白、大蒜捣烂，铺于乳房患处，用艾条熏灸。或取胸、胃、肝、内分泌、肾上腺、神门等耳穴贴压。或取药物吴茱萸、五倍子、白芥子、冰片调以油膏敷于膺窗、梁丘、足三里、丰隆、天池、内关、期门、肩井、膈俞等穴以凉血消肿止痛。或用轻手法按摩天宗及局部阿是穴以减轻疼痛。或用毫针刺法，取肩井、膻中、乳根、期门、内关、少泽穴，用泻法，肝郁甚者加太冲，偏于胃热者加内庭，火毒甚者加厉兑、大敦、少泽。

7. 外治护理

初起者，热敷加乳房按摩，疏通乳络。局部以金黄膏或玉露膏外敷。成脓者在脓肿波动感及压痛最明显处切开排脓，保持引流通畅。

8. 其他疗法

必要时遵医嘱使用抗生素，首选青霉素类，或根据细菌培养结果选择。

（二）主要症状护理

本病的常见症状有疼痛、肿胀、发热，本节主要介绍乳房疼痛的护理。

1. 用乳罩托起患乳，减少触碰，为患者提供舒适的卧位，观察疼痛性质、持续时间及伴随症状，必要时遵医嘱给予药物止痛。

2. 行切开或针刺排脓的患者，取半卧位或患侧卧位（以利引流），观察脓液的量、色、质、气味及有无乳汁排出。

3. 选择适宜的中医护理技术，如耳穴贴压、中药外敷以减轻疼痛。

五、健康教育

1. 积极预防，防止乳头破损和乳汁淤积。

2. 保持乳头清洁，纠正乳头内陷，防止乳头破损，佩戴合适的乳罩。

3. 养成定时哺乳习惯，不让婴儿含乳头睡觉。

4. 保持心情舒畅，情绪稳定。橘核泡水代茶饮，可理气行络，预防乳痈。

5. 科学断乳，断乳前应逐渐减少哺乳次数，不宜突然断乳。

第三节　湿　疮

一、概述

湿疮是由多种内外因素引起的过敏性炎症性皮肤疾患。临床特点为多形性皮损，对称性分布，剧烈瘙痒，渗出倾向，反复发作和慢性化，分急性、亚急性、慢性三类。本病男女老幼皆可发病，以先天禀赋不耐者为多。

古代文献无湿疮之名，一般依据其发病部位、皮损特点而有不同的名称，如浸淫疮、血风疮、旋耳疮、乳头风、瘑疮、脐疮、肾囊风、四弯风、奶癣等。《备急千金要方》曰："浸淫疮者，浅搔之蔓延长不止，瘙痒者，初如疥，搔之转生汁相连是也。"

西医学的湿疹以多形性皮损伴瘙痒为主症者，可参照本节辨证施护。

二、病因病机

由于禀赋不耐，饮食失节，或过食辛辣刺激荤腥动风之品，伤及脾胃，脾失健运，湿热内生，又兼外受风邪，内外两邪相搏，风湿热邪浸淫肌肤所致。若病久血虚、生风化燥，脉失所养，可转化为慢性。本病病位在皮肤。病因病机见图 2－5。

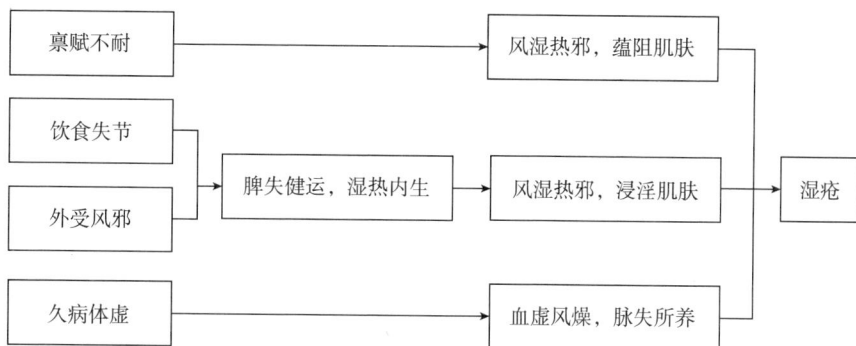

图 2 - 5　湿疮病因病机示意图

三、常见证型

1. 湿热蕴肤

【临床症状】发病急，皮损潮红灼热，瘙痒无休，渗液流滋，伴身热，心烦，口渴，大便干，小便短赤，舌红，苔薄白或黄，脉滑或数。

【辨证分析】湿热浸淫，热重于湿，故发病急，皮损潮红灼热，伴身热，心烦口渴，大便干，尿短赤；湿热浸淫肌肤，则瘙痒无休，渗液流滋；舌红，苔薄白或黄，脉滑或数，为湿热之象。

【施护法则】清热利湿止痒。

【代表方】龙胆泻肝汤合萆薢渗湿汤加减。

2. 脾虚湿蕴

【临床症状】发病较缓，皮损潮红，瘙痒，抓后糜烂流滋，可见鳞屑；伴神疲，纳少，腹胀便溏；舌淡胖，苔白腻，脉濡缓。

【辨证分析】饮食不节，日久伤脾，脾虚生湿，蕴积肌肤，故发病较缓，皮损潮红，瘙痒，抓后糜烂渗出；脾虚湿阻中焦，则神疲，纳少，腹胀便溏；舌淡胖、苔白腻、脉濡缓，为脾虚湿蕴之象。

【施护法则】健脾利湿。

【代表方】除湿胃苓汤或参苓白术散加减。

3. 血虚风燥

【临床症状】病久，反复发作皮损色黯或色素沉着，或皮损粗糙肥厚，剧痒，伴口干不欲饮，纳差，腹胀，舌淡，苔白，脉弦细。

【辨证分析】久病耗伤阴血，或脾虚生化之源不足，致血虚生风化燥，肌肤失养，故病久，皮损或色素沉着，剧痒；阴血不足则口干不欲饮，纳差腹胀；舌淡，苔白，脉弦细，为血虚风燥之象。

【施护法则】养血润肤，祛风止痒。

【代表方】当归饮子或四物消风饮加减。

四、护理

（一）辨证施护

1. 生活起居

保持皮肤清洁，禁止用手搔抓及热水洗烫皮损处。保持环境清洁、安静、温湿度适宜，床单整洁干燥。内衣应柔软，以棉织品为宜。创造良好的睡眠环境，减少刺激。指导多做户外活动，参加正常的工作和学习。

2. 病情观察

观察并记录皮损的色泽、形态、大小、范围、糜烂、渗液、渗脓情况。观察体温、脉象、舌苔、饮食、二便、睡眠等。

3. 饮食指导

饮食宜清淡，多食蔬菜、水果，保持大便通畅，忌辛辣及鱼、虾、鹅、羊等动风发物。

婴儿湿疹者，乳母也应忌口。注意有无食物过敏史，若发现某一食物能诱发或加重本病，应避免再食。湿热浸淫者饮食宜偏凉；脾虚湿蕴者饮食宜偏温，忌食生冷瓜果、荤腥油腻之品；血虚风燥者宜多食补益气血食物，忌食辛辣燥火之品。

4. 情志护理

做好耐心细致的解释工作，解除患者思想顾虑，使其积极配合治疗。

5. 用药护理

合理使用外用药，忌用浓度高、刺激强的外用药。用艾条烟熏患处或用润肤止痒膏外搽止痒。忌用开水、盐水、花椒水、肥皂水等清洗皮疹。患病期间，特别是急性期，宜暂缓预防注射。湿热浸淫者中药汤剂宜凉服；脾虚湿蕴者中药汤剂宜温服；血虚风燥者中药滋补汤剂宜空腹或饭前 1 小时温服。

6. 适宜技术

急性湿疮有糜烂、渗液者，以湿敷为佳；亚急性湿疮以油剂外敷为佳；慢性湿疮以软膏外敷为佳。取肺、神门、肾上腺、皮质下、交感等耳穴行耳穴贴压法。或用梅花针叩刺病变局部至轻微出血，或叩刺脊柱两旁至潮红。或用灸法，取曲池、血海、大椎、足三里、三阴交或皮损局部，气虚者加气海、关元；脾虚者加天枢、中脘。或用毫针刺法，取大椎、曲池、三阴交、血海，用泻法，痒甚者加神门，慢性湿疮加足三里，湿重者加阴陵泉，血燥者加三阴交、血海，用中强度刺激。

7. 外治法护理

急性湿疮外治宜清热安抚，避免刺激。亚急性湿疮外治原则为消炎、止痒、燥湿、收敛。慢性湿疮可选用各种软膏剂、乳剂，根据瘙痒及皮肤肥厚程度加入不同浓度的止痒剂、角质促成剂和溶解剂。

（二）主要症状护理

本病的常见症状有皮损、皮肤瘙痒，本节主要介绍皮肤瘙痒的护理。

1. 详细介绍湿疮知识，认真做好解释工作，减少局部刺激，防止继发感染。

2. 加强个人卫生，保持皮肤清洁。勤剪指甲，防止搔抓。避免使用一切可能致敏的物品。

3. 剧痒影响休息者，按医嘱给予镇静剂、止痒剂。

4. 选择适宜的中医护理技术，如中药外敷、耳穴贴压以减轻瘙痒。

五、健康教育

1. 避免接触外界致敏原。

2. 积极治疗，合理调护，尽力阻断向慢性湿疮演变。

3. 避免搔抓，忌食辛辣、鸡鸭、牛羊肉、鱼腥海鲜等发物。

4. 发作期间，应暂缓预防注射。避免与单纯性疱疹患者接触，防止疱疹性湿疹等并发症发生。

5. 恢复期积极参加体育锻炼，生活规律，增强机体对外界的适应能力。

第四节　肛　漏

一、概述

肛漏是指直肠、肛管与肛门周围皮肤相通所形成的异常通道，又称肛瘘。临床特点为肛周反复流脓、疼痛、瘙痒，并可从流脓外口触及或探及管道通向肛内。多是肛痈的后遗症，发病年龄不限，以男性青壮年居多。

肛漏一般由原发内口、瘘管和继发性外口三部分组成，也有仅有内口或外口者。临床上分为化脓性和结核性两类。《河间六书》曰："盖以风、热、燥、火、湿邪所致，故令肛门肿满，结如梅核，甚至乃变而为瘘也。"《外科正宗》曰："夫脏毒者，醇酒厚味，勤劳辛苦，蕴毒流注肛门结成肿块。"《古今医统大全》最早记载了治疗肛漏用挂线疗法。

西医学的肛瘘以局部反复流脓、疼痛为主症者，可参照本节辨证施护。

二、病因病机

肛痈溃后，久不收口，湿热余毒未尽，留连肉腠，蕴结不散，血行不畅致疮口不合，日久成漏；或因肺脾两虚，气血不足，以及虚劳久嗽，肺肾阴虚，湿热乘虚流注肛门，久则穿肠透穴为漏。病因病机见图2－6。

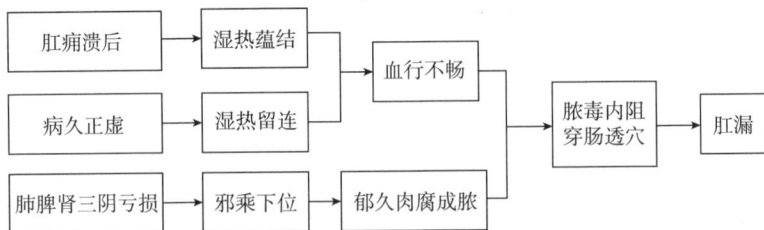

图2－6　肛漏病因病机示意图

三、常见证型

1. 湿热下注

【临床症状】肛周经常流脓液，色黄质稠，肛门胀痛，局部灼热；肛周有溃口，按之有索状物通向肛内；口干口苦，舌红，苔黄腻，脉弦或滑。

【辨证分析】湿热之邪蕴于肛门，气血壅滞，日久不去，郁久化热，肉腐成脓，故见肛周流脓，色黄质稠，肛门胀痛，局部灼热；邪毒旁窜，则成索状管道；口干口苦，舌红，苔黄腻，脉弦或滑，皆为湿热之象。

【施护法则】清热利湿。

【代表方】二妙丸合萆薢渗湿汤加减。

2. 正虚邪恋

【临床症状】肛周流脓液，质地稀薄，肛门隐隐作痛，外口皮色暗淡，漏口时溃时愈，肛周有溃口，按之质较硬，或有脓液从溃口流出，有索状物通向肛内，伴有神疲乏力，舌淡，苔薄，脉濡。

【辨证分析】久病正气耗损，湿热之邪蕴于肛门，留恋不去，则肛门隐隐作痛，反复流稀薄脓水，溃口不愈；正气不足，则神疲乏力；舌淡，苔薄，脉濡，为正虚之象。

【施护法则】托里透毒。

【代表方】托里透毒散加减。

3. 阴液亏损

【临床症状】肛周溃口，外口凹陷，漏道潜行，局部常无硬索状物扪及，脓出稀薄；可伴有潮热盗汗，心烦口干；舌红，少苔，脉细数。

【辨证分析】肺肾阴虚，正气不足，湿热之邪羁留不去，则反复流稀薄脓水；阴虚内热伤及阴液，则见潮热盗汗，心烦口干；舌红，少苔，脉细数，为阴虚火旺之象。

【施护法则】养阴清热。

【代表方】青蒿鳖甲汤加减。

四、护理

(一) 辨证施护

1. 生活起居

保持病室整洁、安静，空气新鲜，光线充足，湿温度适宜。

湿热下注者，病室环境宜凉爽通风。正虚邪恋者，病室宜温暖向阳，避风防寒，适时增减衣物，防感冒。阴液亏虚者，病室温度宜低，勿燥热，光线可稍暗。虚热盗汗者应及时更换汗湿的衣被，防止感受风寒外邪。

2. 病情观察

观察瘘口流出脓液的色、质、量、气味及肛门疼痛、瘙痒程度等。观察有无大便失禁现象，做好皮肤护理，防止发生皮肤湿疹、糜烂等并发症。观察有无发热、贫血、消瘦和食欲不振等全身症状。

3. 饮食护理

建立良好的饮食习惯，宜进食清淡、易消化、含纤维素较多的食物，忌辛辣刺激、肥甘油腻及海腥发物。

湿热下注者，可食健脾利湿之品，如粟米粥等。正虚邪恋者，宜进补益扶正之品，如大枣滋补粥。阴液亏虚者，宜食滋阴生津清热之品，如百合银耳羹。

4. 用药护理

大便后或换药前用中药、苦参汤坐浴。选择适宜的引流条，如油纱条、药捻等，保持创口引流通畅。瘘管切开或挂线后改用生肌散或生肌玉红膏纱条换药至收口。

5. 情志护理

耐心向患者做好解释工作，介绍与疾病相关的知识，使其增加对疾病的了解，增强治愈的信心。

6. 适宜技术

疼痛剧烈者取长强、白环俞等穴针刺；高热者取大椎、曲池、合谷等穴针刺；便秘者，针刺大肠俞、天枢、上巨虚等穴；小便困难者，局部热敷或针刺三阴交、关元、中极等穴；入睡困难者，耳穴贴压神聪、安眠、神门等穴。

7. 外治法护理

以手术治疗为主，常用的手术疗法有挂线疗法、切开疗法、切开与挂线疗法相结合等。认真做好围术期护理，促进瘘口愈合。

（二）主要症状护理

肛漏的常见症状有肛门溃口流脓、肛门疼痛，本节主要介绍肛门疼痛的护理。

1. 观察疼痛的部位、性质、程度、持续时间，做好疼痛评分。

2. 协助取舒适体位，护理操作轻巧，避免或减轻疼痛，必要时遵医嘱给予止痛药物。

3. 选择适宜的中医护理技术，如穴位贴敷、耳穴贴压、中药熏洗以减轻疼痛。

五、健康教育

1. 起居有常，按时作息，避免劳累。

2. 饮食宜清淡、富含营养，忌辛辣、发物，戒烟酒。

3. 保持大便通畅，预防并及时治疗腹泻与便秘。

4. 保持肛门清洁，每晚及便后用温开水坐浴。

5. 积极防治肛周疾病，如肛隐窝炎、直肠炎、痔等。

第五节　痔　疮

一、概述

痔是直肠末端黏膜下和肛管皮肤下的直肠静脉丛发生扩大、曲张所形成的柔软静脉团，或肛缘皮肤结缔组织增生或肛管下端皮下血栓形成，俗称痔疮。临床特点为便血、脱出、肿痛。男女老幼皆可发病，多见于20岁以上的成年人。

根据发病部位不同，分为内痔、外痔及混合痔。《庄子》中有对"痔"的记载。《外科正宗》曰："不论老幼男妇皆然，盖有生于肛门之内，又有突出于肛门之傍。"《素问·生气通天论》曰："因而饱食，筋脉横解，肠澼为痔。"《庄子·御寇篇》最早记载了痔的治疗方法，明清时期完善了枯痔、结扎、挂线、割治等外治方法，并确立了以外治为主、内治为辅的治疗原则。

西医学的痔以便秘、出血为主症者，可参照本节辨证施护。

二、病因病机

痔的病因主要为脏腑本虚，兼因久坐久立，负重远行，长期便秘，泄痢日久，临厕久蹲，饮食不节，过食辛辣醇酒厚味，导致脏腑功能失调，风湿燥热下迫大肠，瘀阻魄门，瘀血浊气结滞不散，筋脉懈纵而成痔。病因病机见图 2 - 7。

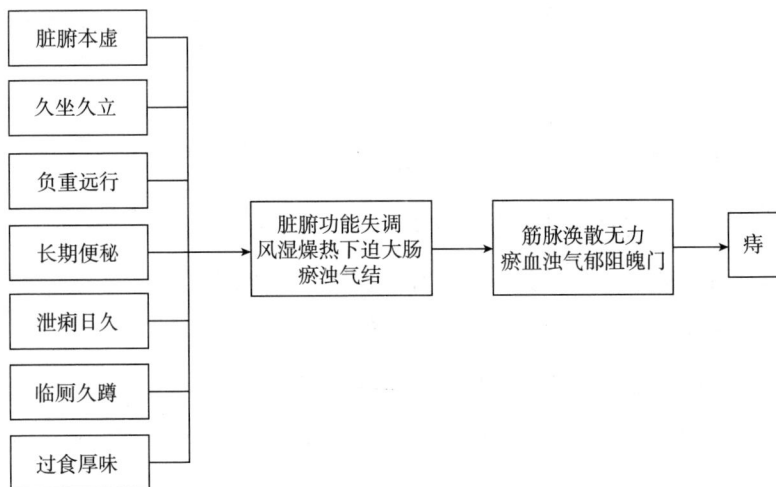

图 2 - 7　痔病因病机示意图

三、常见证型

（一）内痔

1. 风热肠燥

【临床症状】大便带血、滴血或喷射状出血，血色鲜红，或有肛门瘙痒；舌红，苔薄黄，脉数。

【辨证分析】外感六淫，化热生风，或肝郁化火生风，风热下冲肛门，热伤肠络，肠燥津亏，出现便血，因有热象，故血色鲜红；因邪致病，故有肛门瘙痒；舌红，苔薄黄，脉数，为风热之邪入侵之象。

【施护法则】清热凉血，祛风润燥。

【代表方】凉血地黄汤加减。

2. 湿热下注

【临床症状】便血色鲜红，量较多，肛内肿物外脱，可自行回纳，肛门灼热，重坠不适；舌质红，苔黄腻，脉弦数。

【辨证分析】外感湿邪日久化热或久食肥甘内生湿热之邪，湿热下注，灼伤血络，故便血量多；湿性重浊，湿热互结，宿滞不散，蕴阻肛门，故肛内肿物脱出，肛门灼热，重坠不适；舌质红，苔黄腻，脉弦数，为湿热之象。

【施护法则】清热利湿止血。

【代表方】脏连丸加减。

3. 脾虚气陷

【临床症状】肛门松弛，内痔脱出，不能自行回纳，需用手还纳，便血色鲜或淡，伴头晕，气短，面色少华，神疲自汗，纳少便溏，舌淡，苔薄白，脉细弱。

【辨证分析】劳倦过度或饮食不节，导致脾气虚弱，中气下陷，故肛门松弛，内痔脱出，不能回纳；头晕，气短，面色少华，神疲自汗，纳少便溏，为脾虚气陷之征；舌淡，苔薄白，脉细弱，为脾虚之象。

【施护法则】补中益气，升阳举陷。

【代表方】补中益气汤加减。

(二) 外痔

1. 湿热下注

【临床症状】便后肛缘肿物隆起不缩小，坠胀明显，甚则灼热疼痛，便秘溲赤，舌红，苔黄腻，脉滑数。

【辨证分析】湿热蕴结，宿滞不散，聚结成块，故肛门肿物隆起；湿热阻滞，气血瘀滞，不通则痛，则灼热疼痛，坠胀明显；便秘溲赤，舌红，苔黄腻，脉滑数，均为湿热之象。

【施护法则】清热利湿，理气活血散瘀。

【代表方】萆薢渗湿汤合活血散瘀汤加减。

2. 血热瘀结

【临床症状】肛缘肿物突起，其色黯紫，疼痛剧烈难忍，肛门坠胀；伴口渴便秘。舌紫，苔薄黄，脉弦涩。

【辨证分析】血热瘀滞，郁结不散且成块，故可见肛缘肿物突起；气血瘀滞，不通则痛，故有疼痛、坠胀感；舌紫，苔薄黄，脉弦涩，均为血热瘀结之象。

【施护法则】清热凉血，散瘀消肿。

【代表方】凉血地黄汤合活血散瘀汤加减。

四、护理

（一）辨证施护

1. 生活起居

保持病室空气新鲜，环境安静整洁，温湿度适宜。劳逸适度，避免久站久坐。穿柔软、宽松的纯棉内裤。便后温水坐浴。

风热肠燥者，病室宜通风、凉爽。湿热下注者，病室宜凉爽，避免湿热环境。气滞血瘀者，病室宜偏温，空气新鲜流通。脾虚气陷者，室温宜稍高，避免劳累，多休息。

2. 病情观察

了解有无排便困难和肛门疼痛；了解便血量、便血次数，是否伴有头晕、乏力等症状。了解便后有无肿块脱出，能否自行回纳，是否需用手推回等。观察痔核的大小、有无脱出、表面是否糜烂或坏死。

3. 饮食护理

建立良好的饮食习惯，饮食有规律，定时定量，荤素搭配合理。多吃蔬菜、水果，多饮开水，少食辛辣、香燥、海腥发物、刺激性食物及肥腻之品。

风热肠燥者，可选用槐花饮代茶，以清热凉血止血。湿热下注者，宜食用清热、收敛、止血功效之食物，如拌马齿苋、鱼腥草。气滞血瘀者，可服用红糖金针汤，以活血消肿。脾虚气陷者，应多食补中益气之品，如党参无花果炖瘦猪肉。

4. 情志护理

应予解释开导，消除焦虑、恐惧感，保持心情舒畅，积极配合治疗。

5. 适宜技术

疼痛者，耳穴贴压取直肠、神门穴，体针取承山、足三里、长强等穴；气滞血瘀者，加用艾灸肛周止痛；水肿者，用石榴皮、芙蓉叶、蒲公英、黄柏、五倍子、厚朴、芒硝煎汤熏洗；风伤肠络者用有活血消肿、止痛止痒、收敛作用的药液熏洗肛门或热湿敷；湿热下注者可用清热解毒熏洗剂坐浴；脾虚气陷者艾灸百会、气海、关元等穴以补气升阳举陷。术后并发小便困难者，针灸关元、三阴交、中极等穴，或车前子煎液代茶饮，或小腹部热敷。

6. 外治法护理

内痔突发性嵌顿者，用苦参汤熏洗坐浴。风热肠燥者，可选用芒硝、金银花、连翘煎煮后熏洗坐浴。湿热下注者，痔核脱出，用中药清热利湿剂熏洗坐浴后，再涂消痔膏，按揉复位后，肛塞消痔锭。气滞血瘀者，取白芷、枳壳、青黛、徐长卿等水煎后熏洗。脾虚气陷，痔核脱出者，还纳痔核；对不易还纳而出现水肿者，用硫酸镁湿热敷。

（二）主要症状护理

本病的常见症状有疼痛、便秘、便血等，本节主要介绍便秘的护理。

1. 养成定时排便的习惯，以坐厕为好，不可蹲厕过久。

2. 鼓励适量运动，避免久坐少动，坚持腹部按摩和提肛训练。

3. 注意饮食调和，多喝开水，多食蔬菜，少食辛辣食物。

4. 选择适宜的中医护理技术，如耳穴贴压、中药穴位贴敷以改善便秘。

五、健康教育

1. 保持肛门清洁卫生，手纸、内裤清洁柔软。养成定时排便习惯，便后、睡前行提肛运动，便后用温水冲洗。

2. 改变不良生活习惯，避免长时间久站、久坐、久蹲厕及长期负重远行。

3. 注意饮食调和，多饮水，饮食宜清淡、易消化，忌辛辣刺激及助热生痰之物。

4. 起居有常，劳逸适度，加强体育锻炼，增强体质。

第六节　肛　裂

一、概述

肛裂是指肛管的皮肤全层裂开，并形成溃疡的炎症性病证。其特点是肛门周期性疼痛、出血、便秘。《外科大成》曰："钩肠痔，肛门内外有痔，折缝破烂，便如羊粪，粪后出血，秽臭，大痛者，服养生丹，外用熏洗，每夜塞龙麝丸于谷道内，一月收工。"《医宗金鉴》曰："肛门围绕，折纹破裂，便结者，火燥也。"

本病多见于 20～40 岁的青壮年，好发于肛门齿状线以下截石位 6、12 点处，男性多发于 6 点处，女性多发于 12 点处。根据不同病程，可将肛裂分为两类。新鲜肛裂：发病时期较短，创面底浅色鲜红，边缘整齐，呈梭形柔软且有弹性。陈旧性肛裂：病程长，反复发作加重，溃疡色淡白，底深，边缘呈"缸口"增厚，底部形成平整较硬的灰白组织（栉膜带）。

二、病因病机

本病病因主要为各种因素导致大便秘结，排便努责，致使肛门皮肤裂伤，湿热毒邪趁此入侵皮肤筋络，局部气血阻滞，破溃处缺乏气血滋养，经久不敛而发病。另外，炎症刺激及肛门瘙痒、肛漏、痔疮等都可导致肛裂，妇女产后肛管或会阴的损伤及其他外伤也会引起肛裂。主要病机为以下几个方面。病因病机见图 2-8。

1. 血热肠燥

过服温热药物或补品，或高热退后余热不净等，感受风、火、燥、热邪气，日久燥结于胃肠，煎灼津液，肠道失润，使粪便坚硬干结，难于排出，排便努责损伤肛门而出现裂口，裂口因便秘而反复加深，久不愈合形成肛裂。

2. 湿热蕴结

素体肥胖，外感湿热邪气，嗜食醇酒肥甘，以致湿热蕴结胃肠，下注肛门生痈，痈溃不愈而成肛裂。

3. 血虚肠燥

老人、产后或血虚患者，血虚肠燥不能下润大肠则大便秘结，复又临厕努责而发肛裂。

4. 气滞血瘀

久站久坐，劳累过度，气血瘀滞不畅；或情志不畅，日久肝失疏泄，肝郁克脾，脾之转输失职，大肠通降不利，久则干结，努责损伤肛门形成肛裂。

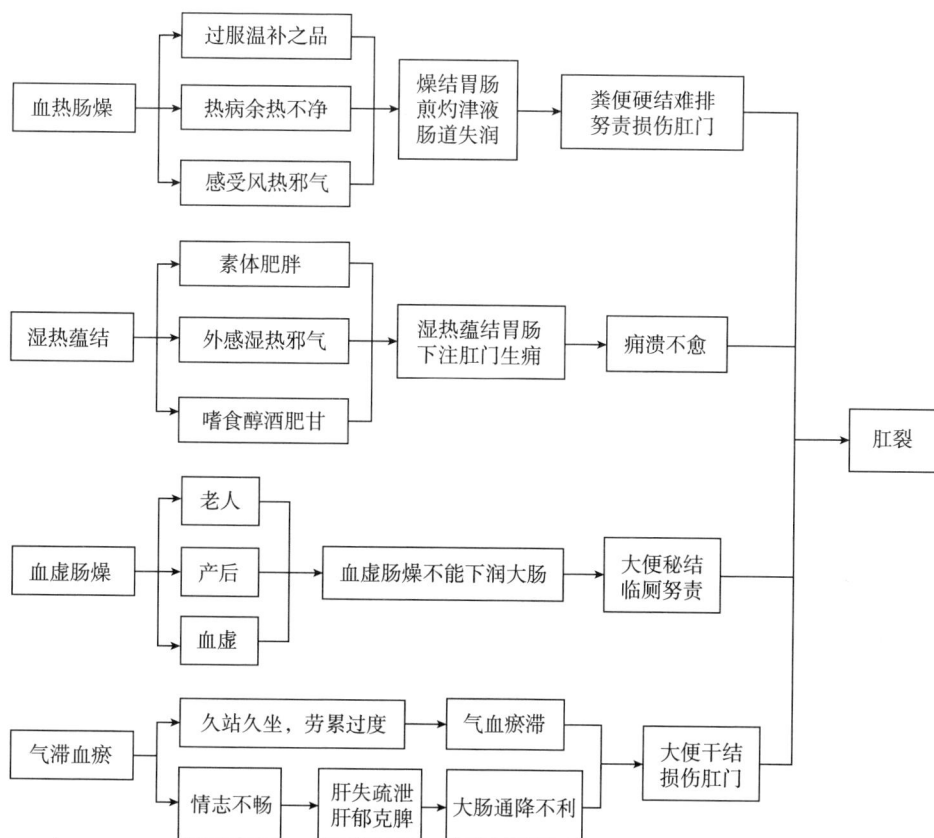

图 2-8 肛裂病因病机示意图

三、常见证型

1. 血热肠燥

【临床症状】大便二三日一行，质干硬，便时肛门疼痛，伴随便血或手指染血，裂口色红，腹部胀满，溲黄，舌偏红，舌黄燥，脉弦数。

【辨证分析】燥热结于肠道，耗伤津液，水不行舟，则大便干结，二三日一行，腹部胀满；热盛迫血妄行，则见便时滴血；大便干结，排便努责，致使肛门裂伤则疼痛难忍；溲黄，舌偏红，舌黄燥，脉弦数，均为体内有热之象。

【施护法则】泄热通便，滋阴凉血。

【代表方】凉血地黄汤加减。

2. 湿热蕴结

【临床症状】大便秘结或不爽，便后肛门呈周期性疼痛，时带鲜血，肛门坠胀，裂口溃疡呈梭形，伴有潜行瘘道，时流黄水，舌苔黄腻，脉数。

【辨证分析】湿邪重着，常先伤于下，湿热蕴阻肛门，经络阻滞，则肛门疼痛、坠胀、时流黄水；热盛迫血妄行，则大便时带鲜血；苔黄腻，脉数，为湿热之象。

【施护法则】清热利湿通便。

【代表方】萆薢渗湿汤加减。

3. 阴虚津亏

【临床症状】大便干结，数日一行，便时疼痛点滴下血，裂口深红，口干咽燥，五心烦热，或失眠盗汗，舌红，苔少或无苔，脉细数。

【辨证分析】阴虚津亏，无以润滑肠道，则大便干结，数日一行，排便努责，便时疼痛点滴下血，裂口深红；阴虚津亏内热，则出现口干咽燥，五心烦热，或失眠盗汗；舌红，苔少或无苔，脉细数，为阴虚之象。

【施护法则】补血养阴，润肠通便。

【代表方】润肠汤加减。

4. 气滞血瘀

【临床症状】肛门刺痛明显，便时便后尤甚，肛门紧缩，裂口色紫黯，外有裂痔，便时有条状肿物脱出，舌紫黯，苔薄，脉弦或涩。

【辨证分析】气机郁滞，气停则血停，血液运行不畅，聚于下焦，出现肛门刺痛明显，便后尤甚；瘀血阻滞，失于濡养，故肛门紧缩，裂口色紫黯；舌黯红，苔薄，脉弦或涩，为气血运行受阻之象。

【施护法则】行气活血，润肠通便。

【代表方】六磨汤加减。

四、护理

（一）辨证施护

1. 生活起居

保持病室空气清新，温湿度适宜；作息规律，劳逸适度。排便后用软纸擦拭肛门，温水坐浴。气滞血瘀者，注意休息，勿久站久坐。

2. 病情观察

了解患者排便疼痛性质、程度及持续时间；了解患者便血的色与量；了解患者便秘情况及是否有肛门瘙痒。

3. 饮食护理

建立良好的饮食习惯，多吃含纤维素多的食物，多饮白开水或蜂蜜水，以防大便干结。

血热肠燥者，可多食用偏凉性食物，如西瓜、梨、海带、芹菜等；湿热蕴结者，宜多食西瓜汁、绿豆汤、冬瓜汤等清热祛湿；血虚肠燥者，饮食宜补血养阴，如黑芝麻、胡桃肉、松子仁等；气滞血瘀者，可食用桃仁粥，空腹食，每日2次，可起到活血通经、祛瘀止痛的作用。

4. 情志护理

患者可因疼痛而产生情绪不稳定、烦躁易怒、恐惧、焦虑等情绪，护理人员应耐心向患者做好解释工作，使其积极配合治疗和护理。

5. 用药护理

中药汤剂宜在早晨空腹或睡前1小时温服，每日应先熏蒸患处后坐浴，坐浴时温度宜为38~41℃，每次20~30分钟，早、晚各1次，注意防止烫伤，孕妇及妇女经期不宜坐浴。

6. 适宜技术

敷药法适用于新鲜单纯性肛裂，可用消肿止痛、收敛止血、去腐生肌作用的生肌玉红膏、马应龙痔疮膏、九华膏等外敷；或用含有表面麻醉剂的软膏如太宁软膏等，外涂肛裂局部，缓解括约肌痉挛，可减轻肛门局部疼痛。熏洗坐浴法常用具有活血止痛、收敛消肿的痔舒息等中药制剂熏洗或坐浴。便前坐浴可使肛门括约肌松弛，以减轻粪便对裂口的刺激；便后坐浴可洗净粪渣，保持局部清洁，改善局部血液循环，促进溃疡愈合。中药纳肛法为将具有保护黏膜、润肠通便、止痛止血作用的各种栓剂塞入肛内，在体温的作用下融化后直接作用于患处，消除和改善症状，如太宁栓、痔疮栓等。针刺法取长强、百会、承山等穴，只针不灸，达到行气活血、清热利湿的功效。必要时，可采用扩肛法、肛门内括约肌侧切术、肛裂切除术、肛裂纵切横缝术等手术治疗。

（二）主要症状护理

本病的常见症状有便血、疼痛和便秘等，本节主要介绍便血的护理。

1. 应养成定时排便的习惯，多吃蔬菜、水果，增加饮水量，避免便秘；可进行腹部顺时针按摩以助排便；必要时可遵医嘱灌肠或口服缓泻剂如番泻叶等，以利排便。

2. 观察便血的色、量、质，以判断出血的部位及全身情况。及时做好肛门及周围皮肤的护理。

3. 便后予痔舒息温水坐浴。

4. 可口服云南白药或外用马应龙痔疮膏。

5. 临厕时如出血如注，应立即扶起患者卧床，稳定其情绪，如患者脸色苍白、惊慌、出冷汗、血压下降等症状，立即报告医生，并配合抢救。

五、健康教育

1. 起居有常，劳逸适度，保持心情舒畅。

2. 可于临睡前自我按摩尾骨尖的长强穴，每次 5 分钟，可以疏通经络，改善肛门血液循环；亦可常做提肛运动，早晚各 1 遍，每遍做 30 次，有促进瘀血消散、锻炼肛门括约肌的作用。

3. 预防并及早治疗便秘，多食含纤维素多的食物，少食辛辣刺激食物，养成晨起排便的习惯。

4. 保持肛门周围清洁，便后用温水坐浴，勤换内裤。

第七节　丹　毒

一、概述

丹毒是以患部皮肤突然鲜红成片，色如涂丹，灼热肿胀，迅速蔓延为特征的急性感染性病证。其特点是初起先有恶寒发热、头痛骨楚、胃纳不香、便秘溲赤等全身症状，随即局部皮肤见小片红斑，迅速蔓延成大片鲜红，稍高出皮肤表面，边界清楚，压之皮肤红色减退，放手即恢复，表面紧张光亮，摸之灼手，肿胀触痛明显。一般预后良好，经 5~6 天后消退，皮色由鲜红转暗红或棕黄色，最后脱屑而愈。病情严重者在红肿处可见瘀点、紫斑或大小不等的水疱，偶有化脓或皮肤坏死。

隋代《诸病源候论·丹毒病诸候》认为："丹者，人身忽然焮赤，如涂丹之状，故谓之丹。或发手足，或发腹上，如手掌大，皆风热恶毒所为。重者，亦有疽之类，不急治，则痛不可堪久乃坏烂。"对本病的病因、症状及危害性有了较明确的认识。

本病以下肢和面部多见，凡急性网状淋巴管炎表现丹毒体征者属于本病证的讨论范围，可参照本节辨证施护。

二、病因病机

丹毒的主要病因为血热火毒为患，主要病机为可由素体血分有热，加之外受火毒，热毒互结，郁阻肌肤而成；亦可因皮肤黏膜破损，如鼻腔黏膜破碎，皮肤擦破，脚癣糜烂，毒伤，臁疮等，湿热火毒之邪乘隙而入所致。病因病机见图 2-9。

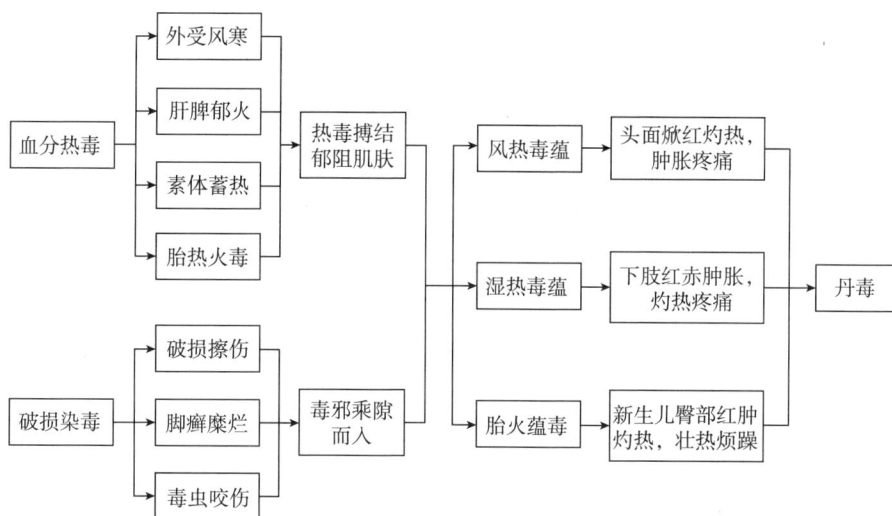

图 2-9　丹毒病因病机示意图

本病病变部位在皮内淋巴管，热毒之邪循经络流注。病机特点为火毒炽热，气血壅滞，因所发部位、经络之不同，其火热稍有差异。如发于头面者，为风热火毒；发于腰髋者，为肝经火旺，夹脾经湿热而成；发于下肢腿足者，为湿热下注，化为火毒；发于小儿者，是胎热火毒所致。病理性质属实证，热证因感邪不同，临床有热毒，湿热，胎火之证。

三、常见证型

1. 风热毒蕴

【临床症状】发于头面部，皮肤焮红灼热，肿胀疼痛，甚则发生水疱，眼胞肿胀难睁；伴恶寒、发热、头痛；舌质红，苔薄黄，脉浮数。

【辨证分析】风热化火上行，搏结于头面，正邪交争，则恶寒发热；风火相煽，热邪蕴结，郁阻皮肤，则皮肤焮红灼热，甚至发生水疱；经络阻塞，气血不畅，故皮肤肿胀疼痛，甚则眼胞肿胀难睁，或伴头痛；舌红，苔薄黄，脉浮数，乃风热火炽之征。

【施护法则】疏风清热解毒。

【代表方】普济消毒饮加减。

2. 湿热毒蕴

【临床症状】发于下肢，局部红赤肿胀、灼热疼痛，或见水疱、紫斑，甚至结毒化脓或皮肤坏死，或反复发作，可形成大脚风，伴发热，胃纳不香，舌红，苔黄腻，脉滑数。

【辨证分析】湿热下注，蕴蒸肌肤，经络堵塞，故见局部红肿热痛；热毒蕴于局部则见水疱、紫斑或化脓、坏死；湿邪中阻，故见胃纳不香；舌红，苔黄腻，脉滑数，乃湿热毒蕴之征。

【施护法则】利湿清热解毒。

【代表方】五神汤合萆薢渗湿汤加减。

3. 胎火蕴毒

【临床症状】发于新生儿，多见于臀部，局部红肿灼热，可呈游走性，并有壮热烦躁，甚则神昏谵语、恶心呕吐。

【辨证分析】新生儿胎火蕴毒，结于臀部，故局部红肿灼热，火毒入于心包，心神受扰，故可伴壮热烦躁，甚则神昏谵语；邪热侵犯脾胃，胃失和降，故恶心呕吐。

【施护法则】凉血清热解毒。

【代表方】犀角地黄汤合黄连解毒汤加减。

四、护理

（一）辨证施护

1. 生活起居

病室空气新鲜，通风良好。环境安静，温湿度适宜，定时开窗通风，每日2次，每次30分钟。急性期卧床休息，病情稳定可适当活动。安置患者适宜体位，避免患处皮肤受压、摩擦而增加疼痛。保持皮肤清洁干燥，衣裤要宽松，勤换衣，多洗澡，擦洗动作要轻柔，水温适宜。

风热毒蕴者切忌吹风、日晒，患者头部应适当抬高。波及眼眶周围者，外涂药时，应妥当包扎、固定，并做好眼部护理。发于唇颊部者，应少讲话，勿食生硬食物，少咀嚼，避免刺激。做好口腔护理。湿热毒蕴者急性期应卧床休息，可抬高患肢30°～40°以利消肿，避免劳累及长久站立。胎火蕴毒者注意保护患儿皮肤，修剪指甲，避免挠抓。

2. 病情观察

观察局部皮肤，如皮肤色泽，水肿程度，疼痛部位、性质、程度等情况，并做好记录。同时观察全身情况，如神志、生命体征、舌脉象、面色及有无恶寒、肢冷、发热、头痛、口渴、汗出等情况，并做好记录。观察变证，若红肿斑块由颜面或四肢趋向胸腹蔓延时多为逆证；若出现全身壮热烦躁、神昏谵语、恶心呕吐等邪毒内攻之象，应立即报告医生，并积极配合抢救。

3. 饮食护理

宜多饮水及清凉饮料，如绿豆汤、芦根汤代茶饮或金银花、麦冬、玄参泡水频饮，多食新鲜蔬菜、水果，忌食辛辣油腻及海腥发物。

4. 情志护理

湿热毒蕴者反复发作，病程较长，要多与患者沟通，树立战胜疾病的勇气。

5. 用药护理

口服中药汤剂宜凉服，服药后观察局部红肿消退情况、退热效果及反应。敷药时注意范围稍大于病变面积，敷药厚薄均匀，如局部出现红疹、瘙痒，为过敏现象，应暂停药物外敷。

6. 适宜技术

下肢丹毒可取病变部位及患侧委中穴，三棱针刺络拔罐，每日 1 次，令出恶血，任其自流，待血止后，敷玉露散，常能减少复发，但禁用于抱头火丹（发生于头面）、赤游丹（发生于新生儿或小儿的丹毒）或伴血液病患者；也可用泻法针刺双侧曲池、足三里、血海、阴陵泉，同时病变部位散刺，每日 1 次；亦可采用中药离子导入、耳穴压豆、微波治疗等方法缓解局部疼痛；下肢复发性丹毒形成大脚风的可选用紫苏 100g，葱白 100g，鲜凤仙花带茎叶 100g，煎汤熏洗；皮肤坏死者，若有积脓，需切开排脓。

（二）主要症状护理

本病常见症状有皮肤瘙痒、疼痛、高热等，本节主要介绍皮肤瘙痒的护理。

1. 指导患者按时、按剂量服用药物。

2. 指导患者穿棉质、宽松的内衣、内裤，洗澡水温不宜过高，避免使用碱性的香皂及沐浴液，对于皮肤较干的患者可局部涂一些保湿乳，以减轻皮肤瘙痒症状，避免发生皮肤感染。

3. 饮食宜清淡易消化，少食多餐，避免油腻、辛辣刺激及海腥发物。可适当食用清热解毒利湿的食疗方，如绿豆、金银花、卢根水等。

4. 局部瘙痒皮肤，可外敷玉露散或金黄散，以鲜丝瓜叶捣汁或金银花露调敷，并保持湿润。或鲜野菊花叶，或鲜蒲公英，或鲜地丁草，或鲜马齿苋，或鲜冬青树叶等捣烂湿敷，干后调换，或以冷开水经常湿润。

5. 告知患者保持皮肤清洁，瘙痒时不要用力抓挠，充分暴露患处，避免热源，避免碰撞，防止感染；同时鼓励患者多参加社交活动，分散患者注意力。

五、健康教育

1. 加强锻炼，注意个人卫生，调畅情绪，饮食宜清淡易消化，少食荤腥及辛辣、刺激之品，保持大便通畅。劳逸结合，腿游风反复发作者，不宜从事长期站立的工作。

2. 取适宜体位，避免患处皮肤受压、摩擦而增加疼痛，积极治疗原发病灶及皮肤黏膜的破损，防止复发。禁止手指挖鼻孔，保持口腔卫生，防止再次诱发颜面部丹毒；彻底治疗足癣，防止皮肤黏膜的损伤，并注意个人的卫生，防止下肢丹毒的发生。

3. 症状改善、局部红肿消退后，不宜过早停药，应继续按医嘱用药，巩固治疗，防止复发。

第八节　蛇串疮

一、概述

蛇串疮是一种皮肤上出现成簇水疱，呈带状分布，痛如火燎的急性疱疹性皮肤病。因皮损状如蛇形，故名蛇串疮；因每多缠腰而发，故又称缠腰火丹。以皮肤上出现红斑、水疱或丘疹疱，累累如串珠排列或带状，沿一侧周围神经呈带状分布，伴刺痛为临床特征。多见于成年人，好发于春秋季节。

西医学的带状疱疹，可参照本节辨证施护。

二、病因病机

本病病因是感染毒邪，湿热火毒蕴结于肌肤，如情志内伤，肝郁气滞，久而化火，肝经火毒蕴积，夹风邪上窜头面，外溢肌肤而发；如饮食不节，脾失健运，湿邪内生，湿邪下注发于阴部及下肢，蕴而化热，湿热内蕴，多发于躯干；年老体虚者，常因血虚肝旺，湿热毒盛，气血凝滞，以致疼痛剧烈，病程迁延。基本病机为湿热毒邪阻滞经络，外溢皮肤，主要病机为湿热毒邪阻滞经络，外溢皮肤。病因病机见图 2 - 10。

本病病位在皮肤，与肝、脾有关。多由情致内伤、饮食不节等导致。本病初期病理性质多为湿热火毒为主，后期则转为正虚血瘀兼夹湿邪。

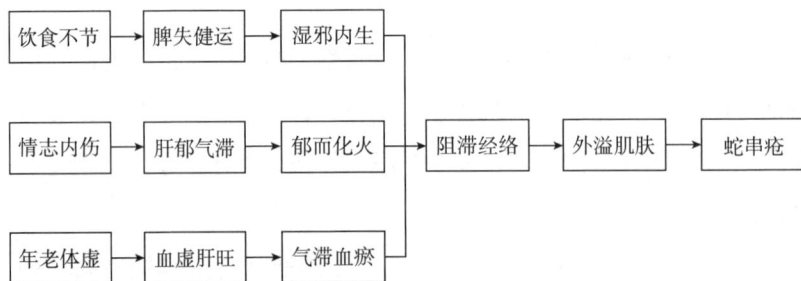

图 2-10 蛇串疮病因病机示意图

三、常见证型

1. 肝经郁热

【临床症状】皮损鲜红，疱壁紧张，灼热刺痛，伴口苦咽干，烦躁易怒，大便干或小便黄，舌质红，苔薄黄或黄厚，脉弦滑数。

【辨证分析】肝气郁结，气郁化火，外沿肌肤，故皮损鲜红，疱壁紧张；气滞湿热郁阻，则灼热刺痛；肝为刚脏，肝经郁热，肝胆火盛，则烦躁易怒；口苦咽干，大便干，小便黄，舌质红，苔黄，脉弦滑数，均为热盛之象。

【施护法则】清泻肝火，解毒止痛。

【代表方】龙胆泻肝汤加减。

2. 脾虚湿蕴

【临床症状】皮损颜色较淡，疱壁松弛，疼痛略轻，伴食少腹胀，口不渴，大便时溏；舌质淡，苔白或白腻，脉沉缓或滑。

【辨证分析】饮食不节，脾虚湿蕴，湿阻气机，蕴滞肌肤，故见皮肤起丘疱疹或水疱；湿盛于热则皮疹色较淡，疱壁松弛，疼痛略轻；脾失健运，则食少腹胀，便溏；口不渴，舌质淡，苔白或白腻，脉沉缓或滑，均为湿盛之象。

【施护法则】健脾利湿，解毒止痛。

【代表方】除湿胃苓汤加减。

3. 气滞血瘀

【临床症状】皮疹消退后局部疼痛不止，舌质黯，苔白，脉弦细。

【辨证分析】湿热毒邪虽退，但气血凝滞未解，不通则痛，故皮疹消退疼痛不止；舌质黯，苔白，脉弦细，均为气滞血瘀之象。

【施护法则】理气活血，通络止痛。

【代表方】柴胡疏肝散合桃红四物汤加减。

四、护理

（一）辨证施护

1. 生活起居

嘱患者注意休息，保证睡眠充足，避免疲劳过度而致机体抵抗力下降，加重病情。为防止水疱压破，可取健侧卧位。床单被褥要保持清洁，内衣勤更换，且应柔软，以防摩擦而使疼痛加剧。在安排病床时，有条件的情况下可住单间。不能住单间的病患要注意不要安排与免疫力低下的患者同住。注意保持病室空气清新，每日开窗通风两次，每次不小于30分钟。保持床单的清洁干燥、衣被柔软，宽松，最好采用纯棉制品以减少刺激，避免摩擦皮损。对于重症者宜卧床休息，卧床期间要嘱其多饮水，保持大便通畅，以利毒邪的排出。

2. 病情观察

皮损的观察，包括皮损的部位、疱疹大小、疱壁紧张度、有无继发感染、疼痛的程度。继发症状的观察，如中枢神经系统受累时，可致病毒性脑炎，出现头疼、呕吐、惊厥、运动感觉障碍。三叉神经眼支受累时可致病毒性角膜炎，疼痛剧烈，重症可发生全眼炎导致失明。面听神经受损时，可出现味觉障碍，泪腺及唾液分泌腺减少，甚至面瘫。星状神经节受损时可引起面瘫、耳痛及外耳道疱疹三联征。全身症状的观察，包括体温、脉象、舌苔、饮食、二便、睡眠等。

3. 饮食护理

饮食宜清淡、易消化及富含营养，如绿豆汤、金银花露、小麦汤等，要多吃新鲜的水果和蔬菜，忌食辛辣刺激、油腻之品及海腥发物。

肝经郁热者宜进清热解毒之品，如菠萝、苦瓜、西瓜、黄瓜等。脾虚湿蕴者宜进健脾利湿之品，如冬瓜、扁豆、绿豆汤、薏苡仁等。年老体弱，气滞血瘀者宜食清解余毒，行气通络之品，如丝瓜汤、陈皮、洋白菜、茴香等。

4. 情志护理

本病多因情志不遂，肝胆火旺，加上疼痛明显，疗效较慢，易出现焦虑、烦躁、易怒、失眠等，因此，护理工作要耐心细致，向患者及家属讲解疾病的有关知识，使之对神经痛有正确认识，了解疾病的转归和发展过程，消除顾虑，配合治疗。

5. 用药护理

若食欲减退、恶心、呕吐、腹痛、便溏者，应报告医生。疼痛剧烈时，可以遵医嘱给予止痛药。龙胆泻肝汤为苦寒之剂，易伤脾胃，肝经郁热证者在服用中药汤剂时宜偏温服，不宜久服，以免耗伤正气；脾虚湿蕴者服用汤剂宜温服，向患者讲解该药有利尿作用，见尿多勿紧张。

6. 适宜技术

中药外敷或涂药法，疱疹初起用玉露膏外敷，或外搽双柏散、三黄洗剂、清凉乳剂（麻油加饱和石灰水清液充分搅拌成乳状），或鲜马齿苋、玉簪叶捣烂外敷。水疱破后，用四黄膏或青黛膏外涂；有脓腐者，用九一丹换药；如疱疹累及眼睑部，可用碘苷眼药水或金霉素眼药膏。若水疱不破，可用三棱针或消毒针头挑破，使疱液流出，以减轻疼痛。若疼痛剧烈，可针刺内关、阳陵泉、足三里等穴，局部取阿是穴，理气止痛。

（二）主要症状护理

本病的主要症状是皮损，护理措施如下。

1. 病室整洁、安静，空气流通，热盛型室温偏凉，湿盛型宜偏干燥。

2. 注意皮损的部位、疱疹大小、疱壁紧张度、有无继发感染、疼痛的程度，以及体温、脉搏、舌象、脉象等全身情况，有特殊变化应报告医生，配合处理。

3. 劝告患者积极配合治疗，尽量避免用手抓搔，以免继发感染，加重病情。疼痛剧烈时，遵照医嘱给予镇静镇痛药。遵照医嘱给予物理治疗，如局部冰敷、激光、红外线照射等。予耳针刺肝区治疗。

4. 当疱疹发于头部时，应剪去局部头发，保持创面清洁，预防感染。累及眼部时，应协助患者点眼药，保持眼睛的清洁卫生。避免强光刺激，鼓励患者多做眨眼动作，防止粘连。在换药时，要严格执行操作规程。

（1）对于红斑皮损，可外涂炉甘石洗剂、雄黄洗剂、达维邦软膏。

（2）对于水疱、脓疱、血疱皮损，可行疱病清疮贴敷术，辅助半导体激光或红外线照射治疗。

（3）对于结痂皮损，厚痂用软膏制剂，如黄连膏，至次日用甘草油将药膏清除干净；若不能清除，则需要重复使用中药膏外涂至厚痂皮软化后清除；痂皮较薄可用乳霜制剂，让其自然脱落。

5. 注意皮肤护理，特别是水疱严重者，防止水疱压破，可取健侧卧位。及时消毒换药，防止继发感染。床单被褥要保持清洁。衣服要宽大、柔软，以免摩擦引起疼痛。糜烂渗出时给予湿敷，严格无菌操作。

五、健康教育

1. 平素要慎起居，避风寒，注意个人卫生。

2. 患病期需保持良好的情绪，调节饮食，禁烟酒，保持大便通畅。

3. 恢复期注意保持充足睡眠，增加机体的抗病能力，适时参加体育锻炼。

第九节　腰腿痛

一、概述

腰腿痛是指腰部感受外邪，或外伤或肾虚而引起的气血运行失调、脉络绌急、腰腿失养所致的以腰腿疼痛、麻木为主要症状的一类病证。轻者经休息后疼痛可缓解，再遇外伤或感受寒湿则可复发或加重；重者疼痛由腰部向大腿后侧、小腿后外侧及脚外侧放射，转动、咳嗽、喷嚏时加剧，腰肌痉挛，甚至出现侧弯。多见于青壮年及中老年人。本病可反复发作，严重者可出现间歇性跛行。

《素问·脉要精微论》说："腰者，肾之府。"《素问·宣明五气》谓："肾者……其充在骨。"出腰椎、脊椎乃至整体骨骼的支撑，运动强度和耐久力的维持，主要决定于肾。《素问·灵兰秘典论》称肾为"作强之官"。《素问·脉要精微论》曰："腰者，肾之府，转摇不能，肾将惫矣。"《外科证治全书》中说："诸痛皆由气血滞不通所致。"

西医学中的腰椎间盘突出症、腰肌劳损等表现为腰腿痛者，可参照本节辨证施护。

二、病因病机

腰腿痛病因为内伤、外感和跌仆挫伤，基本病机为筋脉痹阻，腰府失养。素体禀赋不足，加之劳累过度，或久病体虚，以致肾精亏损，不能濡养筋脉，造成筋脉失养；暴力外伤，或因腰部过度用力，损伤筋脉气血，致使气血运行不畅，壅滞不通，不通则痛；六淫之邪侵袭，从皮毛传至经络，引起经络气血凝滞。寒性凝滞，侵入经脉，引起经脉受阻，经血留滞凝涩不畅，湿性重浊凝滞最易痹着于腰部，湿邪外侵肌表，则清阳不升，营卫不和，而致四肢酸痛。病因病机见图2-11。

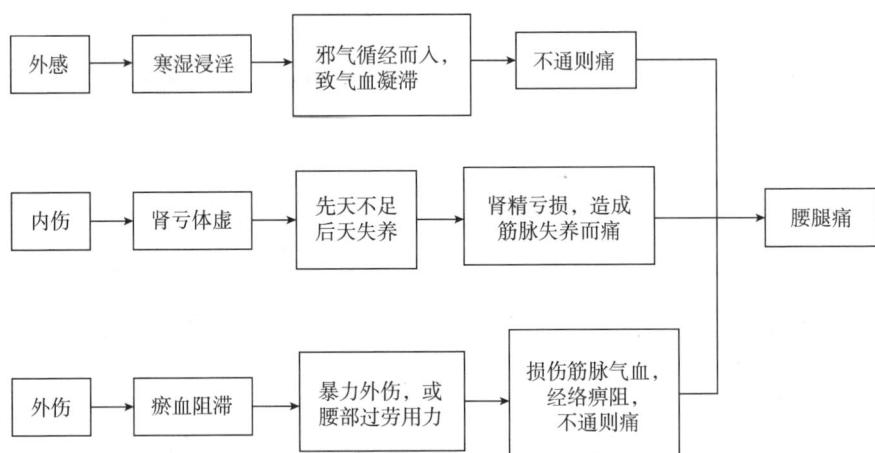

图2-11 腰腿痛病因病机示意图

三、常见证型

1. 肾亏体虚

【临床症状】腰部酸痛乏力，喜按喜揉，足膝无力，遇劳更甚，卧则减轻。偏阳虚者面色苍白，手足不温，少气懒言，舌淡，脉沉细；偏阴虚者，心烦失眠，咽干口渴，面色潮红，舌红，少苔，脉弦细数。

【辨证分析】肾之精气亏虚，腰府失其濡养、温煦，则见腰部酸痛乏力，喜按喜揉，足膝无力，遇劳更甚，卧则减轻；肾阳不足，不能温煦经脉，则见面色苍白，手足不温，少气懒言，舌淡，脉沉细；肾阴不足，不能濡养腰脊，阴虚生内热，则见心烦失眠，咽干口渴，面色潮红，舌红，少苔，脉弦细数。

【施护法则】健腰壮肾。

【代表方】金匮肾气丸或六味地黄丸。

2. 瘀血阻滞

【临床症状】腰痛如刺，痛有定处，拒按，轻则俯仰不利，重则卧床不起，转侧困难，舌紫黯，脉弦。

【辨证分析】瘀血阻滞，经络痹阻，不通则痛，则见腰痛如刺，痛有定处，拒按，轻则俯仰不利，重则卧床不起，转侧困难；舌紫黯，脉弦，均为瘀血阻滞之征。

【施护法则】活血化瘀。

【代表方】血府逐瘀胶囊。

3. 寒湿浸淫

【临床症状】腰部冷痛重着，转侧不利，静卧不减，阴雨天加重，舌苔白腻，脉沉。

【辨证分析】寒湿闭阻，气血阻滞，经脉不利，则见腰部冷痛重着，转侧不利，静卧不减，阴雨天加重；舌苔白腻，脉沉均，为寒湿浸淫之征。

【施护法则】温阳散寒除湿。

【代表方】大活络丸。

四、护理

（一）辨证施护

1. 生活起居

病室环境整洁舒适，温湿度适宜。注意腰部保暖，避免风、寒、湿邪的刺激，尤其在阴雨季节或身处潮湿环境中更应注意。宜卧硬板床，取仰卧位。活动或劳动时，应做好保护措施，不可过度负重、劳累，以免疾病复发。

2. 病情观察

观察腰痛的部位、疼痛程度与时间及其规律等。观察腰部疼痛的性质，有无放射痛及伴随症状等情况。虚证者，起病较缓，腰痛不甚，以酸软为主，活动后可加重；实证者，腰痛来势凶猛，疼痛较甚。观察局部保暖效果，感受风寒湿后病情有否加重。

3. 饮食护理

瘀血阻滞者饮食以清淡素食、易消化为主，多食蔬菜、水果，选用有助活血化瘀、消肿止痛的食物，如桃子、香蕉、萝卜、茄子等；肾气亏虚者当以补益为主，多吃补肝肾、强筋骨和温肾补气之药膳，如枸杞子、龙眼肉、红豆、黑豆、银耳、甲鱼等；寒湿浸淫者宜食用温热之品，如小米、西红柿、排骨、瘦肉等，并配以薏苡仁、扁豆、赤小豆等利湿之品，忌食生冷之品。

4. 情志护理

急性腰痛者需卧床休息静养，应多关心患者，给予生活上的帮助和精神鼓励，消除顾虑。疼痛时出现情绪烦躁，可使用安神静志法，要患者闭目静心全身放松，平静呼吸，以达到周身气血流通舒畅。也可用移情疗法，转移或改变患者的情绪和意志，舒畅气机、怡养心神，有益患者的身心健康。

5. 用药护理

用药期间忌生冷、寒凉食物。寒湿痹阻、气滞血瘀、肝肾不足型中药汤剂宜温热服，同时外避风寒，以免加重病情。湿热型中药汤剂宜凉服。寒湿浸淫者可适当服用药酒，或局部贴敷膏药，如田七镇痛膏，以活血化瘀，祛风除湿，温经通络。疼痛者局部可涂玉龙油，以祛风祛寒，止痛消瘀。外敷药物时，应注意局部皮肤情况，如出现过敏现象应及时停用并对症处理。

6. 适宜技术

急性腰腿痛者，可按揉命门、肾俞穴，或擦腰、揉臀、捶腿等。慢性腰腿痛者，可用中药熏洗、针灸、按摩及各种封闭疗法，或电疗、热疗、磁疗、超声波等各种理疗，以舒筋活血行气。给予支持保护措施，佩戴各种腰围或用宽腰带。

（二）主要症状护理

本病的常见症状主要是腰腿疼痛、肢体麻木、活动受限等，本节主要介绍腰腿疼痛的护理。

1. 减轻疼痛：急性期患者绝对卧硬板床休息，2～3周后若病情允许，可下床活动。急性期严格卧床休息，卧硬板床，保持脊柱平直。恢复期，下床活动时佩戴腰托加以保护和支撑，注意起床姿势，宜先行翻身侧卧，再用手臂支撑用力后缓缓起床，忌腰部用力，避免体位突然改变。做好骨盆牵引患者的护理，保持有效牵引。根据医嘱给患者应用镇痛药或非甾体类消炎止痛药。

2. 腰腿痛多为中老年人，病程长，见效慢，患者行走困难，活动受限，患者常有沮丧心理，情绪常有波动，产生不同程度的焦虑、易怒、急躁心理，因此，针对患者不同的心理状况进行疏导，调节患者情绪，使患者保持心情舒畅。

3. 饮食宜活血祛瘀、健脾胃，如莲子、芡实、黑木耳，多吃新鲜水果、蔬菜。寒湿型患者宜食温性祛风之食物，如当归红枣煲羊肉；饮适量蛇酒，以温经祛风、散寒通络，忌食辛辣燥热、生冷寒凉之品，如苦瓜、绿豆等；肾亏体虚型患者宜食补肝肾之食物，如煲猪蹄、猪肾、大枣、花生等；腰部软组织扭伤患者因气滞血瘀，可食活血祛瘀之物，如三七、丹参、当归煲汤。

另外，骨质疏松症是腰腿痛发病的病理基础，应多食含钙丰富的牛奶、豆腐、虾皮等食物。

4. 急性期或初期宜用活血舒筋药物。慢性期或病程久者，体质多虚，宜用补养肝肾、宣痹活络药物；兼有风寒湿者，宜用温经通络的药物。

5. 选择适宜的技术，如针灸、拔火罐、中药贴敷、中药熏洗等。

6. 患者疼痛减轻后，应积极进行腰背肌的功能锻炼。锻炼要循序渐进，持之以恒，以腰部无不适、全身无疲劳为度。主要锻炼方法有卧位直腿抬高、交叉蹬腿及五点支撑、飞燕式的腰背肌功能锻炼，根据患者具体情况进行指导。

五、健康教育

1. 保持良好的生活习惯，防止腰腿受凉，防止过度劳累。工作中注意劳逸结合，姿势正确，不宜久坐久站，剧烈运动前先做准备活动。卧床休息宜选用硬板床，保持脊柱生理弯曲。平时应加强腰背肌锻炼，加强腰椎稳定性，避寒保暖。

2. 站或坐姿势要正确。脊柱不正，会造成椎间盘受力不均匀，是造成椎间盘突出的隐伏根源。正确的姿势应该"站如松，坐如钟"，胸部挺起，腰部平直。同一姿势不应保持太久，适当进行原地活动或腰背部活动，可以解除腰背肌肉疲劳。

3. 锻炼时压腿弯腰的幅度不宜太大，否则不但达不到预期目的，还会造成椎间盘突出。提重物时不要弯腰，应该先蹲下，将重物从地上抬起时用腿部肌肉的力量站起，尽量做到不弯腰。

4. 宜食高蛋白、高维生素及低脂肪、低胆固醇食物，戒烟酒。超重或肥胖者在必要时应控制饮食量和减轻体重。

5. 正确佩戴腰托、穿平跟鞋，以对身体提供更好的支持。

6. 指导患者正确咳嗽、打喷嚏的方法，注意保护腰部，避免诱发和加重疼痛。

7. 腰椎间盘突出症病程长、恢复慢，鼓励患者应保持愉快的心情，用积极乐观的人生态度对待疾病。

【复习思考题】

请分析以下案例，回答后面的问题。

1. 患者刘某，女，37 岁，哺乳期双乳肿胀疼痛 4 天。曾予以热敷，未见缓解。血常规示：WBC $10.93 \times 10^9/L$，NEUT $10.13 \times 10^9/L$。查 T 37.2℃，P 120 次/分，R 20 次/分，BP 94/69mmHg。专科检查：双乳外上象限局部皮温明显升高，压痛明显，双侧腋窝及锁骨上下区可扪及明显肿大的淋巴结。舌红，苔黄，脉数。

要求：①病情分析（何病何证）。②护治原则。③如何做好护理。

2. 李某，女，全身皮肤起红斑、丘疹、渗出，伴瘙痒 7 年，再发加重 1 周。查体：全身皮肤散在性红斑、丘疹，大小不一，边界不清，并皮肤出现黄色渗出，部分可见色素沉着、抓痕及血痂，皮损基本对称分布。舌红、苔薄黄、脉滑。

要求：①病情分析（何病何证）。②护治原则。③如何做好护理。

3. 刘某，男，40 岁，便血 4 年，加重 1 个月。症状：便血、滴血为主，色鲜红，无肛内物脱出，无肛门坠胀感，无腹痛。体查：肛缘可见赘皮隆起；直肠下段扪及柔软团块，退指未染血；镜检痔区黏膜充血隆起明显，以 3、6、7、11 点为甚，表面充血糜烂，可见鲜血。舌质红、苔黄腻、脉弦。

要求：①病情分析（何病何证）。②护治原则。③如何做好护理。

4. 陈某，男，58 岁，工人，患者于 4 天前无明显诱因出现右胸背部皮肤起红斑、水疱伴疼痛，呈阵发性针刺样，夜间较甚，查：左胸背部皮肤见散在红斑，带状糜烂面，渗液较多，阵发性疼痛，呈针刺样，夜间较甚，舌红，苔薄黄，脉弦、滑。

　　要求：①病情分析（含病位、病性）。②做出辨证。③如何做好护理。

　　5. 李某，男，42 岁，汉族，工人，主诉腰痛伴右下肢疼痛 2 年余，加重 1个月。患者自诉于 2 年前外出打工居处寒冷潮湿，劳累过度，出现腰部疼痛沉重，每遇阴雨天加重。今年入秋以来，腰痛加重，且痛处有冷感，痛剧牵掣下肢作痛，虽经针灸、封闭治疗，效果不著。遂于近日转入我院。现在症见：腰部疼痛沉重，痛处有冷感，下肢牵引作痛，尿色清稀，口渴不欲饮。舌质白，苔白腻，脉细数。

　　要求：①病情分析（含病位、病性）。②做出辨证。③如何做好护理。

第三章　中医妇科病证护理

【学习目标】

　识记：各种常见病的病名，常见病常见证型的施护法则、方药。

　理解：各种常见病的病因、辨证分析。

　运用：运用护理措施开展辨证施护。

中医妇科病证护理是在中医学理论指导下，阐述妇科常见病证的病因病机、辨证分型、诊治规律等，并对患者辨证施护的过程。中医妇科病证包括月经病、带下病、妊娠病、产后病、妇科杂病等。本章重点对月经不调、带下病、妊娠恶阻等 7 种妇科常见病证进行详细阐述。

案例导入

案例：孙某，女，28 岁，已婚，于 2015 年 7 月 12 日初诊。经前腹痛 6 年，加重 3 个月。自诉腹痛已 3 天，尚未行经。15 岁月经初潮，周期 25~30 天，量不多，常于月经前头痛、腹痛、流涕，经后消失。平时小腹冷痛下坠，近 3 年来大便稀，每天 2~3 次，晨起即便，食少，全身酸困无力。本次末次月经 7 月 1 日。检查：面色㿠白，形寒肢冷，有白发，少神，语声低微，鼻塞，呼吸均匀。

提问：该患者所患何病？是何证型？为减轻患者的临床症状，该如何护理？

第一节　月经不调

一、概述

凡月经的周期、经期、经量、经色、经质出现异常，或伴随月经周期，或于经断前后出现明显症状的病证称为"月经不调"。常见的月经不调有月经先期、月经后期、月经先后无定期、月经过多、月经过少、经期延长等。本节主要介绍月经先期、月经后期和月经先后无定期。

古代医籍中对该病有许多记载。《金匮要略·妇人杂病脉证并治》中称"经候不调",《诸病源候论》称"月水不调",《备急千金要方》首次提出"月经不调"之名。明代《妇科撮要·经候不调》指出七情、内伤、饮食起居不适宜等均为月经不调发病原因。明代《景岳全书·妇人规》称之为"经乱",分为"血虚经乱"和"肾虚经乱"。

西医学中排卵型功能失调性子宫出血、子宫肌瘤、子宫内膜炎、盆腔炎所致的子宫异常出血等,以月经周期、经期、经量、经色、经质异常为表现者,可参照本节辨证施护。

二、病因病机

1. 月经先期

月经先期多因气虚（脾肾气虚）、冲任不固,或血热（实热、虚热或郁热）、血海不宁所致。其主要发病机理是气虚、血热致冲任不固,经血失于约束,月经提前,既有血热或气虚单一病机,又可见多脏同病或气血同病之病机。此外,瘀血阻滞冲任,新血妄行,亦可致经血先期而潮。病因病机见图3-1。

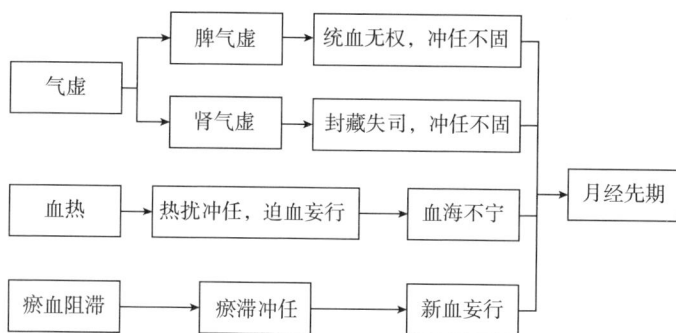

图3-1　月经先期病机示意图

2. 月经后期

月经后期病机有虚实之分，虚者多因肾虚、血虚、虚寒，导致精血不足，冲任不充，血海不能按时满溢而经迟；实者多因气滞、痰湿、实寒致血行不畅，冲任涩滞，血海不能如期满溢，月经后期而至。病因病机见图3-2。

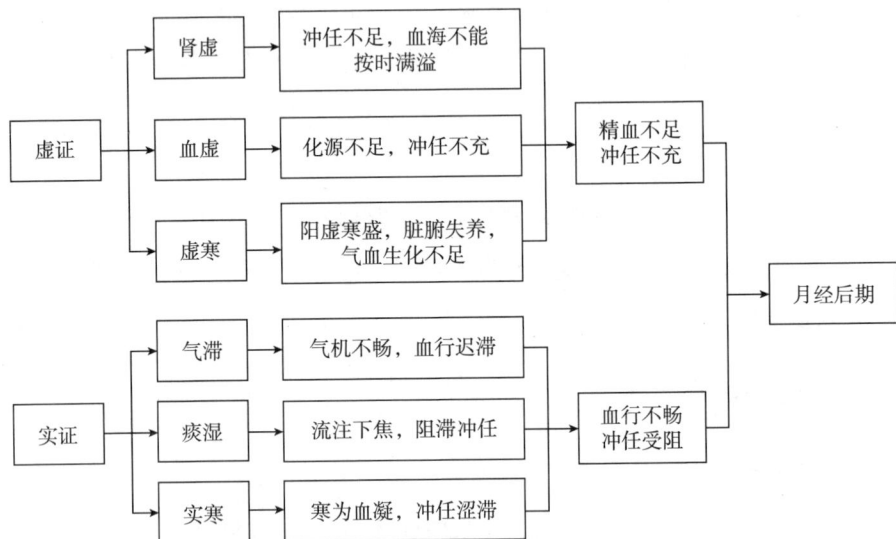

图3-2　月经后期病机示意图

3. 月经先后无定期

月经先后无定期多因肾虚、脾虚，冲任不固，或肝郁气逆，冲任失司所致。其主要发病机理是肝、肾、脾功能失常，冲任气血不调，血海蓄溢失常，遂致月经先后无定期。病因病机见图3-3。

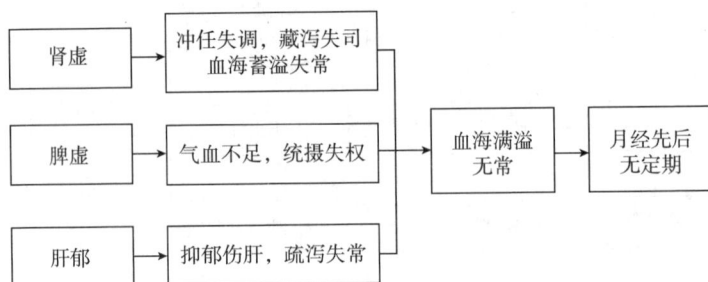

图3-3　月经先后无定期病机示意图

三、常见证型

1. 脾气虚

【临床症状】月经提前、量多，或经期延后、量少，色淡质稀，神疲乏力，气短懒言，小腹空坠，食少，便溏，舌淡红，苔薄白，脉细弱。

【辨证分析】脾为气血生化之源，主中气而统血，脾气虚弱，统血无权，冲任不固，故月经提前，经血量多；脾虚化源不足，冲任气血不充，则出现月经后期、量少；气虚火衰，血失温煦，则经血色淡、质清稀；气虚形神失养，则神疲乏力，气短懒言，小腹空坠；脾虚运化不足，则食少，便溏；舌淡红，苔薄白，脉细弱，均为脾气虚之征。

【施护法则】健脾益气，养血调经。

【代表方】补中益气汤加减。

2. 肾气虚

【临床症状】月经提前或月经延后或前后不一，经量或多或少，色黯淡，质清稀，腰膝酸软，头晕耳鸣，面色晦黯，舌淡黯，苔薄白，脉沉细。

【辨证分析】冲任之本在肾，肾气不足，封藏失司，冲任不固，故月经提前；肾虚，冲任不足，血海不能按时满溢，故月经延后；肾气未充或肾气亏损，冲任失调，藏泻失司，当藏不藏，则月经前后不一；肾气虚日久则伤肾阳，血失温煦，则经色黯淡，质清稀；肾虚外府失养，则腰膝酸软；肾虚精气不能上荣头面，则头晕耳鸣，面色晦黯；舌淡黯，苔薄白，脉沉细，均为肾虚之征。

【施护法则】补肾益气，固冲调经。

【代表方】固阴煎加减。

3. 肝郁气滞

【临床症状】月经延后，量少，或先后无定期，经量或多或少，经色黯红或有血块，经前胸胁、乳房、小腹胀痛，经来痛减，精神抑郁，善太息，舌黯红，苔薄白，脉弦。

【辨证分析】情志内伤，气机不畅，血行迟滞，血海不能按时满溢，则行经延后，经血量少有血块；抑郁伤肝，疏泄失常，月经先后不定，经量或多或少；

肝郁气滞，经脉不利，故胸胁、乳房、小腹胀痛；情志所伤，气机不利，故精神抑郁，善太息；舌黯红，苔薄白，脉弦，均为气机阻滞之征。

【施护法则】理气行滞，活血调经。

【代表方】乌药汤加减。

4. 肝郁血热

【临床症状】月经提前，量多或量少，经色紫红，质稠有血块，经前乳房、胸胁、小腹胀痛，心烦易怒，口苦咽干，舌质红，苔薄黄，脉弦数。

【辨证分析】情志郁结，肝郁化火，热扰冲任，迫血妄行，则月经提前；肝郁疏泄失常，血海失司，故经量多少不定；火热灼血，则经色紫红，质稠；气滞血瘀，行经不畅，则行经有血块；肝郁气滞，则胸胁、乳房、小腹胀痛；肝气郁结，肝火偏旺，则心烦易怒；肝火上炎，则口苦咽干；舌质红，苔薄黄，脉弦数，为肝经郁热之象。

【施护法则】疏肝清热，凉血调经。

【代表方】丹栀逍遥散加减。

5. 阳盛血热

【临床症状】月经先期，经量增多，经色紫红或深红，质稠，心胸烦闷，面红口干，口渴喜冷饮，大便秘结，小便短黄，舌质红，苔黄，脉滑或数。

【辨证分析】热扰冲任，迫血妄行，故月经先期，经量增多；血为热灼，则经色紫红或深红，质稠；热扰心神，则心胸烦闷；热盛伤津，则口干，口渴喜冷饮，大便秘结，小便短黄；面红，舌质红，苔黄，脉滑数，为热盛于里之征。

【施护法则】清热凉血，止血调经。

【代表方】清经散加减。

6. 阴虚血热

【临床症状】月经先期，量少或量多，经色红，质稠，形体瘦弱，潮热颧红，口燥咽干，五心烦热，盗汗，舌质红，少苔，脉细数。

【辨证分析】阴虚内热，热扰冲任，血海不宁，则月经先期；阴虚血少，则经血量少；虚热灼血络，血受热迫，则经血量多；血为热灼，经色红、质稠；阴亏血虚，肌肤失养，则形体瘦弱；虚阳上浮，则潮热颧红；虚火扰心神，则五心烦热；口燥咽干，盗汗，舌质红，少苔，脉细数，均为阴虚内热之征。

【施护法则】滋阴清热，养血调经。

【代表方】两地汤加减。

7. 阳虚血寒

【临床症状】月经延后，量少，经色淡，质稀，小腹隐痛，喜温喜按，腰酸无力，面色㿠白，小便清长，大便稀溏，舌淡，苔白，脉沉迟无力。

【辨证分析】阳虚寒盛，不能温养脏腑，气血生化不足，血海满溢延迟，故经期延后，量少；阳虚则血失温煦，故经色淡，质稀；阳虚不能温煦子宫，则小腹隐痛，喜温喜按；阳虚肾气不足，外府失养，则腰酸无力；气化不足，则小便清长；肾阳虚不温脾阳，则大便稀溏；面色㿠白，舌淡，苔白，脉沉迟无力，均为阳虚失煦之象。

【施护法则】温经扶阳，养血调经。

【代表方】温经汤加减。

8. 寒凝血寒

【临床症状】经期延后，量少，经色紫黯有血块，小腹冷痛拒按，得热痛减，畏寒肢冷，面色青白，舌黯，苔白，脉沉紧或沉迟。

【辨证分析】感受寒邪，过食寒凉，寒为血凝，冲任涩滞，血行不畅，血海不能按时满溢，故经期延后，量少；寒凝血瘀，则经色紫黯有血块；寒客胞中，气血不畅，不通则痛，故小腹冷痛拒按；得温气血稍通，则得热痛减；寒邪瘀滞于内，阳不外达，则畏寒肢冷，面色青白；舌黯，苔白，脉沉紧或沉迟，均为实寒之象。

【施护法则】温经散寒，活血调经。

【代表方】温经汤加减。

9. 痰湿阻滞

【临床症状】经期延后，量少，经色淡夹黏涎，或形体肥胖，胸闷呕恶纳差，带下量多，舌淡胖，苔白腻，脉滑。

【辨证分析】痰湿内盛，流注下焦，阻滞冲任，血海不能按期满溢，故月经后期，量少；痰湿溢于经血之中，混杂而下，故经色淡夹黏涎；痰湿中阻，则胸闷呕恶纳差；痰湿下注，则带下量多；舌淡胖，苔白腻，脉滑，均为痰湿内盛之象。

【施护法则】燥湿化痰，活血调经。

【代表方】芎归二陈汤加减。

四、护理

(一) 辨证施护

1. 生活起居

病室环境整洁、舒适、安静。根据疾病性质调节病室温湿度：血热者，病室温度宜偏凉，衣被不宜过厚。血寒者病室温度宜偏暖，衣被注意保暖，避免经期涉水冒雨。脾气虚者，病室环境宜干爽，光线明亮，不可过劳或过逸。痰湿阻滞者，应积极运动，进行慢跑、健美操、爬山等有氧运动，排出体内过多水湿。月经期间，避免过重体力劳动，严禁房事；阴道分泌物较多者，应每日清洁外阴，保持清洁干燥，腹痛剧烈者注意休息。

2. 病情观察

严密观察患者的月经周期、色、质、量及阴道排出物情况，观察舌苔、脉象情志等变化。必要时嘱患者保留经垫，估计出血量或观察经血的颜色，若经血量多，应密切患者面色、汗出、血压等症状。如有月经淋沥不止或阴道不规则出血者，应及时排除其他妇科疾病。

3. 饮食护理

饮食应清淡、营养丰富宜消化，忌辛辣、油腻之品。

肾气虚者，多食益肾固冲之品，如核桃、黑豆、黑芝麻、桑椹、猪腰，食疗方可选肉苁蓉羊肉粥、核桃芝麻糊等；脾气虚者，多食益气健脾之品，如山药、粳米、薏苡仁、小米、芡实等，食疗方可选莲子山药粥、红枣小米粥等；肝气郁结者，可多食疏肝理气之品，如萝卜、佛手、陈皮等，食疗方可选玫瑰金橘饮；血热者，多食清热滋阴凉血之品，如绿豆、冬瓜、藕、茄子、梨、百合、麦冬等；血寒者，多食温经活血行滞之品，如韭菜、狗肉、羊肉、生姜、花椒、八角等，食疗方可选当归生姜羊肉汤；痰湿阻滞者，多食理气化湿行滞之品，如陈皮、荷叶、薏苡仁等。

4. 情志护理

本病发生与情志关系密切，应多与患者交流，了解患者起居、饮食、情志等情况，向患者介绍疾病相关知识，减轻患者心理压力；加强患者社会支持力量，与患者家属共同做好患者情志护理；鼓励患者培养多种爱好，减少不良情绪影响。

5. 用药护理

遵医嘱按时给药，观察用药后效果和反应。滋补类药可在饭前服用，调经药在经前数日开始服用，疾病严重者可不拘时多次服用。

6. 适宜技术

可根据不同证候选择适宜技术，肾气虚者可灸神阙、关元、气海等穴，选择肝、肾、内分泌等行耳穴贴压；脾气虚者针刺血海、足三里、气海、关元等穴，选择脾、胃、子宫、内分泌等行耳穴贴压；肝郁气滞者，可在胸部两侧行刮痧法；血热者可在膈俞、血海等行拔罐法，阳盛热甚者可采用刺络拔罐法；血寒者可选择菟丝子、肉桂、附子、大青盐等药物在命门、腰阳关、肾俞等穴位行热熨法。

（二）主要症状护理

月经不调常见的症状有月经周期紊乱、月经量多或少、行经腹痛、情志失和等，本节主要介绍情志失和的护理。

1. 保持病室环境安静、整洁，避免不良刺激加重情志失和症状。

2. 注意患者情绪变化，多关心、体贴患者，避免忿郁恚怒，使气血畅行。

3. 引导患者正确对待疾病，告知情志变化与疾病的关系，消除对疾病的恐惧心理。

4. 使用暗示疗法、认知干预法、音乐疗法、移情易性法等，对患者不良情绪进行干预。

5. 对患者家属进行教育，告知情绪、生活、工作压力对疾病的影响，分析患者不良情绪发生的原因，支持和理解患者。

6. 饮食应清淡，忌食肥甘厚腻、煎炸之品，可多食海带、陈皮、萝卜等理气之品，日常可以玫瑰泡茶饮。

7. 根据病情可选择内分泌、肝、心、交感等穴位行耳穴贴压。

五、健康教育

1. 月经期间应避免过度劳累和剧烈运动，如打球、游泳等。避免淋雨、涉水、过食生冷、用冷水洗漱等。

2. 指导患者疾病相关保健知识，注意经期产后卫生，选择合适节育工具，减少人流以免损伤宫腔，节制房事。

3. 平素保持心情舒畅，避免激动、郁怒等不良情绪。做好自我调和，减缓工作、生活压力，养成良好生活规律，缓解精神压力。

第二节　痛　经

一、概述

妇女正值经期或行经前后，出现周期性小腹疼痛，或痛引腰骶，甚至剧痛晕厥，周期性反复发作，并影响工作与学习者，称为痛经，亦称"经行腹痛"。本病是妇科常见病证。

有关痛经的记载，最早见于东汉张仲景《金匮要略·妇人杂病脉证并治》，如"带下，经水不利，少腹满痛，经一月再见者，土瓜根散主之"，论述了痛经的特点和治方。隋代《诸病源候论·妇人杂病诸候》首立"月水来腹痛候"，其言"妇人月水来腹痛者，由劳伤血气，以致体虚，受风冷之气，客于胞络，损冲任之脉……其经血虚，受风冷，故月水将下之际，血气动于风冷，风冷与血气相击，故令痛也"，奠定了痛经病因病机的理论基础。宋代《妇人大全良方·调经门》认为痛经有因于寒者、气郁者、血结者，并立温经汤治实寒有瘀之痛经并沿用至今。明代《景岳全书·妇人规》对痛经辨证论述尤详，提出了根据疼痛性质、时间和程度辨虚实的见解。清代《医宗金鉴·妇科心法要诀》《傅青主女科》又进一步补充了肝郁、肾虚、寒湿等病因病机。历代医家对痛经的认识不断发展而逐渐完善。

西医学将痛经分为原发性痛经和继发性痛经，原发性痛经及由于盆腔器质性疾病如子宫内膜异位症、盆腔炎或宫颈狭窄引起的继发性痛经，均可参照本节辨证施护。

二、病因病机

痛经病位在冲任、胞宫，变化在气血，表现为痛证，以"不通则痛"或"不荣则痛"为主要病机。实者可由气滞血瘀、寒凝血瘀、湿热瘀阻导致子宫、冲任气血运行不畅，"不通则痛"；虚者则因气血虚弱、肾气亏损致子宫、冲任失于濡养，"不荣则痛"。病因病机见图3－4。

1. 气滞血瘀

平素多抑郁或恚怒伤肝，复伤情感，肝郁气滞，气滞血瘀，瘀阻子宫、冲任。月经前期或经期，气血下注冲任，壅滞更甚，"不通则痛"，发为痛经。

2. 寒凝血瘀

经期或产后，感受寒邪，过食寒凉生冷之物，寒从内生，或素体阳虚，阴寒内盛。寒客冲任，与血搏结，致子宫、冲任气血失畅。经前、经期，气血下注冲任，冲任气血更加壅滞，"不通则痛"，发为痛经。若经前、经期冒雨、涉水或久居阴湿之地，则发为寒湿凝滞型痛经。

3. 湿热瘀阻

素体湿热内蕴，经期、产后感受湿热之邪，流注冲任，蕴结胞中，气血失畅。经前、经期气血下注冲任，气血壅滞更甚，"不通则痛"，导致行经腹痛。

4. 气血虚弱

脾胃素虚，化源不足，素体虚弱，大病久病或大失血后气血不足，冲任气虚血少。行经后血海气血更虚，不能濡养冲任、子宫，兼之气虚不能流通血气，发为痛经。

5. 肾气亏损

禀赋素虚，或多产房劳伤肾，致精亏血少，冲任经血不足。行经后血海空虚，冲任、子宫失去濡养，"不荣则痛"，发为痛经。

```
素性抑郁 ┐
         ├→ 气滞血瘀 ┐
复伤情感 ┘              │
                       │
感受寒邪 ┐              │
         │              │
过食生冷 ├→ 寒凝血瘀 ├→ 冲任、子宫 ┐
         │              │   血行不畅   ├→ 不通则痛 ┐
素体阳虚 ┘              │              │
                       │              │
素体湿热 ┐              │              │
         ├→ 湿热瘀阻 ┘              ├→ 痛经
感受湿热 ┘                            │
                                      │
素体虚弱 ┐                            │
         │                            │
脾胃虚弱 ├→ 气血虚弱 ┐              │
         │              │              │
失血久病 ┘              ├→ 冲任、子宫 ├→ 不荣则痛 ┘
                        │   失去濡养
禀赋素虚 ┐              │
         ├→ 肾气亏损 ┘
多产房劳 ┘
```

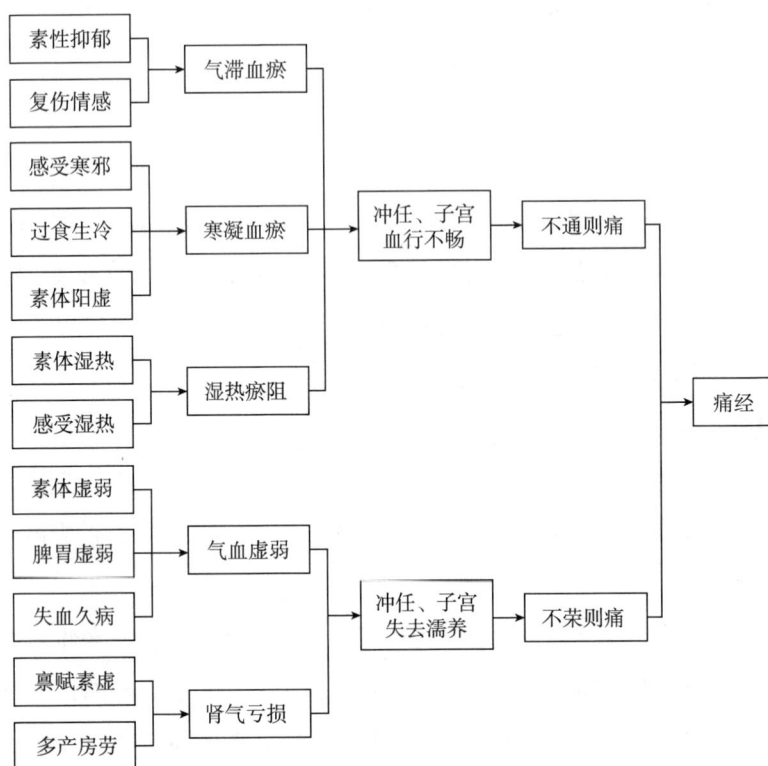

图 3 - 4　痛经病因病机示意图

三、常见证型

1. 气滞血瘀

【临床症状】经前或经期小腹胀痛拒按，月经量少，行经不畅，血色紫黯有块，块下痛减，经前乳房胀痛，胸闷不舒，舌质紫黯或有瘀点，脉弦。

【辨证分析】情志抑郁，肝失条达，冲任、子宫气血瘀滞，经行之际气血下注冲任，气血壅滞更甚，故经前或经期小腹胀痛拒按，月经量少，行而不畅；经血瘀滞，故色紫黯有块；块下气血暂通而腹痛暂减；肝郁气滞，经脉不利，故胸胁、乳房胀痛；舌紫黯或有瘀点，脉弦，为瘀滞之征。

【施护法则】理气行滞，化瘀止血。

【代表方】膈下逐瘀汤加减。

2. 寒凝血瘀

【临床症状】经前或经期小腹冷痛拒按，得温痛减，月经量少，色黯有块，形寒肢冷，小便清长，舌黯苔白，脉沉紧。

【辨证分析】寒凝子宫、冲任，气血凝滞不畅，故经前或经期小腹冷痛；寒得热化，瘀滞暂通，故得温痛减；寒凝血瘀，行而不畅，因而月经推后，且经血量少，色黯有块；寒邪内盛，阻遏阳气，故形寒肢冷，小便清长；舌黯，苔白，脉沉紧，为寒凝血瘀之征。

【施护法则】温经散寒，化瘀止痛。

【代表方】温经汤加减。

3. 湿热瘀阻

【临床症状】经前或经期小腹疼痛或胀痛不适，有灼热感，或痛连腰骶，或平时小腹疼痛，经前加剧，月经量多或经期延长，色黯，质稠或夹较多黏液，平素带下量多，黄稠臭秽，或伴有低热起伏，小便黄赤，舌红，苔黄腻，脉滑数或弦数。

【辨证分析】湿热蕴结冲任、子宫，气血失畅，经前血海充盈，气血瘀滞更甚，湿热与血互结，故经前或经期小腹疼痛拒按，痛连腰骶，有灼热感；湿热扰血，迫血妄行，经血量多或经期长，经色紫黯，质稠或夹较多黏液；湿热下注，伤及带脉，则带下量多、黄稠；湿热缠绵，故低热起伏；小便黄赤，舌红，苔黄腻，脉滑数，均为湿热蕴结之象。

【施护法则】清热除湿，化瘀止痛。

【代表方】清热调血汤加减。

4. 气血虚弱

【临床症状】经期或经后小腹隐痛喜按，或小腹及阴部空坠，月经量少，色淡质稀，面色无华，神疲乏力，舌质淡，苔薄白，脉细弱。

【辨证分析】气血不足，冲任亦虚，行经之后，血海更虚，濡养不足，血行迟滞，故经期或经后小腹隐痛喜按；气虚下陷，则小腹及阴部空坠不适；血虚经血不足，故月经量少，色淡质稀；气虚阳气未充，气血不能上荣头面，故面色无华；中阳不振，则神疲乏力；气血不足，则见舌质淡，苔薄白，脉细弱。

【施护法则】益气补血，调经止痛。

【代表方】圣愈汤加减。

5. 肾气亏损

【临床症状】经期或经后 1~2 天内小腹部隐隐作痛，伴腰骶部酸痛，经色黯淡，量少质稀，头晕耳鸣，健忘失眠；舌质淡红，苔薄，脉沉细。

【辨证分析】肾气虚损，精血不足，冲任俱虚，行经之后，血海更虚，子宫、冲任失养，故经后小腹隐隐作痛；精亏血少，故经色黯淡，量少质稀；肾精不足，不能上养清窍，则头晕耳鸣，健忘失眠；舌质淡红，苔薄，脉沉细，均为肾气不足之象。

【施护法则】补肾益精，养血止痛。

【代表方】调肝汤加减。

四、护理

(一) 辨证施护

1. 病情观察

询问患者疼痛的性质、程度、持续时间，月经色、质、量的变化，以及伴随症状情况，如有无发热及阴道分泌物情况。观察患者面色、汗出、血压等情况变化。

2. 生活起居护理

病室环境整洁、舒适、安静；注意经期、产后卫生，经期勿冒雨涉水；腹痛剧烈者应注意休息；经期注意调摄，慎外邪。

3. 饮食护理

经期饮食应营养、清淡、易消化，不可过食生冷、刺激性及酸性食物。

气血虚弱者，宜多食益气补血之品，如大枣、山药、枸杞子、核桃等，可在经前 5~7 日食用元胡益母草煮蛋，每日 1 次；肾气亏损者，宜食用补益肝肾之品，如黑芝麻、黑米、桑椹、猪肝等；寒凝血瘀者，宜多食温经散寒食物，如羊肉、狗肉、韭菜等，食疗方可选用吴茱萸粥；气滞血瘀者，宜多食用理气活血之品，如佛手、萝卜、玫瑰花；湿热瘀阻者，宜食清热利湿之品，如红豆、薏苡仁、冬瓜等。

4. 情志护理

选择合适的方式与患者进行沟通，告知患者痛经发生与情志关系密切，患者应保持精神愉快，气机畅达则经血流畅。对情志抑郁者，应使用以情胜情、移情易性、宣泄解郁等方法进行调摄，鼓励患者多参加娱乐活动，改善心境。

5. 用药护理

告知患者用药应按时、坚持周期性治疗，注意观察用药后疼痛缓解情况。气滞血瘀者，用药多为芳香之品，不宜久煎，可在经前 3 天开始服药；寒凝血瘀者，中药汤剂应温热服用，丸剂可用黄酒或生姜红糖水送服，以温经散寒；湿热瘀阻者，服药宜凉服或微温服，可在经前 5～7 天开始服用；虚证方药多为补益剂，可文火久煎，在饭前空腹温服。服药期间有不适，应及时就诊，调整治疗方案。

6. 适宜技术

痛经发作时，可采用针法、灸法、耳穴贴压等中医特色疗法进行治疗。对气滞血瘀者，可用泻法针刺气海、太冲、三阴交；寒凝血瘀者，注意经期腹部保暖，在小腹部行热熨法；肾气亏损者，可针刺肝俞、肾俞、关元、足三里、照海等穴；对疼痛者可选择子宫、内分泌、交感、肾等行耳穴贴压；如疼痛导致昏厥，可针刺或按压合谷、人中、内关等进行急救。

（二）主要症状护理

本病主要症状是小腹疼痛，护理措施如下。

1. 病室环境应安静，避免刺激；寒凝血瘀者病室温度应略高，湿热瘀阻者病室环境应偏凉。

2. 观察患者疼痛的性质、程度、持续时间，月经色、质、量的变化，以及伴随症状。

3. 腹痛时指导患者精神放松，减少焦虑、恐惧感，必要时遵医嘱使用止痛药物。

4. 穴位贴敷，使用麝香痛经膏在痛经发作时或经前 3～7 天将膏贴在气海、子宫、三阴交或腹部痛点，1～3 天更换 1 次，痛经消失后除去。

5. 腹痛时选择子宫、内分泌、交感和肾等穴位进行耳穴贴压。

6. 根据患者疾病情况，选择毫针补法、泻法进行治疗。

五、健康教育

1. 保持情志舒畅，消除焦虑、恐惧情绪。

2. 生活起居有常，避免经期涉水冒雨，避风寒，防止寒邪直侵胞中；经期避免剧烈运动和重体力劳动；注意经期卫生，保持外阴清洁，经期绝对禁止房事，防止经血互结或外邪入侵。

3. 饮食有节，不可过食生冷、油腻、刺激性食物。

4. 规律用药，坚持周期性治疗，必要时遵医嘱使用止痛药。

第三节　绝经前后诸证

一、概述

妇女在绝经前后，围绕月经紊乱或绝经，出现眩晕耳鸣、烘热汗出、潮热面红、烦躁易怒、心悸失眠，或伴有腰背酸痛、面浮肢肿和情志不宁等不适症状称为绝经前后诸证。本病是妇科常见病证，临床症状轻重不一，病程长短不一，短者仅数月，长者迁延数年。75%～85%的妇女在绝经前后可出现症状，约15%的患者症状严重，影响正常生活和工作，需要积极治疗。

古代医籍对本病无专篇论述，其症状多散见于"年老血崩""年老经断复来""脏躁""百合病"，以及内科的"心悸""失眠""眩晕"等病证。如汉代《金匮要略·妇人杂病脉证并治》曰："妇人脏躁，喜悲伤欲哭，象如神灵所作，数欠伸。"明代《景岳全书·妇人规》曰："妇人于四旬外，经期将断之年，多有渐见阻隔，经期不至者。当此之际，最宜防察。若果气血平和，素无他疾，此固渐止而然，无足虑也。若素多忧郁不调之患，而见此过期阻隔，便有崩决之兆。若隔之浅者，其崩尚轻；隔之久者，其崩必甚，此因隔而崩者也。"著名中医妇科专家卓雨农于1964年提出"绝经前后诸证"，并纳入《中医妇科学》教材。

西医学中的围绝经期综合征（更年期综合征）、双侧卵巢切除或放射治疗后、早发绝经卵巢功能衰竭而致诸证，可参照本节辨证施护。

二、病因病机

本病的发生与女性生长发育、生殖与衰老的自然规律有关。妇女进入绝经期后，肾气虚，冲任渐亏，天癸竭，部分妇女因体质、疾病、劳逸、社会环境、精神因素等影响，不能适应这一生理阶段变化，肾阴阳失和而导致本病发生。本病的病机主要以肾虚为主，常见肾阴虚、肾阳虚和肾阴阳俱虚，并常涉及心、肝、肾三脏。病因病机见图 3 - 5。

1. 肾阴虚

素体阴虚，或多产房劳，精亏血少，至经断前后，肾阴不足，天癸渐竭，复加忧虑劳倦，或大病失血，阴血耗伤，肾阴更虚，脏腑失养，遂发经断前后诸证。

2. 肾阳虚

素体肾阳亏虚，经断前后，肾气更虚，或过用寒凉及贪凉过度，命门火衰，脏腑失去温煦，不能温煦脾阳，致脾肾阳虚；脾肾阳虚，水湿内停，聚液成痰；阳气虚弱，无力行血则成血瘀，因而致经断前后诸证。

3. 肾阴阳俱虚

经断前后，经血亏虚，肾阴肾阳衰减，阴损及阳，或阳损及阴，真阴真阳不足，不能濡养、温煦脏腑，阴阳失调而致经断前后诸证。

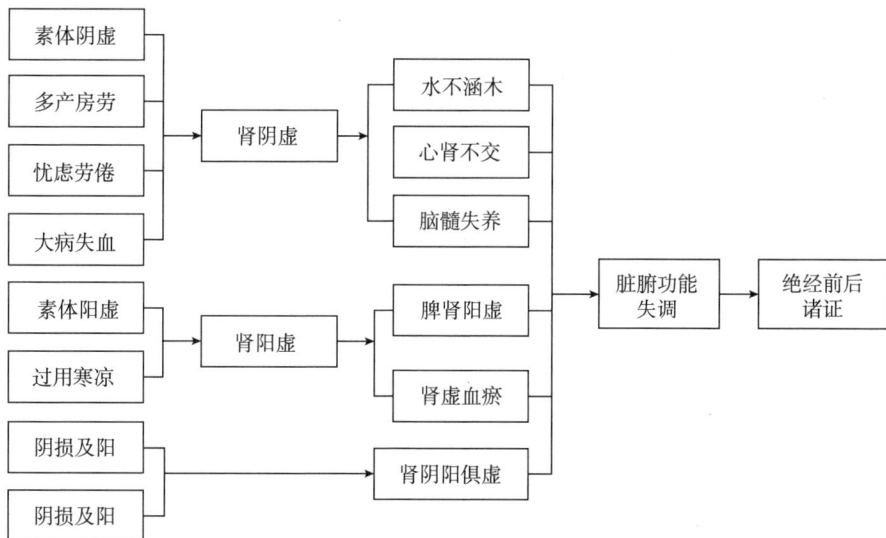

图 3 - 5　绝经前后诸证病因病机示意图

三、常见证型

1. 肾阴虚

【临床症状】经断前后，月经周期紊乱，经量或多或少，经色鲜红，眩晕耳鸣，腰膝酸软，烘热汗出，五心烦热，失眠多梦，或皮肤干燥瘙痒，口燥咽干，大便秘结，尿少色黄，舌红少苔，脉细数。

【辨证分析】绝经前后，肾虚冲任失调，故月经先期或先后不定，经量或少或多；肾阴不足，精亏血少，髓海失养，故眩晕耳鸣；腰为肾之府，肾虚筋骨失养，则腰膝酸软；肾阴不足，虚阳上浮，则烘热汗出，五心烦热；虚热扰心神，心神不宁，则失眠多梦；阴虚生内热，则口燥咽干，大便秘结，尿少色黄；阴虚血燥，故皮肤干燥或瘙痒；舌红，少苔，脉细数，均为阴虚之征。

【施护法则】滋养肾阴，育阴潜阳。

【代表方】左归丸加减。

2. 肾阳虚

【临床症状】经断前后，经血量多，或崩中漏下，经色黯淡，精神萎靡，面色晦暗，腰背冷痛，形寒肢冷，小便清长，夜尿频数，舌淡，或胖嫩边有齿痕，苔薄白，脉沉细弱。

【辨证分析】绝经前后，肾阳渐衰，冲任不固，不能制约经血，则月经量多，色淡暗，或崩中漏下；命门火衰，阳气不能外达，经脉失煦，故面色晦暗，精神萎靡，腰背冷痛，形寒肢冷；肾阳不足，不能温化膀胱，膀胱气化无力，则小便清长，夜尿频数；舌淡或胖嫩边有齿印，苔薄白，脉沉细弱，均为肾阳虚衰之征。

【施护法则】温肾扶阳。

【代表方】右归丸加减。

3. 肾阴阳两虚

【临床症状】绝经前后，月经周期紊乱，经血量或少或多，乍寒乍热，烘热汗出，头晕耳鸣，健忘，腰背酸痛，舌淡，苔薄，脉沉弱。

【辨证分析】绝经前后，肾阴阳俱虚，冲任失调，则月经紊乱，经血量或少或多；阴阳失调，营卫不和，则乍寒乍热，烘热汗出；肾精亏虚，脑髓失充，故头晕耳鸣，健忘；肾虚腰膝失养，督脉失荣，则腰背酸痛；舌淡，苔薄，脉沉弱，均为肾阴阳俱虚之征。

【施护法则】阴阳双补。

【代表方】二仙汤和二至丸加菟丝子、何首乌、龙骨、牡蛎。

四、护理

（一）辨证施护

1. 病情观察

观察患者潮热、汗出出现时间和频次；观察患者月经情况，如月经色、质、量及周期；观察患者情绪改变，如出现焦躁、抑郁、哭泣等不良情绪，应及时进行干预，并加强监护；观察患者有无严重胸闷、心悸、眩晕等症状。

2. 生活起居护理

病室保持整洁、安静，生活起居有常，保证充足睡眠，避免工作负担过重；鼓励患者适度锻炼，如练太极拳、八段锦，增强机体抗病能力。

3. 饮食护理

饮食应清淡、有营养，多食新鲜蔬菜、水果，给予高钙、低脂、高蛋白饮食，如牛奶、鱼、瘦肉、蛋等；少食高脂肪、高糖、高盐类食物。

肾阴虚者多食滋补肝肾之品，如银耳百合羹、甲鱼汤等；肾阳虚者多食温肾助阳之品，如当归羊肉汤、核桃仁粥等；伴失眠多梦者，可食甘麦大枣粥；高血压者，多食海带、银耳等，滋阴降火。

4. 情志护理

重视患者心理调护，积极疏导情志，保持情志舒畅；给予患者有针对性的指导和健康教育，指导患者自我情志调适；指导患者家属关心患者情志变化，给予患者鼓励和安慰。

5. 用药护理

治疗方药为滋补类药物，汤药应文火久煎；药物宜空腹服用，肾阳虚者汤剂应热服，肾阴虚者汤剂宜凉服。本病治疗周期较长，多需长期服药，告知患者应坚持按时、按量用药。

6. 适宜技术

可选择内分泌、心、肾、神门等行耳穴贴压；肾阴虚者平时自我按摩太溪、照海、三阴交等穴；肾阳虚者可选择神阙、关元、肾俞、命门等行隔姜灸、隔附子饼灸，使用菟丝子、杜仲、断续等中药进行中药浴足，平时自我按摩腰阳关、肾俞、命门等穴；对头晕失眠者，可在头面部行穴位按摩。

（二）主要症状护理

本病的主要症状是头晕失眠，护理措施如下。

1. 科学合理安排时间，保证睡眠质量，病情较重者应注意休息。

2. 饮食应清淡，可多食大枣、桂圆等安神之物，可以甘麦大枣汤代茶饮，睡前喝牛奶以助睡眠。

3. 坚持适当体育锻炼，增加户外活动，培养多种兴趣，保持良好心态。

4. 对患者在头部印堂、头维、太阳、风池、风府等行穴位按摩。

5. 对失眠者选择内分泌、神门、心、肾等行耳穴贴压。

6. 失眠者可行足部熏洗疗法，使用菟丝子、杜仲、断续等药物煎煮，每日临睡前进行浴足。

五、健康教育

1. 调畅情志，保持心情愉快，心胸开阔，乐观开朗。

2. 合理安排时间，劳逸结合，保证充足睡眠，尤其脑力劳动者，长期精神压力较大，更易患此病，应坚持适当的体育锻炼，培养多种兴趣。

3. 饮食宜清淡、富有营养，避免肥甘厚腻、辛燥之物。

4. 定期体检，绝经前后是骨质疏松、心脑血管、肿瘤等多种疾病的高发阶段，应未病先防，既病防变。

第四节　带下病

一、概述

带下病是因湿热、湿毒，或脾虚、肾虚等所致，以带下的量明显增多，或色、质、气味异常，或伴有局部及全身症状为主要表现的疾病。

"带下"之名，首见于《内经》。《素问·骨空论》说："任脉为病……女子带下瘕聚。"带下有广义、狭义之分，广义带下泛指妇产科疾病而言，由于其多发生在带脉之下，故称为"带下"。狭义带下又有生理、病理之别。正常女子自青春期开始，肾气充盛，脾气健运，任脉通调，带脉健固，阴道内即有少量白色或无色透明、质黏、无臭的液体，特别是在经期前后、月经中期及妊娠期量增多，以润泽阴户，防御外邪，此为生理性带下。

西医学的多种女性生殖系统炎症及肿瘤，凡导致阴道分泌物异常，其病机、证候与本病相符者，可参照本节辨证施护。

二、病因病机

带下病的主要病因是湿邪，而脾肾功能失常又是发病的内在条件，病位主要在前阴、胞宫。主要病机为湿邪损伤任带二脉，使任脉不固，带脉失约。《傅青主女科》说："夫带下俱是湿症。"湿有内外之别。内湿的产生与脏腑气血功能失调密切相关：脾虚运化失职，水湿内停，下注任带；肾阳不足，气化失常，水湿内停，又关门不固，精液下滑；素体阴虚，感受湿热之邪，伤及任带。外湿指外感之湿邪，如因久居湿地或经期涉水淋雨，感受寒湿，或不洁性交，或产后胞脉空虚等，湿毒邪气乘虚内侵胞宫，以致任脉损伤，带脉失约，引起带下病。病因病机见图3-6。

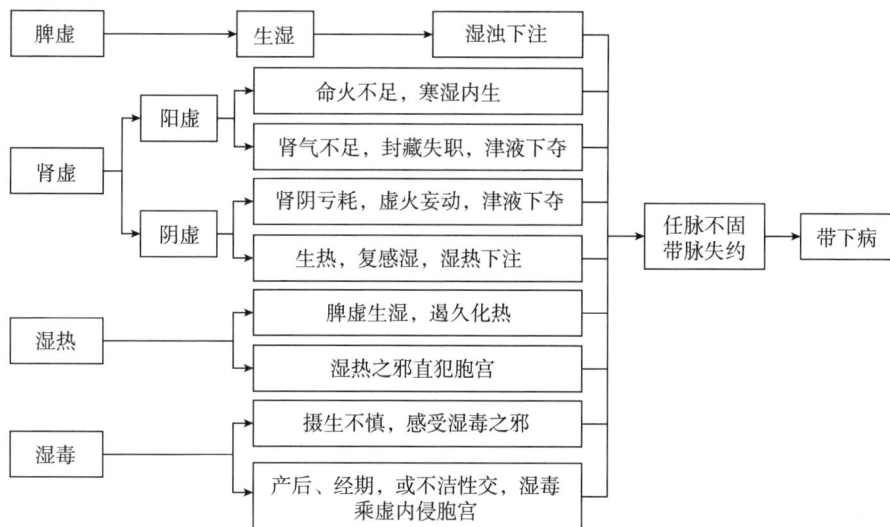

图3-6　带下病病因病机示意图

三、常见证型

1. 脾阳虚

【临床症状】带下量多，色白或淡黄，质稀薄，无臭气，绵绵不断，四肢欠温，纳少或便溏，神疲倦怠，面色㿠白；舌质淡，苔白或腻，脉缓弱。

【辨证分析】脾气虚弱，运化失职，水湿停滞中焦，脾虚气陷，湿浊下注，损伤任、带二脉，使任脉损伤，带脉失约，湿化带浊从阴门而下，故带下量多，色白或淡黄，质稀薄，无臭气，绵绵不断；脾虚中阳不振，则神疲倦怠，四肢欠温；脾虚运化失职，则纳少便溏；脾虚清阳不升，则面色㿠白。舌淡，苔白腻，脉缓弱，为脾阳不足之征。

【施护法则】健脾益气，升阳除湿。

【代表方】完带汤。

2. 肾阳虚

【临床症状】带下量多，色白清冷，稀薄如水，淋沥不断，头晕耳鸣，腰痛如折，畏寒肢冷，小腹冷感，小便频数，夜间尤甚，大便溏薄，面色晦黯，舌质淡，苔薄白，脉沉迟。

【辨证分析】肾阳不足，命门火衰，气化失常，寒湿内盛，致带脉失约，任脉不固，故带下量多，色白清冷，稀薄如水，淋沥不断；肾阳虚胞络失于温煦，故小腹冷感；膀胱失于温煦，气化失常，故小便频数，夜间尤甚；命门火衰，不能上温脾土，则大便溏薄；阳虚寒从内生，故畏寒肢冷；肾阳虚外府失荣，故腰痛如折；肾虚髓海不足，故头晕耳鸣，面色晦黯。舌质淡，苔薄白，脉沉迟，为肾阳不足，虚寒内盛之征。

【施护法则】温肾助阳，固精止带。

【代表方】内补丸。

3. 肾阴虚

【临床症状】带下量不甚多，色黄或赤白相兼，质稠或有臭气，阴部干涩不适，或有灼热感，腰膝酸软，头晕耳鸣，五心烦热，失眠多梦，舌红，苔少或黄腻，脉细数。

【辨证分析】多见于素体阴虚或老年妇女，肾阴不足，相火偏旺，损伤血络，复感湿邪，伤及任、带二脉，发而带下。阴虚失守，封藏不固，加之热扰血络，故带下量多，色黄或赤白相兼，质稠，有臭气，阴部有灼热感；阴精亏虚，阴部失荣，故干涩不适；肾阴亏损，髓海不足，则腰膝酸软，头晕耳鸣；阴虚内热，热扰心神，则五心烦热，失眠多梦；舌红，苔少或黄腻，脉细数，为阴虚夹湿之征。

【施护法则】滋阴益肾，清热止带。

【代表方】知柏地黄丸。

4. 湿热下注

【临床症状】带下量多，色黄或赤，黏稠，有臭气，或伴阴部瘙痒，胸闷心烦，口苦咽干，纳食较差，小腹或少腹作痛，小便短赤，舌红，苔黄腻，脉弦数。

【辨证分析】湿热蕴积于下，损伤任带二脉，故带下量多，色黄，黏稠，臭秽；湿热熏蒸，则胸闷心烦，口苦咽干；湿热内阻，中焦失运，则纳食较差；湿热蕴结，瘀阻胞脉，气机升降失常，则小腹或少腹作痛；湿热伤津，则小便短赤；舌红，苔黄腻，脉弦数，为湿热之征。

【施护法则】清热利湿止带。

【代表方】止带方。

5. 湿毒蕴结

【临床症状】带下量多，黄绿如脓，或赤白相兼，或五色杂下，状如米泔，臭秽，小腹疼痛，腰骶酸痛，口苦咽干，小便短赤，舌红，苔黄腻，脉滑数。

【辨证分析】湿毒内侵，损伤任带二脉，秽浊下流，故带下量多；湿热毒邪蕴蒸，损伤脉络，则色黄绿如脓，或赤白相兼，甚或五色杂下，状如米泔，秽臭难闻；湿毒蕴结，瘀阻胞脉，故小腹疼痛，腰骶酸痛；湿浊毒热上蒸，故口苦咽干；湿热伤津，则小便短赤；舌红，苔黄腻，脉滑数，为湿毒蕴结之征。

【施护法则】清热解毒除湿。

【代表方】五味消毒饮。

四、护理

（一）辨证施护

1. 生活起居

注意休息，勿过度劳累。急性期患者应卧床休息，予半卧位，有利于阴道分泌物流出。病室安静整洁，通风良好，使患者安心静养。患者内裤应每日更换，用热水烫洗或煮沸 5~10 分钟，在阳光下暴晒。做好器械、用物等的消毒隔离，生活和卫生用品专人专用，忌盆浴，防止交叉感染。阴道冲洗和擦洗时，动作宜轻柔，以免损伤阴道黏膜，尤其是老年人。

2. 病情观察

观察带下量、色、质及气味等，并做好记录。必要时，取阴道分泌物送检。指导患者保持外阴清洁，每日可用温水或中药洗剂坐浴或清洗外阴，勿用碱性肥皂或刺激性药物。指导患者正确使用阴道灌洗剂，不要过度，以免破坏阴道的自然抵抗力，增加感染的机会。外阴瘙痒者，嘱患者用局部按压法止痒，勿搔抓和用过烫热水烫洗，以免加重瘙痒或引起感染。行经期间暂停阴道灌洗、坐浴和塞药治疗。

3. 饮食护理

饮食宜清淡，易消化，富于营养；忌肥甘厚腻、辛辣刺激之物。

脾虚者除蛋类、瘦肉外，可选食补脾除湿之品，如山药粥。肾阳虚者宜用温肾助阳、固涩止带之品，如桂圆红枣莲子汤，或食羊肉等温肾滋补食物。肾阴虚者可食滋阴利湿之品，如土茯苓炖乌龟、淡菜、菱角等，忌烟酒及动火之品。湿热者多饮汤水，宜多食鲜藕、冬瓜、扁豆及新鲜水果，平时可饮用绿茶、绿豆薏苡仁汤等，以清热利湿。湿毒者饮食宜选用清热解毒利湿之品，如冬瓜、薏苡仁、扁豆、新鲜水果等。

4. 情志护理

向患者介绍疾病的相关知识，提高认知水平，消除顾虑，使其保持情绪稳定，避免精神刺激，安心养病。

5. 用药护理

指导需阴道用药的患者先清洗外阴和双手，戴上指套，然后取下蹲式，将药片置于食指上，沿阴道后壁慢慢推入阴道后穹隆处。用药期间，如有阴道灼热疼痛、难以忍受等情况，应及时报告医生。脾虚、肾阳虚者中药汤剂宜文火久煎，饭前温热顿服，用药后观察疗效。湿毒、肾阴虚者中药汤剂宜偏凉服。

6. 适宜技术

小腹有冷感者，可用热水袋热敷或艾灸。腰酸腰痛者，可在腰下垫一软枕，并给予局部按摩。

（二）主要症状护理

本病的主要症状是外阴瘙痒，护理措施如下。

1. 注意经期卫生，行经期间勤换内裤和月经垫，勤清洗。

2. 保持外阴清洁干燥，不用热水烫洗，不用肥皂擦洗，以免加重水肿或引起感染。

3. 注意内裤须宽松、透气，并以棉制品为宜。

4. 忌酒及辛辣食物，不吃海鲜等易引起过敏的药物。

5. 忌滥用药物，可用黄柏、土槿皮、一枝黄花煎汤，坐浴、熏洗或清洗外阴。

6. 勤剪指甲，勤洗手，防止抓伤皮肤。

7. 忌抓搔及局部摩擦，嘱患者用局部按压法止痒。

8. 局部如有破损、感染，可用 1：5000 高锰酸钾液（在温开水内加入微量高锰酸钾粉末，使呈淡红色即可，不可过浓）浸洗，每日 2 次，每次 20～30 分钟。

9. 久治不愈者应做血糖检查。

五、健康教育

1. 慎起居，避寒湿，防劳累，节房事。

2. 注意个人卫生，勤换内裤或使用卫生垫，勤洗外阴，保持会阴清洁。洁身自好，避免不洁性行为。

3. 合理饮食，以清淡、易消化、富有营养之品为宜。忌食辛辣、油腻、煎烤之物。

4. 加强体育锻炼，避免久站、久坐，并适当活动，如散步、做操等。

5. 提倡使用淋浴及蹲式厕所，公共卫生设施如游泳池、坐便器、床单等严格消毒，防止交叉感染。

6. 保持心情愉悦，避免精神刺激。

7. 定期进行妇科检查，发现病变，及时治疗，不可忽视或讳疾忌医而延误病情。

第五节 妊娠恶阻

一、概述

妊娠恶阻是指妊娠早期冲气上逆，胃失和降，出现恶心呕吐，头晕厌食，甚或食入即吐的疾病。妊娠恶阻又称"妊娠呕吐""子病""病儿""病食""阻病"等。本病是妊娠早期的常见病，多于3个月后逐渐消失，若反复呕吐不能自止者可使孕妇迅速消瘦或诱发其他疾病，甚至影响胎儿的发育，故需及时治疗。《万氏妇人科》云："轻者不服药无妨，乃常病也。重者需药调之，恐伤胎气。"

一般发生于妊娠早期的3个月内，多于3个月后逐渐自行消失，不属病态。若反应严重，反复呕吐不能自止者，可影响孕妇的健康和胎儿的发育，故需积极治疗。

西医学的妊娠剧吐，可参照本节辨证施护。

二、病因病机

《医宗金鉴·妇科心法要诀》中比较全面地概括了妊娠恶阻的病因证治，明确提出："当以胃弱为主，更审其或因胎气阻逆，或痰饮阻逆，与夫兼热、兼寒，而分治之。"本病病因不同，但病机则一，主要是冲气上逆，胃失和降而致呕恶。病因病机见图3-7。

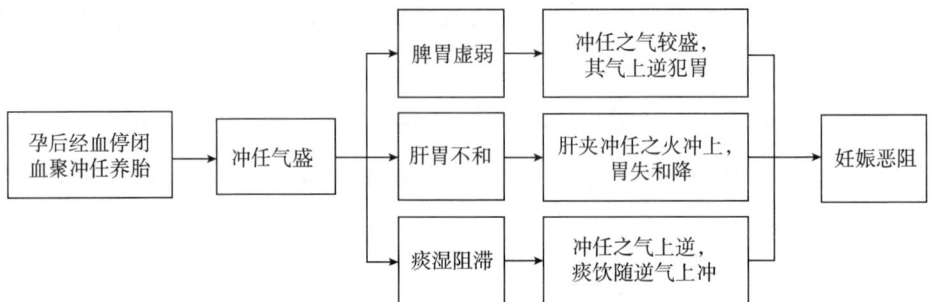

图3-7 妊娠恶阻病因病机示意图

三、常见证型

1. 脾胃虚弱

【临床症状】妊娠早期，恶心呕吐厌食，甚则食入即吐，呕吐清涎或食糜，脘腹胀闷，头晕体倦，怠惰思睡，舌淡，苔白，脉缓滑无力。

【辨证分析】孕后血聚于下以养胎元，冲气偏盛而上逆，胃气虚弱，失于和降，冲气夹胃气上逆，所以呕吐不食，或食入即吐；脾胃虚弱，运化失职，因而脘腹胀闷，厌食；中阳不振，清阳不升，浊阴不降，则头晕体倦，怠惰思睡；舌淡，苔白，脉缓滑无力，为脾胃虚弱之征。

【施护法则】健胃和中，降逆止呕。

【代表方】香砂六君子汤。

2. 肝胃不和

【临床症状】妊娠早期，呕吐酸水或苦水，胸满胁痛，头晕目眩，口苦咽干，嗳气叹息，心烦躁急，便秘溲赤，舌红，苔黄燥，脉弦滑数。

【辨证分析】孕后冲气夹肝火上逆犯胃，故呕吐酸水或苦水；肝郁气滞，气机不利，所以胸满胁痛，嗳气叹息；肝火上逆，因而头晕目眩，口苦咽干；热盛伤津，故心烦躁急，便秘溲赤；舌红，苔黄燥，脉弦滑数，为肝热内盛之征。

【施护法则】清肝和胃，降逆止呕。

【代表方】加味温胆汤。

3. 痰湿阻滞

【临床症状】妊娠早期，恶心呕吐厌食，或食入即吐，呕吐痰涎，口中淡腻，胸膈满闷，头身困重、嗜睡，心悸气短，舌淡胖，苔白腻，脉弦滑。

【辨证分析】痰湿之体，或脾虚停饮，孕后血壅气盛，冲气上逆，故恶心呕吐厌食，或食入即吐；冲气夹痰饮上泛，故口中淡腻，呕吐痰涎；膈间有痰饮，中阳不运，故胸膈满闷，头身困重、嗜睡；痰湿上凌心肺，则心悸气短；舌淡胖，苔白腻，脉滑，也为痰饮内停之征。

【施护法则】化痰除湿，降逆止呕。

【代表方】小半夏加茯苓汤。

四、护理

(一) 辨证施护

1. 生活起居

卧床休息，保持室内整洁、安静、无异味，温湿度适宜，及时清理呕吐物及被污染的衣物，避免各种噪音和不良刺激，避免一切可诱发呕吐的因素。每次呕吐后用清水漱口，防止发生口腔溃疡。进食前刷牙或漱口，以清除口腔异味，保持口腔清洁，增进食欲。

2. 病情观察

观察患者尿量、皮肤弹性、有无眼眶凹陷等。呕吐剧烈而不能进食者，或已经出现明显伤津表现者需静脉补液。对恶阻反复发作或病情加剧者，正确记录出入量，遵医嘱抽血检查电解质及化验尿比重等。必要时，遵医嘱做 B 超等检查以排除葡萄胎的可能。如出现呕吐频频，头晕头痛，倦怠烦躁，甚至嗜睡昏迷，发热口渴，尿少便秘，要特别警惕发生代谢性酸中毒。如呕吐频繁或持续日久，出现形体消瘦，眼眶下陷，肌肤干瘪失泽，口干口苦，苔薄黄而干，为阴液亏损、正气耗伤之象。以上两种情况常伴随出现，为妊娠呕吐气阴两伤的严重证候，应及时报告医生，采取中西医结合治疗，给予输液，纠正酸中毒及电解质紊乱。密切注意是否有因剧烈呕吐引起的腰腹疼痛、阴道少量流血等异常情况，防止发生胎漏、堕胎等。必要时遵医嘱进行 B 超检查以了解妊娠情况。

3. 饮食护理

饮食宜营养丰富、易于消化且清淡，随孕妇喜好鼓励其进食，注意色、香、味的调配，促进食欲。切不可因恶心呕吐而停止进食。进食宜少量多餐，经常更换饮食品种花样，注意营养搭配。忌食油腻、生冷、甜腻、辛辣、厚味食品，以免助湿伤脾或生火动血。

脾胃虚弱者宜食健脾和胃之品，如山药、莲子、南瓜、大枣、薏苡仁等，忌生冷瓜果及寒性食物，以免进一步损伤脾胃。肝胃不和者可食米汤、稀粥、豆浆、藕粉等，多食新鲜蔬菜、水果；鼓励患者多饮水，或少量多次饮新鲜果汁；可用陈皮泡水代茶饮以和胃理气，食用一些酸味食物以抑肝止呕，如柑梅、乌梅、陈皮梅等。痰湿阻滞者宜细软温热之品，忌生冷、肥甘生痰之品，不宜多饮水以免痰饮内停而加重呕吐。

4. 情志护理

保持乐观愉快的情绪，避免抑郁、恼怒，给予安慰和心理支持，鼓励其树立战胜疾病的信心。指导患者采用放松疗法，如听音乐、看娱乐性电视节目等，分散注意力而减轻焦虑。

5. 用药护理

指导患者遵医嘱服用止呕的药物。服药亦吐者，宜少量与之，频频饮服，或服药前用鲜生姜汁擦舌，嘱患者服药后宜静卧，观察用药后反应。

6. 适宜技术

呕吐剧烈者，可针刺足三里、内关等穴，予轻刺激，留针 20 分钟。

（二）主要症状护理

本病的主要症状是恶心呕吐，护理措施如下。

1. 保持室内的整洁、安静、空气新鲜，避免异味、异物刺激。

2. 每次呕吐后用清水或银花甘草液漱口，进食前刷牙或漱口，以清除口腔异味，保持口腔清洁，增进食欲。

3. 保证充足休息睡眠，待病情恢复后鼓励孕妇下床活动，促进胃肠蠕动，增进食欲。

4. 密切观察恶心呕吐的情况，对呕吐反复发作或病情加剧者，正确记录出入量，遵医嘱抽血检查电解质及化验尿比重等。密切注意是否有因剧烈呕吐引起的腰腹疼痛、阴道少量流血等异常情况，防止发生胎漏、堕胎等。

5. 给予营养丰富、易于消化的清淡饮食，注意色、香、味的调配，促进食欲。随孕妇喜好鼓励其进食，切不可因恶心呕吐而停止进食。进食宜少量多餐，经常更换饮食品种花样，注意营养搭配。

6. 对服药即吐者，中药汤剂宜浓煎，并少量多次饮服。服药前，可先用数滴鲜姜汁擦于舌面，以减轻呕吐。

7. 向孕妇解释孕吐只是早期的生理反应，说明孕吐持续的时间，让孕妇消除顾虑，缓解情绪，树立信心。

8. 脾胃虚弱者，应遵医嘱指压双侧内关，轻揉足三里，或按摩脾俞、胃俞穴，以健脾止呕。

五、健康教育

1. 保持室内空气新鲜，避免异味刺激。

2. 保持心情舒畅，安心静养。

3. 向患者讲解妊娠后的生理现象及正常反应，消除紧张，正确对待孕育问题。

4. 注意休息，孕期适当活动。

5. 生活有规律，慎起居，节房事，预防感冒发热，定期孕期检查。

6. 注意饮食卫生，饮食宜营养且易消化，可采取少吃多餐的方法。

7. 为防止脱水，应保证每天的液体摄入量。

第六节　胎漏、胎动不安

一、概述

由于母体与胎儿两方面的因素，导致冲任气血不调，胎元失固，妊娠期阴道少量出血，时下时止，或淋沥不断，而无腰酸腹痛者，称为"胎漏"，亦称"胞漏"或"漏胎"等；若妊娠期仅有腰酸腹痛或下腹坠胀，或伴有少量阴道出血者，称"胎动不安"。

胎漏、胎动不安者，若胎元正常，多数患者经保胎治疗，阴道流血停止，腰酸腹痛消失，妊娠得以继续。若病情进一步发展，或因胎元缺陷，胚胎不能成形者，最终将导致堕胎。

西医学的先兆流产或先兆早产等可参照本节辨证施护。

二、病因病机

胎漏、胎动不安的主要机理是冲任不固，不能摄血养胎。导致孕母气血不调、胎元不固的原因有肾虚、气血虚弱、血热等。此外孕母不慎为跌仆所伤，或误食毒物毒药等亦可影响母体气血或直伤胎元，引起胎漏、胎动不安。病因病机见图 3 – 8。

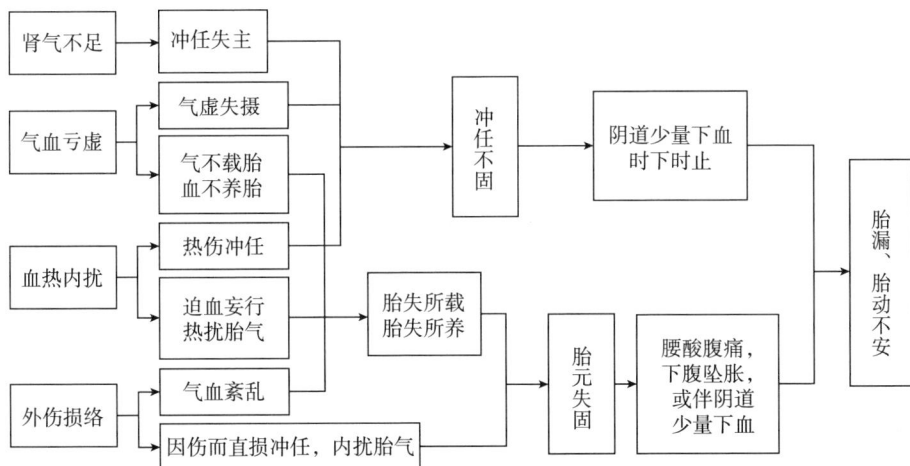

图 3 - 8　胎漏、胎动不安病因病机示意图

三、常见证型

1. 肾气不足

【临床症状】妊娠期，阴道少量下血，色淡红，腰酸腹坠，或伴头晕耳鸣，小便频数，或有流产史，舌淡，苔白，脉沉滑尺弱或沉弱。

【辨证分析】肾气虚冲任不固，血海不藏，系胞无力，故孕后阴道少量下血，小腹坠痛不适；肾虚髓海不足，而脑失所养，则头晕耳鸣，腰酸；肾虚气化失常，膀胱失约，故小便频数；舌淡，苔白，脉沉滑无力，为肾虚之征。

【施护法则】固肾安胎，佐以益气。

【代表方】寿胎丸。

2. 气血亏虚

【临床症状】妊娠期，阴道少量流血，色淡质稀，腰腹坠痛，神疲肢软，心悸气短，面色苍白或萎黄，舌淡，苔薄白，脉细滑或沉细弱无力。

【辨证分析】气虚冲任不固，摄血无力，因而阴道不时少量漏红；气虚火衰不能化血为赤，故血色淡红而质稀薄；气虚中阳不振，故神疲肢软；气血两虚，颜面失荣，故面色苍白或萎黄；心失血养而心悸；舌淡，苔薄白，脉细滑无力，为有孕而气血不足之征。

【施护法则】补气养血，固肾安胎。

【代表方】胎元饮加减。

3. 血热内扰

【临床症状】妊娠期，阴道漏红，色鲜红或深红，质稠，或腹痛下坠，心烦不安，手足心热，口渴饮冷，大便秘结，舌红，苔黄，脉滑数。

【辨证分析】邪热内盛，热扰冲任，迫血妄行，损伤胎气，而致腰酸腹痛，胎动下坠，阴道下血，血为热灼，其色鲜红或深红，质稠；热扰心神，故心烦不安；热伤津液，故口渴饮冷，大便秘结；舌红，苔黄，脉滑数，为血热之征。

【施护法则】滋阴清热，养血安胎。

【代表方】保阴煎。

4. 外伤损络

【临床症状】妊娠期，跌仆闪挫，或劳力过度，继发腰腹疼痛，胎动下坠，或伴阴道漏红，精神倦怠，舌淡红，脉细滑无力。

【辨证分析】孕后起居不慎，或跌仆闪挫，或为劳力所伤，以致气血紊乱，气乱则胎失所载，血乱而胎失所养，是以胎元内失载养而不固，故腰腹疼痛，胎动下坠；气血紊乱，冲任不固，故阴道下血；气耗血伤，则精神倦怠，脉滑无力。

【施护法则】益气养血，和血安胎。

【代表方】圣愈汤加减。

四、护理

（一）辨证施护

1. 生活起居

病室温暖，避免冷风直吹，防止外邪侵袭。孕妇素体虚弱，抵抗力不足，应注意随气候变化及时增减衣物，预防感冒。避免一切不良刺激，为孕妇提供良好的休息环境。胎动不安患者需绝对卧床休息，直至阴道流血停止 3 ~ 5 天后，方可适当下床活动。既往有流产史者，即使孕后无胎漏、胎动不安之症状亦应卧床休息，其休息时间一般需超过前几次流产中发生最晚的日期。卧床时，腰部可垫一软枕，以减轻腰部酸痛坠胀的不适。避免负重及幅度过大的动作，如腰部后伸、用力咳嗽等。避免不必要的盆腔操作，各项护理及治疗应尽量集中进行，以免影响孕妇休息。患者外出检查及如厕应有人陪同。尽量使患者适应使用便盆，以收集和观察排出物及出血的量、色、质等情况，并做好记录。保持外阴清洁，做好会阴护理。每天用温水或高锰酸钾溶液清洗外阴，每日更换内裤。使用消毒的会阴垫以预防感染。

2. 病情观察

观察并记录阴道流血的量、色、质及血块等，检查血块中是否有妊娠组织及其是否完整。若见阴道出血增多，腰腹坠胀，腹痛阵阵加剧，或见有胎块排出，应立即报告医生，同时做好输液、输血及行刮宫术的准备。若出现阴道大出血，患者面色苍白、出冷汗、四肢厥冷等，易导致阴血暴亡、元阳无所附的"阴阳离绝"危象，应立即采取抢救措施。密切观察神色、出血、腹痛下坠、腰酸、胎动及舌脉等变化，综合全身情况以判断安胎效果及预后。如恶阻反应逐渐明显，阴道流血减少或停止，腰酸腹痛消失，脉滑有力，说明安胎有效，妊娠继续。结合血或尿中的人绒毛膜促性腺激素含量变化及 B 型超声检查，及时了解胚胎发育情况，以确定治疗及护理措施。

3. 饮食护理

饮食宜清淡、甘平，忌肥腻、辛热。平时加强饮食调养，肾气不足者宜选用胡桃、黄鱼、栗子、黑木耳、牛奶、桑椹等，如有呕吐，可食砂仁鲫鱼汤。气血亏虚者多食肉、蛋等血肉有情之品，可用黄芪、白术、党参、红枣加糯米适量煮粥食用。血热者饮食宜滋阴清热，如甲鱼、豆腐、瘦猪肉、鸡蛋、鸭、西瓜、梨、李子、甘蔗等，口干、心烦者，可用麦冬泡水代茶饮，夏季可饮用绿豆汤以除烦止渴，忌食姜、韭菜、香菜等辛热食物。

4. 情志护理

保持心情愉悦，避免精神刺激，指导患者学会自我调节情绪，向其介绍不良的情志变化与胎动不安的关系，使孕妇能控制情绪，静心养病，配合治疗，达到良好的安胎效果。对于确已发展至胎死腹中，或胎元不良没有保胎价值者，应耐心说服其去胎益母。

5. 用药护理

指导患者遵医嘱服用安胎药物。安胎药多为补益之品，中药汤剂宜文火煎煮30~40 分钟，以便将有效成分煎出。汤剂宜温服，服后静卧少动，观察药后疗效。

（二）主要症状护理

本病的主要症状是小腹坠痛，护理措施如下。

1. 室内湿温度适宜，为孕妇提供良好的休息环境，注意卧床休息。注意随气候变化及时增减衣物，预防感冒。

2. 了解小腹坠痛的可能原因，耐心细致地向患者讲解病情，进行相关知识的宣教，提高患者对疾病的认识水平，解除思想顾虑。

3. 观察小腹坠痛的性质、程度。如下腹阵痛加剧，而出血量不多，应区别是否有其他并发症，并及时报告医生。如有组织物排出或出血量增加，应携带排出组织物去医院就诊。

4. 保持大便通畅，避免剧烈运动。

五、健康教育

1. 生活规律，注意保暖，及时添加衣服，并少去人多拥挤的公共场所，防止外感时邪。

2. 孕期不可劳累，避免攀高举重、跌仆闪挫、涉水远游等。

3. 定期产前检查。

4. 节制房事，早孕期及晚期妊娠禁房事。

5. 加强饮食调理，如食糯米红枣粥、艾叶鸡蛋等，可预防流产。

6. 孕期谨慎用药，严格在医生指导下使用。避免接触 X 线、放射性物质，以及有机汞、铅、砷等可能导致胎儿畸形及流产的有害因素。

7. 保持心情舒畅，避免紧张、悲观、忧郁、恐惧等，安心养胎。

8. 保持大便通畅，注意外阴清洁。

9. 凡安胎失败者，应劝慰患者不要急于再次妊娠，加强身体锻炼，增强体质，消除紧张心态。反复流产者，嘱男女双方都应详细检查，寻找原因，进行针对性治疗。

第七节　产后恶露不绝

一、概述

恶露不绝是因气虚、血热及血瘀等因素，使冲任为病，气血运行失常，以产后恶露持续 3 周以上仍淋沥不净为主要表现的疾病，又称"恶露不尽""恶露不止"。恶露是指胎儿娩出后，胞宫内遗留的浊液、余血。《女科经纶·产后证》曰："新产恶露，属养胎余血，杂浊浆水。"

西医学的晚期产后出血可参照本节辨证施护。

二、病因病机

产后恶露不绝的主要病因有气虚、血热、血瘀等，病位主要在冲任，与脾、肾、肝之功能失调有关。

本病发病机理主要为冲任不固，气血运行失常，血海不宁。恶露乃血所化，出于胞中而源于血海，气虚冲任不固，或血热损伤冲任，或血瘀冲任，血不归经，则可导致恶露不绝。病因病机见图 3 - 9。

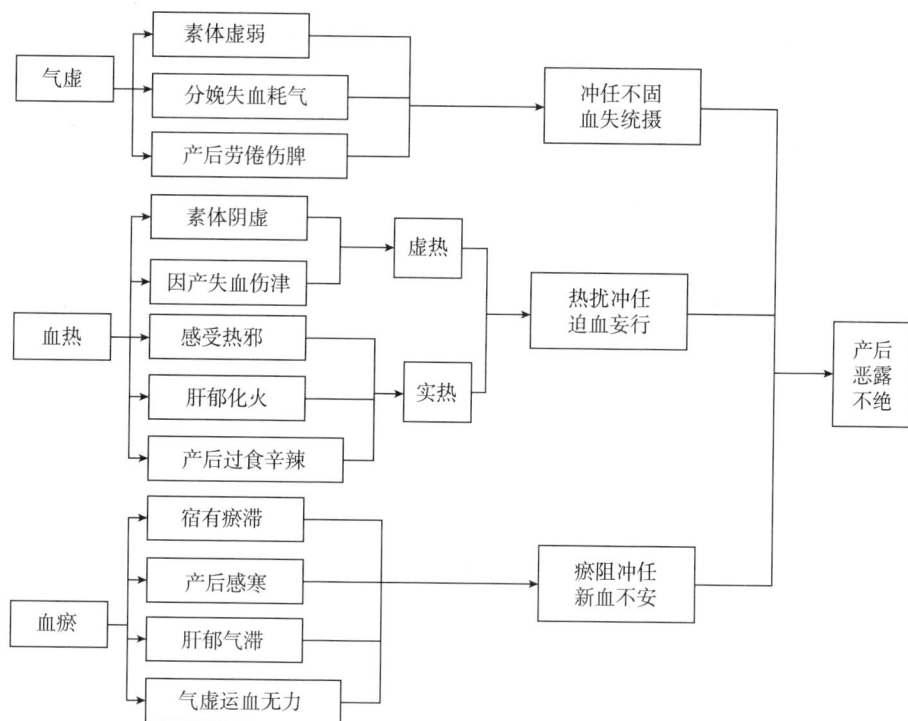

图 3 - 9　产后恶露不绝病因病机示意图

三、常见证型

1. 气虚

【临床症状】产后恶露过期不止，量多，色淡红，质稀，无臭味，四肢无力，精神倦怠，气短懒言，小腹空坠，面色㿠白，舌淡苔薄，脉缓弱。

【辨证分析】气虚冲任不固，统摄无权，则恶露过期不止，血量较多；血失气化，则色淡，质稀，无臭味；气虚中阳不振，则四肢无力，精神倦怠，气短懒言；气虚下陷，则小腹空坠；气虚清阳不升，则面色㿠白；舌淡，苔薄白，脉缓弱，为气虚之征。

【施护法则】益气摄血固冲。

【代表方】补中益气汤。

2. 血热

【临床症状】产后恶露过期不止，量较多，色红或深红，质黏稠，或气臭秽，面色潮红，口燥咽干，舌红少苔，脉细数无力。

【辨证分析】产后营阴耗损，虚热内生，气郁化热或感热邪，热扰冲任，迫血妄行，故恶露过期不止，量较多；血被热灼，则色红或深红，质黏稠，气臭秽；虚热上浮，故面色潮红；阴液不足，则口燥咽干；舌红少苔，脉细数无力，为阴虚内热之征。

【施护法则】养阴清热，凉血止血。

【代表方】保阴煎。

3. 血瘀

【临床症状】产后恶露过期不止，淋沥量少，色紫暗有块，小腹疼痛拒按，块下痛减，舌紫黯，或有瘀点，脉弦涩。

【辨证分析】瘀血阻滞冲任，新血不得归经，则恶露过期不止，淋沥量少，色紫暗有块；瘀血内阻，不通则痛，故小腹疼痛拒按；块下瘀滞稍通，故使痛减；舌紫黯，脉弦涩，为瘀血阻滞之征。

【施护法则】活血化瘀，理血归经。

【代表方】生化汤。

四、护理

（一）辨证施护

1. 生活起居

病室宜安静清洁、空气新鲜，温湿度适宜，注意卧床休息，忌劳累。患者卧床休息宜取半卧位，以利恶露排出。空气流通，以驱除秽浊之气，但应避免直接吹风，以防外邪侵袭。病情允许下，鼓励患者起床走动或适当做医疗体操，有助于气血运行，促进子宫收缩。活动量可逐渐增大，活动间歇要给予患者充足的休息。保持大小便通畅。

2. 病情观察

注意观察恶露的色、量、质及伴随症状。产后血室正开，易感外邪，尤须保持外阴部清洁，勤换消毒卫生垫和内裤，防止邪毒内侵。观察并检查宫底高度、腹部压痛等，并结合 B 超检查、子宫排出物病理学检查等，及时掌握子宫复原情况及宫腔内有无残留组织。

3. 饮食护理

饮食清淡、富于营养。气虚者多食温补之品，如鸡汤、桂圆大枣汤、鲫鱼汤、山药粥、核桃粥等，忌生冷瓜果，忌辛辣、油腻食物。血热者宜多食梨、鲜藕、鲜小蓟菜、西瓜等以清热生津、凉血止血；或用沙参、麦冬泡水代茶饮以养阴生津，忌辛辣、温燥、动火之品。

4. 情志护理

保持心情愉悦，指导患者学会自我调节情绪。应向患者介绍产后的调养知识，答疑解惑，并在生活上关心、体贴患者，使之心情舒畅，积极配合护理和治疗。

5. 用药护理

指导患者遵医嘱服药。中药汤剂宜饭前温服，并注意观察药后恶露排出情况。血瘀者可在服中药汤剂后加服红糖水。

6. 适宜技术

腹部下坠者，可艾灸天枢、气海、归来等穴。恶露不止而量多者，可使用腹带，腹带可使腹部保暖，外面稍加压力可帮助子宫复原；还可防止因气虚下陷及分娩损伤引起脏器下垂或腹部肌肉松弛。可以经腹部按摩子宫帮助子宫复原。

（二）主要症状护理

本病的主要症状是恶露不绝，护理措施如下。

1. 注意保暖，避免直接吹风，以防外邪乘虚而入。

2. 血量多时，卧床休息，取半卧位。

3. 保持外阴清洁，勤换消毒卫生垫和内裤，每日清洗坐浴。

4. 观察恶露的量、色、质、气味及伴随症状。恶露量多，色红并有血块伴腹痛者，应报告医生，做好清理子宫腔的手术准备。

5. 中药汤剂宜温服，并注意观察药后恶露排出情况。

6. 饮食宜营养丰富，尤其是高蛋白食物，有利于产褥期机体恢复。

7. 加强情志护理，保持乐观情绪，避免情绪激动。

五、健康教育

1. 规范产前检查，做好孕期保健，对可能发生产后出血的疾病及时治疗并住院待产。

2. 注意保暖，避受风寒。

3. 注意卧床休息，忌劳累。讲解产褥期生理卫生常识，鼓励患者起床活动，有助于气血运行和积滞在胞宫内的余血浊液排出，促进子宫收缩。

4. 调节情志，保持乐观情绪，避免情绪激动，防止五志化火。

5. 注意饮食有节，忌食生冷及辛辣油腻之品。

6. 注意个人卫生，保持外阴清洁，卫生垫要柔软洁净，勤换内裤，严防邪毒内侵。忌盆浴，戒房事。

【复习思考题】

请分析案例，回答后面的问题。

1. 刘某，女，33 岁，已婚。月经不调 1 年。自诉 1 年前人工流产清宫 2 次，之后经期提前，量少色淡，淋沥不畅，甚至一月两行，终无净日，疲软乏力，面黄少华，心悸少寐，大便素溏。脉濡，苔薄，边有齿印。

要求：①病情分析（含病位、病性）。②做出辨证。③如何做好护理。

2. 董某，女，30 岁，已婚。月经不调 3 余年，经行先期，量多色紫红，两乳房作胀，少腹及胁部疼痛，易怒，纳差，舌质红，苔薄黄，脉弦数。

要求：①病情分析（含病位、病性）。②做出辨证。③如何做好护理。

3. 王某，女，28 岁，已婚。停经 75 天，恶心、呕吐、厌食 1 个月，加重 5 天。既往月经错后，36 日一行，量少色暗，伴有腹痛，经中药治疗后月经周期正常。现头晕体倦，怠惰思睡，舌淡，苔白，脉缓滑无力。尿妊娠试验阳性。

要求：①病情分析（含病位、病性）。②做出辨证。③如何做好护理。

4. 李某，女，35 岁。行经腹痛 12 年，加重 3 年。自诉 15 岁初次月经即有疼痛，12 年前难产后，痛经加重，3 年前痛经加重，止痛药不能缓解。平日腰痛，腹胀，白带量多，月经量多，色紫黯有血块。经期自觉身热，口干，大便干燥，舌质黯红，脉象弦滑。

要求：①病情分析（含病位、病性）。②做出辨证。③如何做好护理。

第四章 中医儿科病证护理

【学习目标】

识记：各种常见病的病名以及常见证型的施护法则、方药。

理解：各种常见病的病因病机、辨证分析。

运用：运用护理措施开展辨证施护。

本章主要针对儿科常见病证的护理进行介绍，小儿脏腑柔弱，形气未充，小儿疾病常起病急，传变快，临床应引起高度重视。

案例导入

案例：患儿男，5 岁，因发热、咳嗽 2 天就诊。2 天前受凉后咳嗽，咽喉痛，伴有恶寒无汗，呼吸气急，痰稀色白，舌淡红，苔薄白，脉浮紧。

提问：该患儿所患何病？是何证型？为减轻患儿的临床症状，该如何护理？

第一节 肺炎喘嗽

一、概述

肺炎喘嗽是小儿时期常见的一种肺系病证，以发热、咳嗽、痰壅、气促、鼻扇为主要临床表现。

本病一年四季均可发生，尤以冬春二季为多。好发于婴幼儿，一般发病较急，若能早期及时治疗，预后良好。

肺炎喘嗽的病名首见于《麻科活人全书》，该书叙述麻疹出现"喘而无涕，兼之鼻扇”症状时，称为"肺炎喘嗽"。

西医学中小儿肺炎如病毒性肺炎、细菌性肺炎、间质性肺炎、支原体肺炎、衣原体肺炎等，以发热、咳嗽、痰壅、气促、鼻扇为主要表现者，可参照本节辨证施护。

二、病因病机

肺炎喘嗽的病因主要有外因和内因两大类。外因责之于感受风邪，寒温失调而为病，或由其他疾病传变而来。小儿外感风邪，由皮毛或口鼻而入，侵犯肺卫，肺失宣降，闭郁不宣，化热灼津，炼液成痰，阻于气道，肃降无权，从而出现肺气闭塞的证候，发为肺炎喘咳。风为百病之长，常夹寒热之邪犯肺，故有风寒和风热闭肺的不同证候。小儿肺脏娇嫩，卫外不固，如先天禀赋不足，或后天喂养失宜，久病不愈，病后失调，则致正气虚弱，卫外不固，腠理不密，而易为外邪所中。

肺炎喘咳的病位主要在肺，基本病机为肺气郁闭。肺为娇脏，主气，司呼吸，外合皮毛，开窍于鼻，司腠理开阖，主一身之气，通调水道，下输膀胱，为水之上源。邪气闭郁于肺，肺失清肃，水液输化无权，则凝而为痰，痰滞肺络，阻于气道，以致肺气上逆，发为喘咳。

若邪气壅盛或正气虚弱，病情进一步发展，可由肺而涉及其他脏腑。肺与大肠相表里，肺失肃降，大肠之气不得下行，则出现腹胀、便秘等腹实证候。若邪热炽盛化火，内陷厥阴，引动肝风，则可出现神昏、抽搐之变证。若肺气郁闭，气滞血瘀，心血运行不畅，脉道涩滞，则出现唇甲发绀、舌有瘀斑等气滞血瘀证，或因心失所养，心气不足，心阳虚衰，而出现面白肢冷、呼吸急促、心烦胸闷、胁下痞块增大、脉微欲绝等危重之象。病情严重者，可因内闭外脱而死亡。

重症肺炎或素体虚弱之患儿，患病之后常迁延不愈，难以恢复，如体禀营虚卫弱者，可致长期不规则发热，或寒热往来，自汗；体禀阴液不足者，可致发热以夜间为甚，手足心灼热，盗汗、夜寐不宁等。病因病机见图4-1。

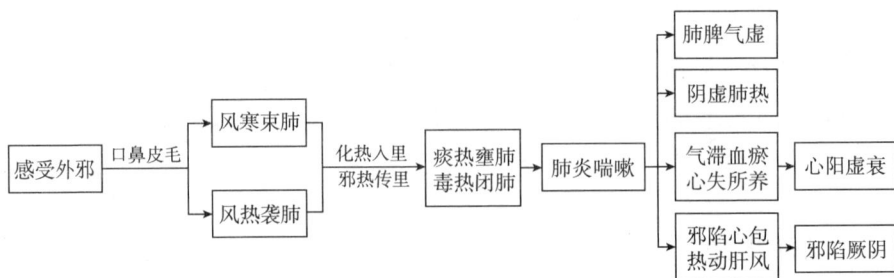

图 4-1　肺炎喘嗽病因病机示意图

三、常见证型

(一) 常证

1. 风寒闭肺

【临床症状】恶寒发热，无汗不渴，呛咳不爽，呼吸气急，痰稀色白，舌淡红，苔薄白，脉浮紧，指纹浮红。

【辨证分析】风寒闭肺，肺气失宣，邪郁肌表，故而恶寒发热，无汗，咳嗽气急，口不渴，痰稀色白；舌淡红，苔薄白，脉浮紧，为风寒之象。

【施护法则】辛温开肺，化痰止咳。

【代表方】华盖散加减。

2. 风热闭肺

【临床症状】发热恶风，微有汗出，口渴欲饮，咳嗽，痰稠色黄，呼吸急促，咽红，舌尖红，苔薄黄，脉浮数，或指纹紫滞。

【辨证分析】风热外袭，首先犯肺，肺闭失宣，热邪灼津成痰，故见发热恶风，微有汗出，痰稠色黄，呼吸急促，口渴欲饮；咽红，舌尖红，苔薄黄，脉浮数或指纹紫滞，为风热之象。

【施护法则】辛凉宣肺，清热化痰。

【代表方】银翘散合麻杏石甘汤加减。

3. 痰热闭肺

【临床症状】发热烦躁，气促喘憋，鼻翼扇动，喉间痰鸣，痰稠色黄，或口唇青紫，面赤舌红，苔黄腻，脉滑数。

【辨证分析】痰热壅盛，郁闭肺络，故壮热烦躁，喉间痰鸣，痰稠色黄；肺气郁闭，故见气促喘憋，鼻翼扇动；舌红，苔黄腻，脉滑数，为痰热之象。

【施护法则】清热涤痰，宣肺定喘。

【代表方】五虎汤合葶苈大枣泻肺汤加减。

4. 毒热闭肺

【临床症状】高热持续，咳嗽剧烈，气急鼻扇，甚至喘憋，涕泪俱无，鼻孔干燥，面赤唇红，烦躁口渴，溲赤便秘，舌红而干，苔黄腻，脉滑数。

【辨证分析】毒热闭肺，热盛化火灼金，故高热持续，剧咳，气急鼻扇；肺为热迫，化源欲绝，津不上承，故涕泪俱无，面赤唇红，烦躁口渴，溲赤；肺与大肠相表里，邪气闭肺，大肠传导失司，故便秘；舌红而干，苔黄腻，脉滑数，为毒热炽盛之象。

【施护法则】清热解毒，泻肺开闭。

【代表方】黄连解毒汤合三拗汤加减。

5. 阴虚肺热

【临床症状】低热盗汗，面色潮红，干咳无痰，舌质红而干，舌苔花剥、少苔或无苔，脉细数。

【辨证分析】肺炎喘咳后期，久热久咳耗伤肺阴，余邪留恋，故低热盗汗，面色潮红；肺阴虚弱，故干咳无痰；舌质红而干，苔花剥，脉细数，为阴虚之象。

【施护法则】养阴清肺，润肺止咳。

【代表方】沙参麦冬汤加减。

6. 肺脾气虚

【临床症状】病程迁延，低热起伏，气短多汗，咳嗽无力，面白少华，纳差，便溏，神疲乏力，四肢欠温，舌质偏淡，苔薄白，脉细无力。

【辨证分析】肺气虚则气短多汗，咳嗽无力，低热起伏；脾气虚则纳差，便溏，神疲乏力，四肢欠温；舌质偏淡，舌苔薄白，脉细无力，为气虚之象。

【施护法则】补肺健脾，益气化痰。

【代表方】人参五味子汤加减。

（二）变证

1. 心阳虚衰

【临床症状】突然面色苍白，口唇发绀，呼吸困难加剧，汗出不温，四肢厥冷，精神萎靡淡漠或烦躁不宁，右肋下肝脏肿大、质坚，舌淡紫，苔薄白，脉微弱虚数。

【辨证分析】心阳虚衰常并发于痰热闭肺证。因肺气严重痹阻，影响心血运行，血液瘀滞，故发绀；心阳虚衰，正气欲脱，心阳不能运行敷布全身，故面色苍白，四肢厥冷；阳气浮越，故烦躁不宁；肝藏血，血郁于肝，故肝脏肿大、质坚；舌淡紫，苔薄白，脉微弱虚数，为阳虚之象。

【施护法则】温补心阳，救逆固脱。

【代表方】参附龙牡救逆汤加减。

2. 邪陷厥阴

【临床症状】壮热烦躁，神昏谵语，四肢抽搐，口噤项强，两目上视，咳嗽气促，痰声辘辘，舌质红绛，苔黄腻，脉弦、滑数，指纹青紫。

【辨证分析】邪热炽盛，内陷厥阴，陷心则神昏谵语；入肝则肝风内动，四肢抽搐，口噤项强，两目上视；咳嗽气促，痰声辘辘，舌质红绛，苔黄腻，脉弦、滑数，为痰热邪盛之象。

【施护法则】平肝息风，清心开窍。

【代表方】羚角钩藤汤合牛黄清心丸加减。

四、护理

（一）辨证施护

1. 生活起居

保持病室安静，室内空气流通、温湿度适宜。发热喘咳期间卧床休息，喘憋明显的患儿给予半卧位，以减少机体缺氧和心阳虚衰等变证的发生。风寒闭肺、肺脾气虚患儿宜保持室内环境温暖，勿当风受凉；风热、痰热、毒热闭肺患儿，病室温度宜偏低，衣被不宜太厚，汗出当避风；阴虚肺热患儿盗汗时，要及时擦干并更换汗湿衣物，注意避风；肺脾气虚患儿，需注意休息，避免过度耗气伤津，加重病情；心阳虚衰患儿，需严格记录出入量，面色苍白、发绀、气急、鼻扇等宜吸氧直至症状缓解；面白肢冷者应注意保暖，可隔姜灸百会、气海、关元，隔盐灸神阙穴以补中益气、回阳固脱；邪陷厥阴患儿应平卧，解开衣领，松解衣服，头偏向一侧，在头下放垫柔软的物品，防止口舌咬伤及肢体受伤，清除口鼻腔分泌物、呕吐物，保持呼吸道通畅。为保证患儿充分睡眠与休息，治疗及护理应安排集中进行。

2. 病情观察

观察患儿恶寒、发热、体温变化情况，观察患儿气急、鼻扇情况、痰（色、质、量）并做好记录，对重症患儿应加强巡视，观察患儿是否出现面色苍白、发绀、气急、惊厥等，及时发现心阳虚衰、邪陷心肝等变证。

3. 饮食护理

饮食以清淡、富营养、易消化为原则。伴有发热者，宜给予流质饮食，如牛奶、米汤等，热退后可加半流质食物，如稀饭、面条等，忌肥甘、生冷、辛辣之品。喂食须将头部抬高或抱起，气急、鼻扇严重时，可暂时停止哺乳，给予吸氧，待症状缓解后再予以进食。

风寒闭肺咳嗽剧烈患儿，用苏叶煎取浓汁，兑姜汁频服，以散寒止咳；风热闭肺患儿，多饮水，或梨汁、藕汁、荸荠汁、萝卜汁等生津解渴；痰热闭肺患儿，用冰糖炖梨或柚子皮，频饮以清热化痰、宣肺止咳，少食过甜的食物或饮料，以免助湿生痰，喉间痰多气急时，可服饮鲜竹沥水；毒热闭肺患儿，多饮水或藕汁、荸荠汁等，必要时给予静脉补充水分和营养；阴虚肺热干咳患儿，用川贝粉蒸梨，或用百合、杏仁、麦冬煎水频服等养阴生津；肺脾气虚自汗患儿，可用黄芪、浮小麦、麻黄根煎水代茶饮；心阳虚衰患儿，宜低盐饮食，少食多餐。

4. 用药护理

风寒闭肺患儿，汤药宜热服，药后进食热饮，并加盖衣被，避免吹风，切忌大汗，以免耗伤阴津，汗出后及时擦干。风热闭肺患儿，汤药宜温服，多饮水，或饮梨汁、藕汁、荸荠汁或萝卜汁以生津解渴；痰热闭肺患儿，汤药宜温服、频服，若痰多黄稠，阻于喉间，气急鼻扇，面色青紫者立即吸氧，还可用中药雾化吸入，以促进排痰；毒热闭肺患儿，汤药宜凉服。

5. 情志护理

稳定患儿情绪，避免烦躁哭闹加重病情，根据患儿喜好转移其注意力，从而使其积极配合治疗。

6. 适宜技术

拔罐治疗可取穴肩胛双侧下部，每次 5~10 分钟，每天 1 次，3~5 天为 1 个疗程，适用于肺炎后期啰音不消失者，一般双侧拔罐，若啰音明显局限于单侧，可仅选单侧拔罐。针灸主穴可取尺泽、孔最、列缺、合谷、肺俞、足三里等，痰热闭肺患儿加少商、丰隆、曲池、中脘，阳气虚脱患儿加气海、关元、百会。腹胀患儿可采用腹部热敷、按摩或葱熨疗法、肛管排气等。

（二）主要症状护理

本病的常见症状主要是高热、咳嗽、咳痰、呼吸不畅和惊厥等，以下主要介绍惊厥的护理。

1. 出现惊厥时，应立即将患儿平卧，解松领扣，解开衣物和裤带，头偏向一侧，使口腔分泌物易于流出，及时清理口咽部分泌物及呕吐物，保持呼吸道通畅以免引起窒息。若出现窒息时，应立即吸出呼吸道分泌物，施行人工呼吸。

2. 用缠有纱布的压舌板放入口腔内上、下齿之间（如没有压舌板可用铝匙柄外面裹以手帕），以防舌被咬伤。

3. 保持环境安静，治疗和护理操作要尽量集中进行，动作轻柔敏捷，减少不必要的刺激。惊厥发作时不可将患儿抱起或高声呼叫。

4. 有高热时，应按高热护理常规给予物理或药物降温。不宜使用冷乙醇加冰袋，避免寒闭毛窍，里热骤升，变生险证。汗出较多时，宜用温水毛巾或干毛巾擦身后更换衣被。如惊厥发作时间较长，无论有无紫绀，均应给予吸氧，以减轻脑缺氧。

5. 惊厥发作时，禁忌任何饮食，包括饮水。待惊厥停止、神志清醒后，根据病情适当给以流质或半流质。

6. 密切观察病情，如抽搐开始时间、抽搐次数、持续时间、抽搐部位、两眼有无凝视或斜视、大小便有无失禁，以及解痉后有无嗜睡现象等，以便诊断和处理。

7. 高热烦躁时，可点刺放血。邪陷厥阴患儿，遵医嘱可用 10% 水合氯醛灌肠，或给予中药灌肠抗惊厥。

8. 必要时可用针刺人中、合谷、十宣等穴醒神开窍，捏拿合谷、曲池、百虫窝、承山、委中等穴止痉。

五、健康教育

1. 告知家长需加强患儿营养，加强体育锻炼，多进行户外活动，增强体质。

2. 保持卧室空气流通，避免直接吹风，衣着要寒暖适宜，注意气候变化，随时增减衣物。

3. 冬春季节、时行疾病流行期间尽量避免带儿童去公共场所，勤洗手，防止交叉感染，居室可用醋或中药熏蒸、雾化消毒。

4. 发生感冒、咳嗽及时治疗，避免病情加重发展成为肺炎。

第二节　小儿泄泻

一、概述

小儿泄泻是以大便次数明显增多，粪质稀薄如水样为主要临床表现的一种小儿常见脾胃系病证，常伴有发热、呕吐、腹胀等症状。本病多见于2岁以下婴幼儿，且年龄越小，发病率越高。好发于夏秋二季，不同季节证候表现有所不同。轻症处理及时，一般预后良好，常很快痊愈。

泄泻早在《内经》中就有记载。《内经》称之为"飧泻""濡泻""溏泄""洞泄"等，并提出导致泄泻的病因为外感六淫、饮食不节、起居不时等。

西医学的小儿腹泻包括感染性（如病毒、细菌、寄生虫等）腹泻病和非感染性腹泻病（症状性、过敏性及其他因素引起的腹泻），可参照本节辨证施护。

二、病因病机

小儿泄泻发生的原因，以感受外邪，内伤饮食，脾胃虚弱，脾肾阳虚为多见。

1. 感受外邪

小儿脏腑娇嫩，藩篱不密，调护失宜，则易感外邪。外感风、寒、暑、热诸邪常与湿邪相合而致泻，因脾喜燥而恶湿，湿易伤脾，湿盛则濡泻，所以有"无湿不成泻""湿多成五泻"之说。由于时令气候不同，长夏多湿，故外感泄泻以夏秋湿热泻多见，小儿暴泻也常以湿热泻多见，风寒泻则四季均有。

2. 内伤饮食

小儿脾常不足，运化力弱，饮食不知自节，若调护失宜，哺乳不当，饮食不洁或失节，恣食生冷、肥甘，皆能损伤脾胃，宿食内停，清浊不分，并走大肠而成泄泻。

3. 脾胃虚弱

小儿素体脾虚，先天禀赋不足，后天调护失宜，或久病迁延不愈，皆可导致脾胃虚弱。脾虚则健运失司，胃弱则腐熟失职，因而水反为湿，谷反为滞，水湿水谷清浊不分，合污而下，成为脾虚泄泻。亦有暴泻实证，失治误治，迁延不愈，损伤脾胃，而由实证转为虚证泄泻者。

4. 脾肾阳虚

脾虚致泻者，常先耗脾气，继伤脾阳，日久脾损及肾，肾阳不足，阴寒内盛，火不暖土，水谷不化，并走大肠，而致澄澈清冷、洞泄而下的脾肾阳虚泄泻。

小儿泄泻病位在脾胃，病机为脾胃受病，运化失常，精微不布，水反为湿，谷反为滞，清浊不分并走大肠，致成泄泻。内外之湿与乳食之滞是泄泻的基本病理因素。轻症一般预后良好，重症起病急骤，泄下无度，易见气阴两伤，甚则阴伤及阳，阴竭阳脱。若久泻迁延不愈，脾虚失运，气血不足，土虚木旺，可转为疳证或慢惊风。病因病机见图 4-2。

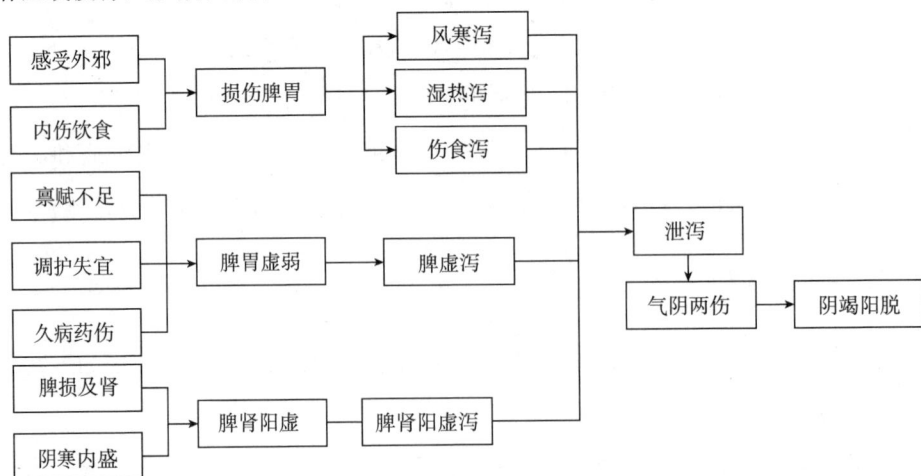

图 4-2 小儿泄泻病因病机示意图

三、常见证型

（一）常证

1. 湿热泻

【临床症状】大便呈黄褐水样或蛋花汤样，泻下急迫，量多次频，气味臭秽，或见少许黏液，腹痛时作，食欲不振，或伴呕恶，神疲乏力，或见发热烦闹，口渴，小便短黄，舌质红，苔黄腻，脉滑数，指纹紫。

【辨证分析】湿热之邪，蕴结脾胃，下注大肠，传化失司，故见大便呈黄褐稀水如蛋花汤样；热性疾速，湿性黏腻，湿热交蒸，故泻下急迫，气味臭秽，或见少许黏液；湿邪困脾，壅遏肠胃气机，故见神疲腹痛，食欲不振；若伴有外感或热重于湿，则见发热烦闹、口渴；湿热在下，则小便短黄；舌质红，脉滑数，指纹紫，为湿热之象。

【施护法则】清热利湿止泻。

【代表方】葛根黄芩黄连汤加减。

2. 风寒泻

【临床症状】大便清稀，夹有泡沫，臭气不甚，肠鸣腹痛，或伴恶寒发热，鼻流清涕，或咳嗽，舌质淡，苔薄白或白腻，脉浮紧，指纹淡红。

【辨证分析】风寒邪气客于脾胃，运化失常，故大便清稀，夹有泡沫，臭气不甚；风寒湿邪内阻，寒凝气滞，则肠鸣腹痛；风寒外袭，邪在卫表，可见恶寒发热，咳嗽流涕；舌淡苔白，脉浮紧，指纹淡红，均为风寒外袭之象。

【施护法则】疏风散寒，化湿和中。

【代表方】藿香正气散加减。

3. 伤食泻

【临床症状】大便稀溏，夹有乳凝块或食物残渣，气味酸臭，或如败卵，脘腹胀满，便前腹痛，泻后痛减，嗳气酸馊，或有呕吐，不思乳食，夜卧不安，舌苔厚腻或微黄，脉滑实，指纹滞。

【辨证分析】乳食不节伤脾，脾失健运，运化失常，食停不化，故泻下稀烂，夹有乳凝块或食物残渣；食滞肠胃，气机不畅，故脘腹胀满拒按，痛则欲泻；泻后积滞见减，气机一时得畅，故泻后痛减；胃失和降，乳食内腐，气秽上冲，故嗳气酸馊；"胃不和则卧不宁"，故见夜寐不安；舌苔厚腻或微黄，脉滑实，指纹滞，为乳食积滞之象。

【施护法则】运脾和胃，消食导滞。

【代表方】保和丸加减。

4. 脾虚泻

【临床症状】大便稀溏，色淡不臭，多于食后作泻，时轻时重，面色萎黄，形体消瘦，神疲倦怠，舌质淡胖有齿痕，苔白，脉缓弱，指纹淡。

【辨证分析】脾胃虚弱，清阳不升，纳运无权，故见食后作泻，大便稀溏，色淡不臭；精微不布，生化无源，气血不足，故见面色萎黄，形体消瘦，神疲倦怠；舌淡，苔白，脉缓弱，指纹淡，为脾胃虚弱之象。

【施护法则】健脾益气，助运止泻。

【代表方】参苓白术散加减。

5. 脾肾阳虚泻

【临床症状】久泻不止，大便清稀，完谷不化，或见脱肛，形寒肢冷，面色淡白无华，精神萎靡，睡时露睛，舌淡，苔白，脉沉细弱，指纹色淡。

【辨证分析】久泻不止，先耗脾气，继伤脾阳，日久脾损及肾，肾阳不足，命门火衰，不能温煦脾土，则见大便清稀，完谷不化，或见脱肛；肾阳不足，阴寒内生，故形寒肢冷，面色淡白无华，精神萎靡，睡时露睛；舌淡，苔白，脉沉细弱，指纹色淡，均为脾肾阳虚之象。

【施护法则】温补脾肾，固涩止泻。

【代表方】附子理中汤合四神丸加减。

(二) 变证

1. 气阴两伤

【临床症状】泻下无度，质稀如水，精神萎靡或心烦不安，四肢乏力，眼眶及前囟凹陷，皮肤干燥或枯瘪，啼哭无泪，小便短少，甚则无尿，唇红而干，口渴引饮，舌红少津，苔少或无苔，脉细数。

【辨证分析】本证多起于湿热泄泻，由于暴泻、泻下无度，耗伤气阴而致津液耗损，气随液脱。津伤液脱，肌肤失养，故见皮肤干燥或枯瘪，目眶及囟门凹陷；无津上承，故口渴引饮，唇红而干，舌红少津，啼哭无泪；水液不足则小便短少；气阴耗伤，故萎靡不振，四肢乏力；心失所养则心烦不安；舌红少津，苔少或无苔，脉细数，皆为伤津耗气之象。

【施护法则】健脾益气，酸甘敛阴。

【代表方】人参乌梅汤加减。

2. 阴竭阳脱

【临床症状】泻下不止，次频量多，精神萎靡，表情淡漠，面色青灰或苍白，气息低微，哭声微弱，啼哭无泪，尿少或无，四肢厥冷，自汗出，舌淡无津，脉沉细欲绝。

【辨证分析】本证常由气阴两伤发展而来，或久泻不止，耗伤津液，阴损及阳，气随液脱，阴阳俱耗而成。阴伤于内，故见啼哭无泪，尿少或无；阳脱于外，故精神萎靡，表情淡漠，面色青灰或苍白，哭声微弱，气息低微，四肢厥冷，自汗出，舌淡无津，脉沉细欲绝，为阴津耗竭、阳气欲脱之象。

【施护法则】挽阴回阳，救逆固脱。

【代表方】生脉散合参附龙牡救逆汤。

四、护理

（一）辨证施护

1. 病情观察

观察大便次数、性状、颜色、气味及量以辨别寒热虚实，准确记录出入量。重症患儿须密切观察神志、皮肤弹性、眼窝及前囟凹陷程度、呼吸、唇色、血压、尿量、舌脉及体温变化，做好记录，防止变证发生。若久泻患儿出现面色苍白、四肢冰冷、大汗淋漓，为阴竭阳脱之变证，应立即报告医生，配合抢救。

2. 生活起居

保持病室空气流通、温湿度适宜，适时添减衣物，避免过热或受凉。适当休息，重症应卧床休息。感染性腹泻患儿行床旁隔离。患儿饮食用具及污染的尿布，除用清水清洗干净外，应煮沸消毒，并在阳光下暴晒，防止交叉感染。腹胀时，可给予腹部热敷并配合腹部按摩。风寒泻患儿，注意腹部保暖，避免复感风寒，加重病情。

3. 饮食护理

合理控制饮食，减轻脾胃负担。轻症泄泻患儿，宜进半流质饮食，忌肥甘、生冷、坚硬等不易消化之品。母乳喂养者，暂停辅食，延长喂养间隔时间，减少哺乳次数。重症泄泻及频繁呕吐患儿暂禁食，随着病情的好转逐渐增加饮食量，由少到多，由稀到稠。鼓励患儿多饮水及果汁以补充水分，保证足够的液体，预防脱水。

湿热泻兼有发热患儿，口渴引饮，可用淡盐水、芦根、淡竹叶煎水代茶饮以清热利尿，或用藿香、扁豆、香薷等煎水频服，以和中清暑止泻。忌食油腻辛辣和热燥之品。风寒泻患儿饮食宜辛温，忌生冷瓜果与肥腻之品，可饮生姜红糖水温中散寒，止吐止泻。伤食泻患儿呕吐时，不宜急于止呕，应让患儿将宿食全部吐出，调整与适当限制饮食，可暂禁食。若腹泻好转，腹胀减轻后，饮食由稀到稠，逐步增量，忌肥甘油腻。脾虚泻患儿宜热饮，饮食清淡少渣，易消化，营养丰富，少量多餐，不宜过饱，忌食生冷、油腻。脾肾阳虚泻患儿宜食辛温之品如河虾、糯米、干姜等。饮食宜少渣软食，少量多餐，可常食党参核桃粥、羊肉粥等温阳止泻。气阴两伤患儿可用石斛、甘草、乌梅适量煎水代茶饮。

4. 用药护理

中药宜少量多次温服。湿热泻患儿，汤剂温服；风寒泻患儿，汤药宜热服；伤食泻患儿，汤药宜浓煎。气阴两伤患儿，根据其脱水程度，遵医嘱采取口服补液或静脉输液。

5. 适宜技术

将炒鸡内金、吴茱萸、丁香、胡椒等研成粉末，以鸡蛋清敷贴或黄酒调敷于脐上，并以纱布封盖固定，每天1次，每次6~8小时，3天为1个疗程。中药穴位导入经皮给药法：伤食泻取穴神阙、中脘，脾虚泻取穴神阙、足三里，脾肾阳虚泻取穴神阙、关元。根据不同证型配取相应的中药汤剂保留灌肠。推拿选穴应以分阴阳、清大肠、清小肠、补脾土、揉板门、运土入水、运八卦、掐十指节、摩腹、捏脊等手法为主，根据不同证型配穴。脾肾阳虚泻患儿可隔姜灸神阙、关元、气海、足三里、天枢等穴位。阴竭阳脱患儿，艾灸天枢、神阙、气海、关元、足三里以培补元气，回阳止泻。风寒泻患儿可灸足三里、中脘、气海等，或者隔盐灸神阙，加强温中散寒的功效。

（二）主要症状护理

本病的常见症状主要是泄泻、呕吐、腹胀、肛门潮湿等，本节主要介绍肛门部潮湿的护理。

1. 肛门周围皮肤护理

保持皮肤完整性，腹泻时肛周皮肤容易发生糜烂，甚至引起溃疡和感染，应加强患儿臀部的护理，勤换尿布，保持臀部清洁、干燥，防止臀红。每次大便后用温水清洗臀部及会阴部，用软毛巾吸干水分，必要时肛门周围涂以氧化锌软膏或鞣酸软膏，适当按摩片刻。

2. 臀红护理

出现臀红或肛门周围灼痛者，遵医嘱用黄柏适量煎水外洗，涂以植物油，外扑青黛粉，以清热化湿。如已破溃，可涂 1% 甲紫后暴露，保持局部干燥，或用红外线灯照射，每次 25 分钟，2 次/日，灯距臀部患处 30～40cm，照射时应有专业护理，以免发生意外。切勿用塑料布和橡皮布紧包臀部，防止因不透气刺激皮肤而发生臀红。

五、健康教育

1. 提倡母乳喂养，正确添加辅食，合理喂养。不宜在夏季及小儿患病时断奶，添加辅食应遵循由一种到多种、由少到多、由稀到稠、由细到粗的原则。饮食宜清淡、富有营养，定时定量，勿暴饮暴食。

2. 注意饮食卫生。食品应新鲜、清洁，不吃变质食物。餐具定期消毒。

3. 教育小儿饭前便后要洗手，勤剪指甲。

4. 指导家长掌握正确洗手及污染尿布和衣物的处理等消毒隔离知识，正确监测出入量及观察脱水表现。

5. 加强户外活动，注意气候变化，适时增减衣被，避免腹部受凉。

第三节 疳 证

一、概述

疳证是由于喂养不当或多种疾病影响，导致脾胃受损，气液耗伤而引起的一种慢性病证，临床以形体消瘦、面黄发枯、精神萎靡或烦躁、饮食异常为主要表现。疳证发病无明显季节性，5 岁以下小儿多见。

西医学中小儿营养不良及多种维生素缺乏症，以及由此而引起的合并症等慢性营养障碍疾病，可参照本节辨证施护。

二、病因病机

引起疳证的病因有很多，临床以喂养不当、疾病影响及先天禀赋不足为主。病因病机见图 4－3。

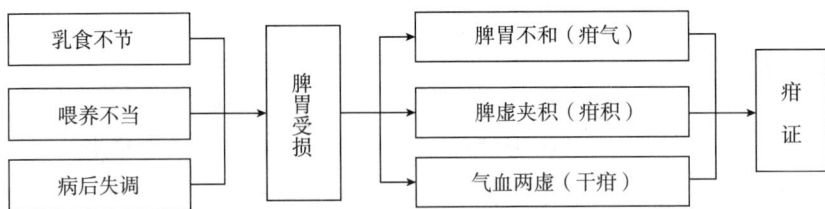

图 4－3 疳证病因病机示意图

疳证病位主要在脾胃，同时涉及其他四脏。其病机在于脾胃受损，津液消亡。正如钱乙所论："疳皆脾胃病，亡津液之所作也。"早期以脾胃失和症状为主，形体消瘦不著，病情轻浅，谓之疳气；中期脾胃受损严重，积滞内停，生化乏源，表现虚实夹杂证候者，谓之疳积；后期脾胃衰败，化源枯竭，气血津液干涸，全身极度虚羸，谓之干疳。

干疳及疳积属重症阶段，常因脾胃虚损严重，气血津液生化不足，影响他脏而产生诸多兼证。如脾虚则肝旺，肝阴不足，不能上承于目，而见视物不清，夜盲目翳者，则谓之"眼疳"；脾病及心，心火循经上炎，而见口舌生疮者，称为

"口疳"；脾气虚进一步发展转成脾阳虚，阳虚不能制水，水湿泛溢肌肤，引起疳肿胀；脾虚气不摄血，皮肤可见紫斑瘀点，甚则阴竭阳脱，猝然变险。

本病治疗恰当，绝大多数患儿均可治愈，少数重症患儿或有严重兼证者，预后较差。古人视为恶候，列为儿科四大要证之一。

三、常见证型

（一）常证

1. 疳气

【临床症状】形体消瘦，面色少华，毛发稀疏，食欲不振或多食多泻，精神不振，情绪激动，易发脾气，大便不调，舌淡，苔薄白或微黄，脉细，或指纹淡。

【辨证分析】本证多为病之初起，多由乳食不节，饥饱失常，损伤脾胃所引起。脾虚则饮食水谷不能化生气血精微以滋养全身，故精神欠振，形体消瘦，面色少华，毛发稀疏，食欲不振，大便不调；脾虚则可见土虚木亢，故见情绪激动，易发脾气；舌淡，苔薄白，脉细，或指纹淡，均为脾虚之象。

【施护法则】调脾健运。

【代表方】资生健脾丸加减。

2. 疳积

【临床症状】形体明显消瘦，肚腹膨胀，甚则青筋暴露，面色萎黄无华，毛发稀疏如穗，精神不振或易烦躁激动，夜寐不宁，食欲不振或善食易饥或嗜食异物，舌淡，苔薄腻，脉细滑。

【辨证分析】本证为疳证较重者，多由疳气发展而来，积滞内停，壅滞气机，阻滞肠胃，或夹有虫积，导致脾胃为病，属于虚实夹杂证候。病久脾胃虚弱，气血生化乏源，故食欲不振，发稀如穗，形瘦，面色萎黄无华；胃有伏火，心肝火旺，故善食易饥，夜寐不宁，脾气急躁；积滞于中，络脉被阻，故肚腹膨胀，青筋暴露；舌淡，苔薄腻，脉细数，为脾虚夹积之象。

【施护法则】消积理脾。

【代表方】肥儿丸加减。

3. 干疳

【临床症状】极度消瘦，面呈老人貌，皮肤干瘪起皱，大肉已脱，皮包骨头，精神萎靡，目无光彩，啼哭无力，毛发枯焦，腹凹如舟，杳不思食，大便干或清稀，舌淡，苔少，脉沉细弱。

【辨证分析】干疳为疳之重症，多进入病证后期，脾胃衰败阶段。气阴衰竭，气血精微化源欲绝，无以滋养肌肉，故形体极度消瘦，面呈老人貌，毛发枯焦，腹凹如舟；脾虚气衰，故精神萎靡，目无光彩，啼哭无力；脾阳极虚，故杳不思食，大便稀溏；津液耗竭，肠失濡润，则大便干；舌淡，苔少，脉沉细弱，均属气血津液消亡之象。

【施护法则】补益气血。

【代表方】八珍汤加减。

（二）兼证

1. 眼疳

【临床症状】两目干涩，畏光，甚则眼角赤烂，黑睛浑浊，白睛生翳或有夜盲等。

【证候分析】本证脾病及肝，肝阴不足，精血耗损，不能上营于目，故两目干涩，畏光，甚则眼角赤烂，黑睛浑浊等。

【施护法则】养血柔肝，滋阴明目。

【代表方】石斛夜光丸加减。

2. 口疳

【临床症状】口舌生疮，口腔糜烂，秽臭难闻，面赤心烦，夜卧不宁，小便短黄，或吐舌弄舌，舌质红，苔薄黄或少苔，脉细数，指纹淡紫。

【辨证分析】脾病及心，心阴不足，心火上炎，熏蒸口舌，故口舌生疮，口腔糜烂；热扰心神，故夜卧不宁；心热移于小肠，则小便短黄；舌质红，苔薄黄或少苔，脉细数，指纹淡紫，均为心阴不足，心火上炎之象。

【施护法则】清心泻火，滋阴生津。

【代表方】泻心导赤散加减。

3. 疳肿胀

【临床症状】足踝肿胀，甚或颜面及全身浮肿，面色无华，神疲乏力，四肢欠温，小便短少，舌淡胖，苔薄白，脉沉迟，指纹隐伏不显。

【证候分析】本证多由脾肾阳虚，气化失常所致。疳证日久，脾病及肾，气不化水，水湿溢于肌肤，故足踝、颜面、四肢浮肿，甚则全身浮肿，小便短少；脾肾阳虚，故面色无华，四肢欠温；脾虚失运，气血不足，则神疲乏力；舌淡胖，苔薄白，脉沉迟，指纹隐伏不显，均为脾肾阳虚之象。

【施护法则】健脾温阳，利水消肿。

【代表方】防己黄芪汤合五苓散加减。

四、护理

（一）辨证施护

1. 生活起居

注意气候变化，适时添减衣物，避免外感时邪，注意清洁卫生，防止交叉感染，保持适度活动。重症患儿应卧床休息，减少蛋白质、热量的消耗。消瘦与长期卧床患儿，应特别注意加强皮肤护理，被褥应柔软干燥，平整洁净，勤翻身，必要时使用气垫床，防止压疮的发生。恢复期患儿或轻症患儿，可组织室外活动，加强锻炼，增强体质。定期测量小儿的身高、体重变化，以了解分析病情。

眼疳患儿，注意眼部护理，必要时可用黄连滴眼液，入睡时可用黄连纱布湿敷双眼；口疳患儿，做好口腔护理，可用银花甘草水清洗口腔，然后用清洁棉签蘸去腐散涂擦患处，若出现溃疡，用养阴生肌散，每日 3 次；疳肿胀患儿，保护肿胀明显部位及骨突处，避免局部皮肤受压破溃。

2. 病情观察

观察患儿精神状况、形体、面色、皮肤、毛发、爪甲、哭声、饮食等变化。观察有无水肿的发生。若出现皮肤瘀斑，则应注意观察瘀斑进展情况，观察鼻孔、口腔及大便有无出血情况。观察患儿大便是否有异嗜物品或虫排出，若见排虫，及时驱虫。对于消瘦、咳嗽、潮热患儿，应及时报告医生诊查，以排除肺部结核感染。若出现四肢厥冷，呼吸微弱，极度萎靡的面貌，常为阴阳离决的先兆，应及时通知医生，并做好抢救的准备。疳证患儿由于抵抗力极度降低，常伴各种并发症，容易出现佝偻病、角膜软化、口腔炎、肺炎和腹泻等并发症，注意预防。

3. 饮食护理

饮食以高蛋白，高热量，高维生素，易消化，少食多餐为原则。根据患儿营养不良程度、年龄、食欲及有无并发症而决定其蛋白质的供应量。疳证患儿多善食易饥，多食多泻，进食量酌情加以控制，以免进食过多而更伤脾胃。周岁以上患儿可给肉末菜泥粥、蛋黄烂面等，平时在饮食后可吃些山楂片，有助于健脾消积。

疳气食欲不振患儿，可给予山楂膏；干疳不能进食患儿，应遵医嘱静脉补充营养；眼疳患儿，可服食鸡肝汤，用鸡肝 1 具、苍术 6g 同煮，食肝喝汤，隔日 1 次，持续 2 周，或至症状消失即可；口疳患儿，饮食温度适宜，不宜过烫，以免引发疼痛而影响食欲；疳肿胀患儿，必要时限制食盐的摄入。饮食可选用黄芪 20g，赤小豆 20g，大枣 6 枚，煎汤代茶饮。

4. 情志护理

哭闹患儿，应耐心诱导，不要随意训斥。精神萎靡患儿，要利用各种方法激发兴趣，促进心情愉悦，从而促进食欲，对性情急躁、脾气怪癖的患儿应耐心诱导，不能随意训斥，以免增加精神负担。

5. 用药护理

按时给药，汤药宜温服。对于吮吸功能差的患儿，应予以鼻饲，腹胀腹痛患儿可用手掌在脐周顺时针按摩。疳气患儿，可给予佛手、香橼煎水代茶饮；疳积腹胀患儿，伴烦躁不安、大便不调，可用胡黄连粉、鸡内金粉，按 1∶2 的比例混合，每次服用 1 ~ 1.5g，每日 3 次。干疳患儿，可服十全大补丸，每服 2 ~ 4g，每日 3 次。

6. 适宜技术

纳差患儿可采用小儿推拿法，可推脾土每次 200 下，揉板门每次 50 下，顺时针摩腹 30 下，每天 1 次。捏脊，以长强（尾椎骨）直到大椎穴（颈部与肩相结处），以两手食指背横压在长强穴位向上推，同时两手拇指与食指使用，将皮肤肌肉提取，交替向上推捏于大椎穴，每天 1 次；刺四缝疗法：用 1 寸长毫针，刺两手四缝穴（每个手指第一节与第二节的交界横纹处），每周刺 2 次，3 ~ 4 周为 1 个疗程，针刺深度在 2mm 左右。刺后挤出黄色或白色黏液；重者完全是黏液，轻者黏液带血，病愈后为血液。刺后 4 小时不可接触水，以防感染。针刺时应避免误刺四缝穴周围的浅表小静脉。

（二）主要症状护理

本病的主要症状是腹胀、纳差，护理措施如下。

1. 减轻腹胀，可采用肛管排气、应用灌肠或软便剂导泻及用皮硝30g纱布包扎热敷腹部，有助于消食化积，也可用手掌在患儿脐周顺时针按摩。

2. 严重腹胀时，可禁食并进行间歇性胃肠减压，以减轻腹胀症状。同时，要注意观察胃肠减压效果、引流物的性状和量。

3. 鼓励患儿多活动，特别饭后应协助患儿适当活动，促进肠道活动，以缓解症状。

4. 指导患儿宜进食柔软并容易消化的食物，如麦片粥、面条等，禁食异物，同时注意饭菜多样化，色香味俱全以提高患儿的食欲。纠正不良饮食习惯，不偏食，不挑食，不强迫进食；饮食定时定量，荤素搭配，少食肥甘厚味、生冷坚硬等不易消化食物。从小儿喜爱食物着手，诱导开胃，暂时不考虑营养价值，待其食欲增进后，再按营养的需要供给食物。

5. 腹水患儿应卧床休息，轻度腹水者尽量平卧，增加肝血流量。大量腹水患儿取半卧位，使横膈下降，减少呼吸困难与心悸，准确记录出入水量，测量腹围体重。

6. 出现食欲不振时，要及时查明原因，采取针对性措施治疗。对病后胃气刚刚恢复者，要逐渐增加饮食，切勿暴饮暴食而致脾胃复伤。

7. 注意生活起居，保持良好情绪，多与患儿进行思想、情感上的沟通，使患儿心情舒畅、精神愉快。

8. 适宜中医技术同"辨证施护"。

五、健康教育

1. 提倡母乳喂养，按时按序添加辅食，以满足小儿生长发育的需要。

2. 合理安排生活起居，鼓励小儿户外活动，呼吸新鲜空气，多晒太阳，注意天气变化，及时增减衣服，尤其注意避免腹部着凉。

3. 用适当的方法向患儿家属介绍本病的病因，介绍病情程度及采取的治疗措施，同时向家长讲解合理喂养小儿的知识、饮食搭配与制作方法，协助家长制作饮食计划。

4. 定期测量并记录体重和身长。如发现小儿体重不增或逐渐减轻、皮下脂肪减少、肌肉松弛、面色无华，应引起注意并分析原因，及时治疗。

第四节 惊 风

一、概述

惊风是以抽搐、神昏为主要临床表现的一种小儿急重病证。

惊风是一个证候，可发生于许多疾病之中，多见于 1～5 岁儿童，其来势凶猛，病情危急，发病率高，一年四季均可发生。

惊风分为急惊风和慢惊风两大类。起病急骤，属阳属实者，称为急惊风；病久中虚，属阴属虚者，称为慢惊风。慢惊风中若出现纯阴无阳的危重证候，则称为慢脾风。

西医学的小儿惊厥可参照本节辨证施护。

二、病因病机（急惊风）

急惊风来势急骤，临床以高热伴抽风、神昏为主要特点，痰、热、惊、风四证俱备。多由外感时邪疫病、内蕴痰热食积以及暴受惊恐引起。

急惊风的病因主要包括外感时邪、内蕴湿热、暴受惊恐。病因病机见图 4－4。

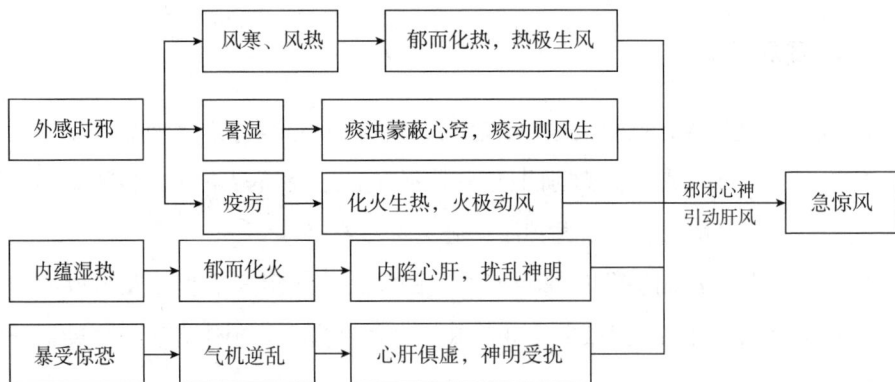

图 4－4 急惊风病因病机示意图

三、常见证型

1. 风热动风

【临床症状】起病急骤，发热头痛，咳嗽流涕，咽红，烦躁，神昏惊厥，舌质红，苔薄黄，脉浮数。

【辨证分析】风热郁表，正邪相争，故见发热；风热犯肺，肺气失宣，故见头痛，咳嗽流涕；风热之邪逆传心包，故烦躁，神昏；高热蒸灼经脉，热极生风，故见惊厥；舌质红，苔薄黄，脉浮数，为风热郁表之象。

【施护法则】疏风清热，息风镇惊。

【代表方】银翘散加减。

2. 湿热疫毒

【临床症状】持续高热，反复抽搐，神昏谵语，或烦躁不安，呕吐腹痛，或便下脓血，舌质红，苔黄腻，脉滑数。

【辨证分析】本证多见于夏秋之际。饮食不节，感受湿热疫毒，邪毒充斥表里，故持续高热；疫毒内陷心肝，故昏迷抽搐，谵语，烦躁；湿热疫毒蕴结肠胃，故呕吐腹痛；热毒蒸灼大肠，则便下脓血；舌质红，苔黄腻，脉滑数，亦为湿热疫毒炽盛之象。

【施护法则】清热化湿，解毒熄风。

【代表方】黄连解毒汤合白头翁汤加减。

3. 气营两燔

【临床症状】起病较急，壮热多汗，头痛项强，恶心呕吐，烦躁，抽搐，谵妄神昏，口渴便秘，病情严重者高热不退，反复抽搐，神志不清，舌质红，舌苔腻，脉滑数。

【辨证分析】本病多见温病过程中，因暑邪所致者，多见于夏至之后。火热疫毒充斥气分，烧烁津液，故高热口渴，便秘；邪迫心营，神明无主，故头痛项强，烦躁，谵妄神昏；邪陷厥阴，肝风内动，故见惊厥；舌质红，舌苔腻，脉滑数，为气营两燔之象。

【施护法则】清气凉营，息风开窍。

【代表方】清瘟败毒饮加减。

4. 邪陷心肝

【临床症状】起病急骤，高热不退，烦躁口渴，谵语，神志昏迷，反复抽搐，两目上视，舌红，苔黄燥，脉数。

【证候分析】本证多因外感温热邪毒所致。邪毒入里，里热内炽，故高热不退，烦躁口渴；邪热逆传心包，神明失主，故神昏谵语；内陷厥阴，肝风内动，故反复抽搐，两目上视；舌红，苔黄燥，脉数，亦为邪热内炽之征。

【施护法则】清心开窍，平肝息风。

【代表方】羚角钩藤汤加减。

5. 惊恐惊风

【临床症状】暴受惊恐后惊惕不安，身体战栗，夜间惊啼，甚至惊厥、抽风，神志不清，大便色青，脉律不齐，指纹紫滞。

【证候分析】本证患儿常有惊吓史，平素精神紧张，胆小易惊，或在原有惊风病变的基础上因惊吓而诱发、加重。惊则伤心，心气受损，惊惕不安，身体战栗，夜间惊啼；肝主筋脉，气急逆乱，引动肝风，故筋脉痉挛，惊厥，抽风；肝木乘脾，脾湿下渗并出现肝之本色，故大便色青；脉律不齐，指纹紫滞，为气机逆乱之征。

【施护法则】镇惊安神，平肝息风。

【代表方】琥珀抱龙丸加减。

四、护理

（一）辨证施护

1. 生活起居

室温宜凉爽，保持室内安静，尽量减少噪音。护理操作工作应集中进行，以免打扰患儿，诱发惊风。应留人陪护，加床栏，切勿强行牵拉患儿肢体，以免损伤筋骨，防止病情发作时碰伤、坠伤、咬伤。患儿抽搐控制后加强功能锻炼，保持肢体功能位，予肢体被动运动。口腔疾患有异味者，用银芩汤擦洗口腔或漱口，每日3次；有炎症或溃疡者，涂以锡类散或冰硼散，每日3~4次；出血者，可给予鲜藕汁饮服止血。惊风发作时立即实施抢救。令患儿平卧，头偏向一侧，以便痰涎及呕吐物流出，避免阻塞呼吸道。痰鸣取穴丰隆、足三里，牙关紧闭取穴下关、颊车等，及时吸氧，防脑组织缺氧加重抽搐。解开衣领，减轻咽喉部阻力，将压舌板缠数层纱布，塞于上下齿间，避免咬伤舌头；牙关紧闭者，可针刺或指掐下关、颊车，或用开口器将口缓缓撑开，切勿强行撬开。汗出者，应及时用干毛巾擦拭，以防复感外邪。

辨证起居：风热抽搐，高热表邪未解患儿，可予温水擦浴，避免吹风，勿用冰水冷敷，防止毛孔闭塞，邪毒内陷；湿热疫毒患儿，昏迷时间较长者，应注意皮肤护理，防止压疮；邪陷心肝患儿，若出现两眼上视，或者睡卧露睛，注意眼部护理。

2. 病情观察

密切观察惊风患儿体温、脉搏、呼吸、血压、瞳孔、面色、脉象、出汗、二便等情况，做好记录，以辨别急惊风还是慢惊风。若患儿高热不退，烦躁不安，摇头弄舌，咬牙，时发惊啼，多为惊风先兆，应及时报告医生，采取防范措施。注意观察患儿抽搐程度、次数、持续时间及两次抽搐间歇期意识恢复情况，辨别病情轻重。观察抽搐发生的部位、类型及发生的时间，寻求病因。注意抽搐与高热的关系，是否热退抽搐则停止，辨别是否属于高热惊厥。学龄儿童如有惊厥反复发作，发作时常口吐白沫，缓解后精神如常，应鉴别是否属于癫痫发作。

3. 饮食护理

饮食宜清淡、富营养，可予流质及半流质，忌食油腻、煎炸、辛辣之品，以防伤阴动火，加重病情，抽搐时禁食。惊厥后宜多食果汁，如西瓜汁、橘子汁等代水喂服，痰多者宜食白萝卜汁、荸荠汁或给竹沥水以清热化痰。

风热发搐患儿高热伤津，应多饮开水，可用梨汁、藕汁、鲜芦根汁、西瓜汁代茶饮；湿热疫毒患儿，必要时可鼻饲流质饮食，用五汁饮或绿豆汤代茶饮；气营两燔患儿，辅以荷叶、绿豆等清暑化湿之品；惊恐惊风患儿，平素可以常食用补心养血之品，如桂圆、大枣、莲子猪心安神汤。

4. 情志护理

避免一切不必要的刺激，如有自卑、退缩、孤独等心理障碍，应鼓励、疏导患儿，消除紧张和恐惧情绪，使患儿情志舒畅，避免因恐惧、惊慌而诱发病情。对于因惊恐而发生惊风的患儿，要给予特别的心理安慰，同时告知家长要保证孩子生活、学习环境的安全与平静。

5. 用药护理

惊厥停止后方可灌服药物，避免呛入气管，必要时鼻饲给药。中药汤剂宜浓煎，少量频服，不可强行灌服。遵医嘱按时按量服用，遵循"急惊合凉泻，慢惊合温补"的原则。饮食所伤的患儿，服用四磨饮或保和丸应化水频服，达到消除积食、通畅胃肠气机的目的。辨证施药：风热发搐患儿，中药宜温服，药后盖被安卧，汗出后及时用毛巾擦干，防止复感外邪，遵医嘱给予小儿回春丸，1 岁以下每服 0.3～0.5g，2～3 岁每服 0.9g，每日 2 次；邪陷心肝患儿，遵医嘱给予安宫牛黄丸，每服 1/2～1 丸；惊恐惊风患儿，遵医嘱给予牛黄镇惊丸，每服 1/2～1 丸，每日 1～2 次。

6. 适宜技术

推拿疗法：气营两燔邪热炽盛患儿，可辅以清肝经，清心经，清肺经，退六腑，清天河水，推脊等法；邪陷心肝患儿可清肝经，按揉百会，拿曲池，拿风池，拿肩井，拿委中等，平肝息风，止抽搐；惊风发作时，身向前屈者，将委中穴掐住，身向后仰者，掐膝眼穴。牙关不利，神昏闭窍，掐合谷穴。中药贴敷：出现囟门高突者，应立即报告医生，并用地龙粉 15g，加入少量蔗糖水拌匀，置于纱布上敷贴囟门处，以缓解痉挛。

（二）主要症状护理

本病的主要症状是抽搐，护理措施如下。

1. 随时观察患儿面色、呼吸及脉搏变化，防止疾病突然恶化。

2. 保持室内安静，尽量减少噪音，护理人员操作应集中进行以免诱发惊风。

3. 抽搐发作时切勿强制按压，以防骨折，应将患儿平放，头侧位，并用纱布包裹压舌板，放于上下臼齿之间，防止咬伤舌体。

4. 立即针刺或指掐人中、合谷、百会、涌泉等穴。必要时按医嘱使用镇静剂。

5. 保持呼吸道通畅，随时吸出喉头分泌物、呕吐物及痰涎，以防发生窒息。

6. 饮食宜清淡、富营养的流质与半流质，忌食油腻、煎炸、辛辣之品，以防伤阴动火，加重病情。

7. 抽搐发作时禁止进食，待病情缓解后，根据原发病选用适当的饮食。

8. 保持口腔清洁，防止口臭、口腔溃疡，每日用生理盐水或银花甘草液漱口。

9. 避免一切不必要的刺激，家属应积极配合医务人员稳定患儿情绪，不要在病床前谈论病情或悲伤哭泣，以免诱发厥证。如有自卑、退缩、孤独等心理障碍，应耐心做好患儿思想工作，指导患儿正确对待疾病。

五、健康教育

1. 保持居室安静，空气流通。夏季要采取降温措施，对传染病患儿注意隔离。

2. 起居有常，劳逸适度，合理安排学习与休息，避免过度疲劳，有规律地运动锻炼，保证充足睡眠。

3. 积极治疗原发疾病。做好保健，加强锻炼，提高抗病能力。

4. 有高热惊厥史的患儿，在发热初期，及时给予解热降温药物，必要时加大抗惊厥药量。

5. 厥证患儿出现头晕、出汗、恶心、面色苍白等先兆症状，应让其立即平卧，头低位并侧向一边，以保证脑部供血和气道通畅。

6. 对长期卧床的患儿，经常改变体位，勤翻身。昏迷患儿，应注意保持呼吸道通畅，防止窒息。

7. 指导家长掌握预防小儿惊风及控制小儿惊风发作的措施。

第五节　遗　尿

一、概述

遗尿是指 5 岁以上小儿睡中小便自遗，醒后方觉的一种病证。正常小儿 1 周岁后白天已逐渐能控制小便，3 岁左右已基本能控制排尿。若超过 5 岁的儿童，不能自主控制排尿，熟睡时经常遗尿，轻者数夜一次，重者可一夜数次，则为病态。

本病多自幼得病，也有在学龄儿童时期发生者，多见于 10 岁以下的儿童。

学龄期儿童，男孩发病率是女孩的两倍，且有明显的家族倾向。

西医学的小儿遗尿症可参照本节辨证施护。

二、病因病机

小儿遗尿的病因主要为肾气不足、肺脾气虚、肝经湿热、心肾失交，其中尤以肾气不足，膀胱虚寒多见。本病病位主要在膀胱，涉及肺脾肾。主要病机为肾气不足，肺脾气虚，肝经郁热，心肾不交致膀胱失约。病理性质大多属虚证、寒证，由肝经湿热所致者属实热证，心肾不交属虚实夹杂证。西医通过放射诊断学检查，发现有些遗尿患儿与隐性脊柱裂有关，并有一定的家族遗传病史。病因病机见图 4 − 5。

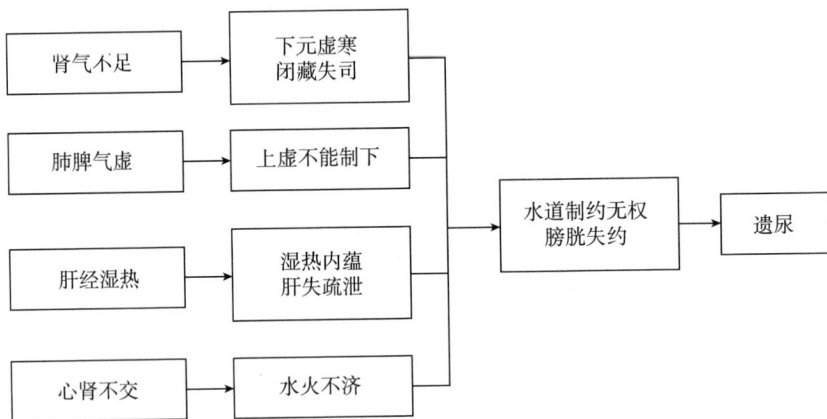

图 4 − 5　遗尿病因病机示意图

三、常见证型

1. 肾气不足

【临床症状】寐中多遗，可达数次，小便清长，醒后方觉，神疲乏力，面色苍白，畏寒肢冷，智力较同龄儿童差，舌质淡，苔白滑，脉沉细或沉迟。

【辨证分析】肾气虚弱，膀胱虚冷，不能制约，故寐中多遗，可达数次；下元虚寒，不能约束水道，故小便清长；肾虚，真阳不足，故神疲乏力，面色苍白，畏寒肢冷；肾虚脑髓不足，故智力较差；舌淡，苔白，脉沉细，为虚寒之象。

【施护法则】温补肾阳，固摄膀胱。

【代表方】菟丝子散加减。

2. 肺脾气虚

【临床症状】寐中遗尿，日间尿频，常自汗出，易感冒，少气懒言，神疲乏力，面色萎黄，食欲不振，大便溏薄，舌淡或胖嫩，苔薄白，脉弱。

【辨证分析】脾肺气虚，上虚不能制下，故夜间遗尿，日间尿频；肺主气，肺气不足，则少气懒言，神疲乏力；气虚不能固其表，故常自汗出；脾肺气虚，生化乏源，故面色萎黄；脾虚不健，运化失司，故食欲不振，大便溏薄；舌质淡，苔薄白，脉弱，皆为气虚表现。

【施护法则】补肺益脾，固摄膀胱。

【代表方】补中益气汤合缩泉丸加减。

3. 肝经湿热

【临床症状】寐中遗尿，次数较少，尿少色黄，面红唇赤，性情急躁，或夜间梦语磨牙，睡眠不宁，舌红苔黄，脉滑数有力。

【辨证分析】肝经郁热，蕴伏下焦，热迫膀胱，故寐中遗尿；湿热蕴结膀胱，热灼津液，故尿少色黄；湿热内蕴，郁结化火，肝火偏亢，故性情急躁；又肝火内扰心神，故梦语磨牙，睡眠不宁；舌红苔黄，脉滑数有力，均为湿热内蕴所致。

【施护法则】清热利湿，泻肝止遗。

【代表方】龙胆泻肝汤加减。

4. 心肾不交

【临床症状】梦中遗尿，夜寐不安，白天多动少静，难以自制，或五心烦热，形体消瘦，舌质红，少苔，脉沉细而数。

【证候分析】心肾不交，水火不济，膀胱失约，故见梦中遗尿；心火偏旺，故夜寐不安；肾阴不足，虚火上炎，故五心烦热；舌红为心经有火，少苔、脉沉细数，为肾阴不足、虚火上浮之象。

【施护法则】清心滋肾。

【代表方】交泰丸合导赤散加减。

四、护理

(一) 辨证施护

1. 生活起居

生活有规律，适当控制白天活动量，勿过度劳累。睡前尽量排空小便，睡后按时唤醒排尿，并逐渐延长唤醒间隔时间，从而促使患儿逐渐养成自控排尿的习惯。可培养患儿养成侧卧习惯，使腹壁松弛，减少平卧睡态对膀胱的压力。夜间尿湿裤褥后须及时更换，保持外阴清洁干燥。辨证起居：肾气不足患儿，注意保暖，睡前热水泡足，睡时可使用暖水袋垫于足下；肺脾气虚患儿，注意休息，避免过劳，耗气过度可加重病情；肝经湿热患儿，注意保持病室安静，尽量减少噪音；心肾不交患儿，护理治疗时动作要轻，对患儿要热情、耐心、细心，尽量满足患儿需求。

2. 病情观察

观察患儿遗尿的时间、频率、尿量及其他伴随症状，并做好记录。若患儿出现尿频、尿急、尿痛的情况，及时报告医生，应排除泌尿系统感染。夜间应观察患儿肛门有无蛲虫爬出，以排除蛲虫引起的遗尿。观察患儿是否出现夜寐不安、烦躁、五心烦热等症状。观察患儿排尿是在半夜还是在清晨，遗尿后是否继续熟睡。

3. 饮食护理

患儿饮食宜清淡，不宜过咸，忌辛辣肥甘厚腻之品。晚餐后不进汤水，睡前不宜多饮多食，尤其控制饮水量。

肾气不足，下元虚寒患儿，需常食韭菜、狗肉、羊肉等以温补肾阳；平时可以芡实、莲子、山药合大枣同煮服食以补肾固摄；肺脾气虚患儿注意饮食调节，选择易消化的食物，可常食山药、莲子、大枣粥以健脾益气；肝经湿热患儿饮食宜清淡，多食蔬菜水果，忌辛辣厚味，生热化火之品，可用鱼肚、薏苡仁共煮成粥食用，平时用芦根、竹叶适量煎汤代茶饮，以生津止渴、消除烦躁；心肾不交患儿可适当吃些苦味食物清心泻火，如莲子心、苦瓜、百合等，亦可同时食用黑芝麻、枸杞、甲鱼等滋补肾阴的食物。

4. 情志护理

对遗尿患儿，家长要多安慰、鼓励，不能批评或嘲笑、体罚，以免加重或诱发遗尿，须耐心引导，可采用以情胜情的方法，消除忧郁、自卑的心理，促使患儿积极配合治疗。告知患儿医护人员会替他保密，尽量减少知情的人数，以免宣扬出去，让其在小朋友之间失去尊严，心生自卑与绝望。

5. 用药护理

中药汤剂不宜在晚间服用。肾气不足患儿与肺脾气虚患儿，汤剂宜热服。

6. 适宜技术

纳少便溏可采用小儿推拿疗法：补脾、肺、肾经，推三关，揉外劳宫，按揉百会、丹田、肾俞，擦腰骶部以健脾养肺，配合捏脊1日1次；亦可使用耳穴贴压法：取脾、肺、肾、皮质下、神门、内分泌，每天按压2~3次，每次贴压维持3~5天；夜卧易惊可采用小儿推拿疗法：清肝经、清心经、分手阴阳、清小肠等清心火以平肝；补肾经、揉上马、推箕门以养阴清热；捣小天心以清热镇惊安神。

（二）主要症状护理

本病的主要症状是遗尿，护理措施如下。

1. 注意室内空气清新，减少患儿的心理压力，生活有规律，适当控制白天活动量，勿过度劳累，睡前尽量排空小便。

2. 观察患儿遗尿的时间、频率、尿量及其他伴随症状，并做好记录。

3. 患儿饮食宜清淡，不宜过咸，忌辛辣肥甘厚腻之品。晚餐后不进汤水，睡前不宜多饮多食，尤其控制饮水量。

4. 对遗尿患儿，家长要多安慰、鼓励，不能批评、嘲笑或体罚，以免加重或诱发遗尿，须耐心引导，可采用以情胜情的方法，促使患儿积极配合治疗。告知患儿医护人员会替他保密，尽量减少知情的人数。

5. 中药汤剂不宜在晚间服用。

6. 有条件的家庭，应尽可能在临睡之前给孩子洗澡，使其能舒适入睡，这样可减少尿床。孩子睡觉的被褥要干净、暖和，尿湿之后，应及时更换。

7. 遗尿频作者，可针刺夜尿穴（在掌面小指中节关节横纹中点处），或选用阴陵泉、三阴交、关元、中极、肾俞。

8. 形寒肢冷，小便清长可用补骨脂、附子各 10g，生姜 30g，先将补骨脂、附子研末，再将生姜捣烂，三药和匀，做成饼状置于脐部，敷贴固定，5 天后换药 1 次。或者采取艾灸法，取穴百会、命门、关元、中髎、大敦，用艾条温和灸，以局部皮肤潮红为度，或用小艾炷直接灸，每次灸 5 壮。

五、健康教育

1. 向家长讲解本病的病因及饮食调养注意事项，并教会小儿自幼养成良好的生活习惯，按时排尿。

2. 告知家长耐心教育患儿，不可斥责惩罚、当众羞辱，应鼓励患儿消除害羞、紧张情绪，建立起战胜疾病的信心。

3. 帮助患儿建立起白天定时小便或睡前小便的习惯，尿床的情况会减少，当患儿没有尿床的时候父母应当给予鼓励。

4. 夜间尿湿衣裤后一定要及时更换，保持外阴清洁与干燥。

5. 患儿白天不要游玩过度，以免疲劳贪睡，夜间睡眠保持侧卧位。

第六节　水　痘

一、概述

水痘是由水痘时邪引起的一种传染性强的急性出疹性时行病证，以发热及皮肤黏膜分批出现丘疹、疱疹、结痂为主要临床表现。

本病以冬春两季发病率高，并可造成流行。90% 为 10 岁以下小儿，以 6～9 岁为高峰。本病主要通过接触或呼吸道飞沫传播，在发病前 1～2 天至疱疹全部结痂为止皆有很强的传染性。水痘潜伏期为 10～21 天，水痘结痂后病毒消失，故传染期自发疹前 24 小时至病损结痂为 7～8 天。

西医学中的水痘，可参考本节辨证施护。

二、病因病机

小儿水痘为外感水痘时邪所致。在气候变化，水痘流行期间易感；当小儿机体抵抗力下降时，水痘时邪乘虚而入，发为水痘。

本病病位在脾肺二经。邪郁肺脾，与内湿相搏，外泄肌肤为主要病机。水痘时邪由口鼻而入，时邪袭肺，蕴郁于脾肺，与内湿相搏，外透于肌表发为此病。邪郁脾肺，时邪与水湿互结是其病理基础。若小儿素体虚弱，加之感邪较重，调护不当，邪盛正衰，邪毒炽盛，则内传气营。气分热盛，则壮热、烦躁、口渴、面红目赤。毒传营分，与内湿相搏，外透肌表，则致水痘密集、疹色暗紫、疱浆浑浊。甚至因邪炽正衰，正不胜邪，邪毒内犯，出现邪毒闭肺、邪陷心肝等变证。病因病机见图4-6。

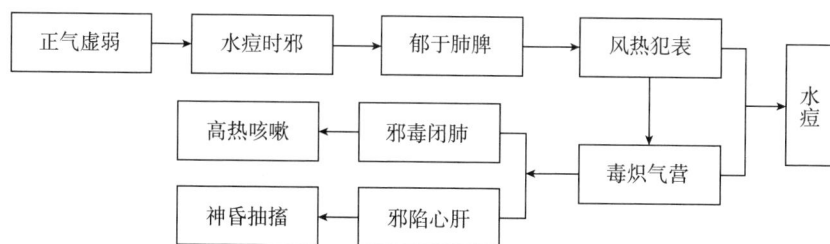

图4-6　水痘病因病机示意图

三、常见证型

1. 邪伤肺卫

【临床症状】无热或轻微发热，鼻流清涕，偶有咳嗽，24小时左右出小红疹，数小时到1天后，大多变成椭圆形疱疹，疹壁薄，疱浆清亮，跟盘红晕，痘疹稀疏，以躯干为多。舌淡苔薄白，脉浮数。

【辨证分析】外感时行邪毒，伤于肺卫，故无热或轻微发热，鼻流清涕，偶有咳嗽等；肺主皮毛，脾主肌肉，正气抗邪外出，时邪夹湿透于肌表，故水痘显露；邪轻病浅，故痘疹稀疏，疹色红润，疱浆清亮；舌淡，苔薄白，脉浮数，为邪伤肺卫之象。

【施护法则】疏风清热，解毒利湿。

【代表方】银翘散加减。

2. 毒炽气营

【临床症状】壮热，烦躁，口渴引饮，面红目赤，口舌生疮，痘疹密布，疹色紫暗，疱浆浑浊，大便干结，小便黄赤，舌红或绛，苔黄厚、少津，脉洪数。

【辨证分析】热毒炽盛，故壮热，烦躁；热盛伤津，故大便干结，小便黄赤；邪毒内传气营，故水痘分布较密，疹色紫暗，疱浆浑浊；邪热上熏口及目，则面红目赤，口舌生疮；舌红绛，苔黄厚、少津，脉洪数，均为毒热炽盛之象。

【施护法则】清气凉营，解毒化湿。

【代表方】清胃解毒汤加减。

3. 毒陷心肝

【临床症状】高热不退，头痛呕吐，迷糊嗜睡，或昏迷抽搐，疱液稠浊，疹色紫暗，舌质红绛，舌苔黄厚，脉数有力。

【辨证分析】小儿肝常有余，邪毒炽盛易化火，内陷心肝，出现高热不退，头痛呕吐，迷糊嗜睡，或昏迷抽搐，疱液稠浊等；舌质红绛，舌苔黄厚，脉数有力，均为热毒内盛之象。

【施护法则】清热解毒，镇惊息风。

【代表方】清瘟败毒饮加减。

四、护理

(一) 辨证施护

1. 生活起居

保持室内空气新鲜，室内空气要流通，但不要直接吹风，以防复感外邪。患儿应严格按照密切接触传染病和呼吸道传染病执行隔离，直至疱疹全部结痂为止。应采用暴晒、煮沸、紫外线灯照射等措施对水痘患儿污染的衣物、被服进行消毒。患儿发热或出疹期间宜卧床休息。保持皮肤清洁干燥，水痘较重者，暂不宜洗澡或擦洗。勤修剪指甲，以免抓伤皮肤、继发感染等。有接触史的易感患儿应隔离 3 周。住院期间，室内每日行紫外线照射 20～30 分钟。保持衣物清洁，衣服以柔软、宽大为宜，穿衣盖被要适中，以防过热致皮疹瘙痒而影响睡眠。

2. 病情观察

观察患儿体温、舌苔、脉象，有无咳嗽；观察呕吐及皮疹出现的时间、部位、色泽、形态及分布特点，并详细记录。内热炽盛、壮热不退患儿应密切观察有无出现神昏、烦躁、抽搐、喘促等邪陷心肝、邪热闭肺等变证。

3. 饮食护理

患儿宜食用流质、半流质食品，如绿豆汤、小麦汤、粥、面片等，忌辛辣燥热之品，如荸荠、雄鸡、海鲜和辣椒等，以免影响痂盖脱落，加重病情。

邪伤肺卫患儿，取金银花10g泡水，加入等量甘蔗汁充分混匀，每日数次饮服，以疏风散热；或用金银花15g，板蓝根20g，生甘草5g，煎水代茶饮用。邪炽气营患儿，可服食马齿苋荸荠粥，鲜马齿苋、荸荠粉各30g，冰糖15g，粳米100g，熬粥服用；或取绿豆100g，赤小豆30g，加水炖至酥烂，冰糖调食。

4. 情志护理

患儿发病时，患儿及家属均存在不同程度的恐惧和焦虑，患儿采取隔离措施后情绪低落，孤独感增强，护理人员应及时给予情志相胜法、移情易性等情志护理，安慰和鼓励患儿，使其保持情绪稳定。

5. 用药护理

壮热不退、烦躁的患儿，可口服小儿回春丹3～5粒，以防惊风发生。皮肤水痘搔破而湿烂者，可选用青黛散敷于局部。辨证施药：邪伤肺卫患儿，所服用的银翘散汤剂属于解表药，不宜久煎，汤剂宜温服；邪炽气营患儿，所服汤剂宜饭后30分钟温服，中病即止，不可过用，以免损伤脾胃。小便短赤或黄者用鲜车前草煎水代茶饮，大便干结，可服蜂蜜水、香蕉、果仁等，或用番泻叶泡水代茶饮，或用甘油15～20mL灌肠。

6. 适宜技术

口舌生疮可采用中药含漱法：若因胃热心火偏亢，口舌生疮、牙龈肿痛者，协助患儿勤漱口，进食前后用银花甘草水含漱。必要时每日给予口腔护理，做口腔护理时应动作轻柔，防止口腔黏膜破溃。

（二）主要症状护理

本病的主要症状是皮肤瘙痒，护理措施如下。

1. 保持室内空气流通，注意避风寒，采用暴晒、煮沸、紫外线灯照射等措施对患儿污染的衣物、被服进行消毒。

2. 患有皮肤瘙痒的儿童必须保持皮肤的清洁，每日用温水轻拭皮肤，禁用肥皂水、乙醇擦拭皮肤。皮肤瘙痒难忍时，可局部使用0.25%炉甘石洗剂冰片，或用苦参30g，芒硝30g，浮萍15g，煎水外洗，每日2次；必要时可服用少量镇静剂，以保证患儿充分休息。

3. 皮肤瘙痒时应避免搔抓皮肤，防止抓伤皮肤造成感染。应注意修剪指甲，幼儿自制能力差，可将手包起来。若疱疹被抓破，可采用青黛30g，煅石膏50g，滑石50g，黄柏15g，冰片10g，黄连10g，共研细末，和匀，适量麻油调匀，涂擦，每日1次。患儿体表出现糜烂面时可涂以1%龙胆紫，或用金黄散调敷于患处，以收敛燥湿，清热解毒。

4. 衣着宽松，宜纯棉质地内衣裤，应勤换洗，床褥应保持清洁、松软、平整、干燥。

五、健康教育

1. 告知患儿及家长，水痘传染性很强，发现应立即隔离，直至全部疱疹结痂为止。

2. 冬春水痘流行期间，未患过水痘的小儿少去公共场所，应行预防接种。接触水痘患儿后，应留检3周，并给予水痘减毒活疫苗，可预防感染。

3. 患儿呼吸道分泌物或皮疹内容物污染的寝具、食具、玩具、衣物等，应利用暴晒、煮沸、紫外线照射等方法消毒。

4. 对大量使用肾上腺皮质激素、免疫抑制剂患儿，以及免疫功能受损、恶性肿瘤患儿，在接触水痘患者72小时内可肌内注射水痘-带状疱疹免疫球蛋白，以预防感染本病。

5. 痘疹未愈，不宜洗浴，如若洗浴时，宜用温水清洗健康部位。平时皮肤亦应保持卫生、干燥，防止湿渍成疮。

6. 对于水痘伴发热的患儿，不可使用水杨酸制剂，以免发生瑞氏综合征。

【复习思考题】

请分析案例，回答后面的问题。

1. 患儿2岁6个月，素体肥胖，今晨突然发热，咳嗽气促，喉中痰鸣，鼻翼扇动，口唇青紫，躁动不安，舌红苔黄，脉滑数，指纹青紫。

要求：①病情分析（含病位、病性）。②做出辨证。③如何做好护理。

2. 患儿4岁，一日来暴泄不止，便稀如水，面色苍白，四肢厥冷，冷汗自出。

　　要求：①病情分析（含病位、病性）。②做出辨证。③如何做好护理。

　　3. 患儿，男，3岁，发病前无明显诱因出现发热，体温39.5℃，后渐躯干、头面、四肢出现散在斑丘疹、疱疹，伴有轻度瘙痒，症状渐加重。刻诊：胸腹、背部丘疹，头面疱疹分布密集，部分疱疹融合，患儿发热，头痛，全身肌肉酸痛，口干但饮水不多，咽痛，无咳嗽、咳痰，无恶心恶吐，腹不胀，大便3日未行，小便短黄，舌质淡红，稍胖有齿痕，苔白腻稍黄，脉弦滑。

　　要求：①病情分析（含病位、病性）。②做出辨证。③如何做好护理。

第五章　其他病证护理

【学习目标】

　　识记：天行赤眼、针眼、脓耳、耳鸣、鼻渊的病名，了解其常见证型的施护法则、方药。

　　理解：本章节所列病证的病因及辨证分析。

　　运用：运用护理措施开展辨证施护。

　　其他病证主要介绍眼科的天行赤眼、针眼和耳鼻喉科的脓耳、耳鸣、鼻渊5种常见病证的概念、病因病机、常见证型、护理措施和健康教育等内容。其他病证护理具有较强的专科性，对于临床护士实施眼、耳鼻喉专科护理具有较强的指导意义。

案例导入

　　案例：张某，男，21岁，双眼赤涩疼痛，羞明流泪1天。时值盛夏，该校及城区"红眼病"流行，同宿舍已有2位同学先后传染患病。视诊可见双眼睑红肿，睑结膜有滤泡，结膜充血（＋＋＋），球结膜下可见点片状出血，角膜尚清亮，前房（－），瞳孔（－）。内眼未见明显异常。耳前淋巴结肿大。现双眼赤痛，灼热畏光，泪多眵稀；伴口干咽痛；舌质红，苔薄黄，脉浮数。

　　提问：该患者所患何病？是何证型？如何预防及调护？

第一节　天行赤眼

一、概述

天行赤眼是指外感疫疠之气，白睛爆发红赤、点片溢血，常累及双眼，能迅速传染并引起广泛流行的眼病，又名"天行赤目""天行赤热""天行气运""爆发火眼"等，是俗称的"红眼病"之一。

中医学很早就有关于本病的记载，如宋元时期的《龙木总论》中有"忽然赤疼肿相并，天行赤眼是为名，厉行热气相传染，体性随人有重轻"，指出本病具有传染性。《银海精微·天行赤眼》记载："天行赤眼者，谓天地流行毒气，能传染于人，一人害眼，传于一家，不论大小，皆传一遍，是谓天行赤眼。"谓其天行，即可在较大范围内广泛流行。元代《世医得效方·天行赤目》条下说："目忽赤肿，晨昏痛涩，长幼相似，此天行时疾。"谓其时疾，即呈现季节性变化，有一定的流行期。

西医学中的流行性出血性结膜炎出现上述症状，可参照本节辨证施护。

二、病因病机

本病多因疫疠之气上犯白睛，或因肺胃积热，复感疫疠之气，内外合邪，热毒炽盛，上攻于目而成，或因眵泪相染所致。病因病机见图5-1。

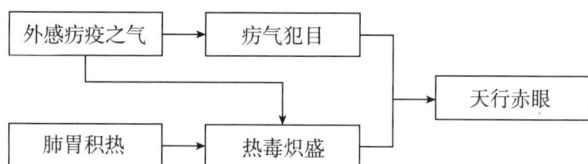

图5-1　天行赤眼病因病机示意图

三、常见证型

1. 疠气犯目

【临床症状】双眼赤涩疼痛，羞明流泪，目眵清稀，白睛红赤并见点片状溢血；耳前颌下可扪及肿核，全身可兼恶寒发热，鼻塞流涕，伴口干咽痛，舌质红，苔薄黄，脉浮数。

【辨证分析】疫疠之气外袭，上犯白睛，故赤涩灼痛；郁而不散，故羞明流泪，白睛红赤；热伤络脉，可见点片状溢血；壅滞于耳前颌下，故可扪及肿核。舌质红，苔薄黄，为初感疫疠之气、内热不重之象。

【施护法则】疏风清热，凉血解毒。

【代表方】驱风散热饮子加减。

2. 热毒炽盛

【临床症状】患眼灼热疼痛，热泪如汤，胞睑红肿，白睛红赤壅肿并见弥漫溢血，或兼见黑睛星翳，伴口渴心烦，尿赤便秘，舌质红苔黄，脉数。

【辨证分析】肺胃素有积热，复感疫疠之气，内外合邪，上犯于目，壅滞不散，故眼部症状重；热邪不解，灼伤津液，故有口渴引饮，溲赤便结；舌红，苔黄，脉数，为热毒之邪壅盛于内所致。

【施护法则】清热泻火，凉血解毒。

【代表方】普济消毒饮加减。

四、护理

（一）辨证施护

1. 生活起居

病室整洁，空气流通，温湿度适宜，光线不可太强。注意休息，少用目力。一侧发病时，应取患侧卧位或头偏向患侧，以防眼泪流入健侧，引起感染。眼部分泌物多时可戴防护眼镜，滴眼药、毛巾、脸盆等要单独使用，做好床旁隔离，防止交叉感染。使用过的器械、枕巾应严格消毒，更换的敷料要放入感染性垃圾袋，患者出院后床单位要严格消毒。

2. 病情观察

观察患者自觉症状，如眼痒、异物感、灼热感、羞明、疼痛等有无加剧；观察眼部分泌物的色、质、量的情况；观察白睛红赤情况，有无眼睑红肿、球结膜水肿等，如有发热、畏寒、淋巴结肿大等全身症状，应及时与医生沟通。

3. 饮食护理

饮食宜清淡易消化，多食菠菜、苦瓜、冬瓜、西瓜、梨等新鲜果蔬，多饮水。忌食辛辣、油炸之品和发物，忌巧克力、葱、蒜等热性食品，戒烟酒。初感疫疠出现发热时，按外感发热病证护理，可用菊花、夏枯草、桑叶煎水代茶饮，热毒炽盛者可饮菊花茶或决明子茶。

4. 情志护理

理解关心患者，了解其思想动态，耐心做好情志疏导，使其心态平和，保持心情舒畅。向患者解释疾病的发生、发展过程及治疗、转归情况，帮助其消除顾虑，积极配合治疗及护理，树立治疗疾病的信心。

5. 用药护理

初感疫疠者，中药汤剂宜热服，药后加盖衣被，以取微汗，助药力驱邪外出。热毒炽盛者，中药汤剂宜凉服，早晚分服。中成药可选用银翘解毒丸、黄连上清丸口服。按时滴眼药水（膏），可选用抗病毒类滴眼液，如并发细菌感染时，可根据细菌培养及药敏试验结果，选用2~3种抗生素眼药水交替滴眼，或用黄连西瓜霜眼药水滴眼；睡前可涂眼药膏，以发挥持续的治疗作用。眼部分泌物多时，先用消毒棉签蘸生理盐水轻轻拭去，再用眼药水滴眼。

6. 适宜技术

急性结膜炎初期时眼部宜冷敷，有助于消肿退红；相反，初期热敷会使眼球充血，炎症可能扩散引起并发症。炎症未控制时，忌用激素类眼药，病毒性结膜炎禁用激素类眼药，可选用鱼腥草滴眼液、复方熊胆滴眼液滴眼，或用金银花、蒲公英、菊花、大青叶等清热解毒之品煎汤熏洗患眼。针刺疗法可取风池、太阳、睛明、合谷、曲池、攒竹、丝竹空、瞳子髎等穴位，用泻法；亦可点刺患侧眉弓、眉尖、太阳、耳尖放血。

（二）主要症状护理

本病的常见症状有眼红、眼痛、分泌物增多等，本节主要介绍眼部分泌物增多的护理。

1. 观察眼部分泌物的色、质、量情况，有无伴随发热、畏寒、淋巴结肿大等全身症状。

2. 一侧发病时，应取患侧卧位或头偏向患侧，以防分泌物流入健侧，引起感染；双侧均患病时，保持症状较轻的眼在上方，防止症状加重。

3. 戴防护眼镜，滴眼药、毛巾、脸盆等要单独使用，做好床旁隔离，接触患者后，应注意洗手消毒，防止交叉感染。

4. 禁忌包眼，以免邪毒郁遏。禁用激素类眼药，以免降低局部免疫力，使邪毒更盛。

5. 遵医嘱按时滴眼药水（膏），如单眼患病，先滴健眼，再滴患眼，瓶口不要接触眼睑；多种眼药水应根据情况交替滴眼，滴入量不宜过多，以免溢出；睡前可涂眼药膏，以发挥持续治疗作用；分泌物覆盖眼部时，应先用消毒棉签蘸生理盐水轻轻拭去，再用眼药水滴眼。

6. 遵医嘱中药熏洗患眼，可使用双黄连中药水冲洗双眼，或生理盐水冲洗眼睛；亦可选择针刺疗法、耳尖放血等中医特色技术。

五、健康教育

1. 注意气候变化，及时加减衣物，预防感冒。红眼病流行期间，饮食应清淡，多喝水，保持大便通畅，忌吃热毒或煎炸油腻的食物及高蛋白的虾蟹等海鲜。

2. 加强锻炼，增强机体抵抗能力。本病因具有较强的传染性，容易造成广泛流行。其传染方式多是由患眼眵泪直接或间接带入健眼引起，应勤洗双手，不要用手直接接触、揉擦眼睛。

3. 指导患者注意个人卫生，勿用手和手帕揉眼，不要用公共面具洗脸。患病期间，注意隔离，禁止到公共浴室、游泳池等处活动，以免引起传播流行。红眼病流行期间，应加强卫生教育，可在医生指导下使用清热解毒中药预防发病。

4. 指导患者正确滴眼药水（膏），坚持滴药，直至炎症消退根治，以免复发或转变为慢性结膜炎。注意闭目休息，少用目力。做眼部治疗时，按先健眼、后患眼的顺序进行，避免交叉感染。治疗过程慎用眼药膏及忌用眼垫包封患眼。

第二节 针 眼

一、概述

针眼是指胞睑边缘生疖，形如麦粒，红肿痒痛，易成脓溃破的眼病。该病因脓成后用针刺破排脓即愈，或用针挑破背上的红点而愈，故名针眼，又名"偷针""土疖""土疡""包珍珠"和"挑针"等。本病可发生于任何年龄、季节，素体虚弱、屈光不正、消化道疾病、消渴病、儿童、卫生习惯不良者常易罹患。本病部分患者常反复发作，此愈彼起，经久难消。若无并发疔疮走黄，则预后良好。

"偷针"病名见于《诸病源候论·目府诸候》："人有眼内眦头忽结成疱，三五日间，便生脓汁，世呼为偷针。"《证治准绳·七窍门》释："世传眼普初生小疱，视其背上即有细红点如疮，以针刺破眼时即瘥，故名偷针。"《审视瑶函·土疖症》曰："有一目生而传两目者，有只生一目者。有微邪不出脓血而愈者，有犯触辛热燥腻、风沙烟火，为漏、为吊败者，有窍未实，因风乘虚而入，头脑俱肿，目亦赤痛者。所病不一，因其病而治之。"

西医学的急性睑板腺炎等出现上述症状者，可参照本节辨证施护。

二、病因病机

本病的发生多为风热毒邪外袭，客于胞睑，煎灼津液，变生疮疖；或过食辛辣、肥腻之品，助阳生火，脾胃积热，循经上攻胞睑，燔灼脉络，局部酿脓；或余邪未清，热毒蕴伏；或脾气虚弱，卫外不固，复感风热之邪，致反复发作。由于胞睑位于眼珠前部，易受六淫之邪侵袭，为卫外之屏障，外邪入侵，首当其冲。而胞睑属五轮学说中之肉轮，内应脾，脾与胃相表里，上胞属脾，下胞属胃，因此，在内可因脾胃功能失调而发生，若内外合邪则更易发病。又因风为阳邪，其性炎上，所以常急性起病，以眼睛的红、肿、热、痛为多，并伴有口渴、便秘等热象。一般为实证，且以热证多见。病因病机见图 5 - 2。

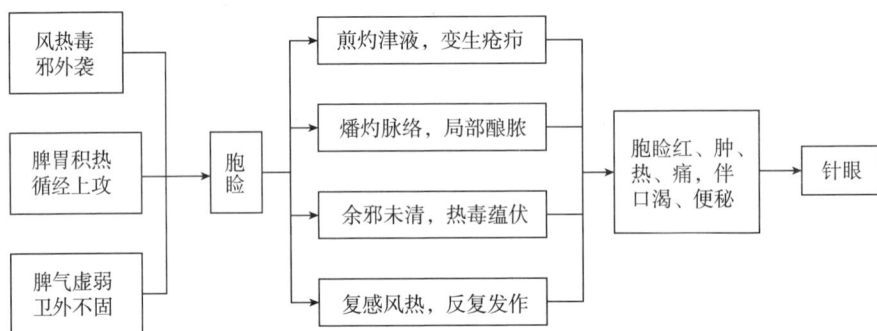

图 5-2　针眼病因病机示意图

三、常见证型

1. 风热外袭

【临床症状】针眼初起，胞睑局限性微红、微肿、微痒，可扪及硬结，触痛明显，可兼见头痛，发热，周身不适，舌苔薄黄，脉浮数。

【辨证分析】风热致病则作痒作肿，热邪能致红致痛；风热之邪客于胞睑，气血壅滞，故见胞睑微痒红肿，硬结形成，早期邪实则压痛明显；风热束表，卫气失宣，则头痛，发热，周身不适；舌苔薄黄，脉浮数，亦为风热外袭之征。

【施护法则】祛风清热，消肿散结。

【代表方】银翘散加减。

2. 热毒壅盛

【临床症状】胞睑红赤、肿胀、疼痛拒按，可触及麦粒样硬肿，有压痛；或硬结变软，小疖顶端有黄白色脓点，或见白睛壅肿；兼见头痛、咽喉痛，口渴喜饮，口苦，便秘溲赤；舌红，苔黄，脉数。

【辨证分析】脾胃蕴热，上攻胞睑，故见胞睑红赤、疼痛拒按；蕴积热毒，上攻胞睑，蓄腐成脓，则见硬结变软，小疖顶端有黄白色脓点，或见白睛壅肿；热邪伤津则可伴口渴喜饮，便秘溲赤；舌红，苔黄，脉数，均为热毒壅盛之征。

【施护法则】清热解毒，消肿止痛。

【代表方】仙方活命饮加减。

3. 热毒内陷

【临床症状】胞睑肿痛增剧，伴见头痛，身热，嗜睡，局部皮色暗红不鲜，脓出不畅，舌质绛，苔黄植，脉洪数。

【辨证分析】热毒壅盛致气滞血疲，故见胞睑肿痛增剧，局部皮色暗红不鲜，脓出不畅；邪毒内陷，热扰神明，则身热，嗜睡；舌质绛，苔黄糙，脉洪数，均为热毒内陷之征。

【施护法则】泻火解毒，通腑消肿。

【代表方】内疏黄连汤。

4. 脾虚夹实

【临床症状】针眼屡发，或针眼红肿不甚，经久不散，或反复发作，但诸症不重，或兼见面色无华，神倦乏力，偏食纳呆，便结，舌淡，苔薄白，脉细数。

【辨证分析】脾胃虚弱，正气不固，复感外邪，故针眼反复发作，面色无华，神倦乏力；舌质淡，苔薄白，脉细数，均为脾虚夹实（一般为湿热）之征。

【施护法则】健脾益气，扶正祛邪。

【代表方】四君子汤加减。

四、护理

（一）辨证施护

1. 生活起居

保持居室环境安静，整洁舒适，通风良好，光线柔和。起居有时，避风寒，适寒暑，劳逸结合，避免剧烈活动。热毒内陷者应卧床休息，尽量少搬动或打扰患者。对于风热外袭患者，居室宜清爽；热毒壅盛及热毒内陷患者，多喜凉而恶热，室温宜偏低；脾虚夹实患者，居室宜干燥凉爽。

2. 病情观察

观察胞睑皮肤的颜色，是否有肿胀，肿胀的程度、范围等，以判断病情的程度与性质，是属于风热外袭还是热毒壅盛，或是热毒内陷，或是脾虚夹实。观察局部是否有硬结形成，硬结的部位、大小、范围，是否有压痛，拒按或喜按，有无脓点形成等表现。判断病情的发展程度，若硬结变软，脓点形成，则属针眼成熟。若突然出现头痛高热、烦躁或嗜睡等，应及时报告医生，采取措施。

3. 饮食护理

饮食以清淡、易消化为宜，忌肥甘厚味、辛辣炙煿、生冷助湿生痰之品。热毒壅盛、热毒内陷者宜食半流质或流质，鼓励多饮水，多喝西瓜汁、梨汁、苹果汁等；偏食纳呆者，指导其合理搭配饮食；脾虚夹实，面色萎黄，倦怠乏力者，可用太子参、五指毛桃、茯苓、瘦肉适量煎汤服用，以健脾祛湿，促进针眼的消散；儿童患者可服用七星茶，以健脾清热祛湿。

4. 情志护理

可以通过解释、鼓励、安慰等方式进行正面说理，使患者了解疾病的发生、发展及治疗护理的情况，解除其不良情绪，使患者精神愉快，心情舒畅，气机条达，促使疾病早日康复。

5. 用药护理

中药汤剂宜饭后温凉服。可用内服药渣再次煎水，用于熏蒸或温热外敷眼患处。本病具有传染性，注意做好消毒隔离。按时点滴眼药水（膏），操作前洗净双手，滴两种眼药水时，间隔 2 ~ 3 分钟，先滴眼药水，再涂眼药膏；先滴刺激性弱的眼药水，再滴刺激性强的眼药水。滴药时动作要轻，滴管离眼 1 ~ 2cm，以免污染滴管或伤及角膜。

6. 适宜技术

局部切忌挤压、搔抓、碰撞、挑剔硬结，硬结未软化时切忌过早切开。未成脓者可用点刺放血法：耳尖或合谷、太阳穴，三棱针点刺放血，泄热止痛消肿效好。针挑法：适用于针眼反复发作者。在背部肺俞、膏肓俞及肩胛区附近找出红点或粟粒性小点 1 个或数个，常规消毒后，三棱针挑破，挤出少许血水或黏液。脓点形成者，宜切开排脓；若脓腔大，应放置引流条，直至脓尽，创口用眼垫包封，嘱患者每日复诊换药至创口痊愈。患眼湿热敷，或用清热解毒中药汤剂熏眼。分泌物多者可用结膜囊冲洗法，以保持结膜囊清洁。特别注意针眼脓未成者不得针破或切开，不能在病变区域内选择针刺治疗的穴位，以免邪毒内陷，形成疔疮走黄之恶候。

（二）主要症状护理

本病的常见症状为胞睑局部红肿痒痛、成脓破溃等，本节主要介绍胞睑局部红肿痒痛的护理。

1. 胞睑局部红肿痒痛初起，宜采用泄热、解毒、消肿、止痛的护治原则，可使用耳尖刺血疗法，或用金银花、野菊花、生甘草、淡竹叶、蒲公英等中药局部熏洗或湿敷，以减轻局部不适。

2. 胞睑局部红肿痒痛明显，可局部应用广谱抗生素滴眼液联合鱼腥草滴眼液、如意黄金散、金黄膏等清热解毒类中成药，或静滴抗生素，以迅速缓解症状。

3. 肿胀明显且已成脓，应立即行切开排脓，脓出则肿痛立消。

4. 注意胞睑局部卫生，不用手或者不洁物品揉眼、擦拭；避免熬夜和过度疲劳，减少使用目力，保证充足睡眠，提高抵抗力，以缩短病程，缓解局部红肿痒痛症状。

5. 告知患者相关疾病知识和饮食指导，刺激性、煎炸炙烤食物要少食；戒烟戒酒，多食新鲜的瓜果蔬菜，如黄瓜、冬瓜、西瓜、苦瓜、绿豆等，可缓解症状；平时要多喝开水，保持大便通畅，加强体育锻炼，增强体质。

五、健康教育

1. 养成良好的生活习惯，慎起居，适寒暑，怡情志，劳逸结合，避免熬夜和过度疲劳，减少使用目力。积极锻炼身体，增强体质，防御外邪入侵。

2. 注意饮食卫生，合理饮食、避免偏食，禁食辛辣、煎炸、肥甘厚腻等聚湿、蕴热、生痰之品。

3. 如已发生针眼，切勿擅自挤压排脓，以免造成脓毒扩散，引起胞睑周围及颜面浮肿，形成胞肿入桃或眼丹等变证，甚至变生疔疮走黄等危及生命之重症。

4. 使用外敷药物治疗时，注意勿使药物进入眼内，以免损伤结膜角膜。

5. 注意胞睑局部卫生，不用手或者不洁物品揉眼、擦拭。夏季要做好防蚊措施，避免局部发生蚊虫叮咬。

第三节　脓　耳

一、概述

脓耳是因邪热犯耳，血腐化脓，以鼓膜穿孔、耳内流脓、听力下降为主要临床表现的病证。本病可发生于任何季节，夏季发病率较高。按起病缓急有急慢之分，急者为病之初起，可兼有发热、耳痛等症状，如及时治疗，可得痊愈；慢性者病程较长，症状时轻时重，可妨碍听力，且容易发生合并症。

《灵枢·厥病》曰："耳痛不可刺者，耳中有脓。"这是类似于脓耳症状的最早记述。脓耳病名首见于南宋《仁斋直指方·卷二十一》："热气乘虚，随脉入耳，聚热不散，脓汁出焉，谓之脓耳。"古代医家对脓耳的论述较多，有聤耳、耳疳、耳底子、耳湿等名称；还有按脓色不同而命名者，其含义不尽相同，但共同的特征是耳内流脓。

本病是耳科常见病、多发病之一，急性脓耳好发于婴幼儿及学龄前儿童，慢性脓耳以急性发作者较多。脓耳严重者可引起脓耳变证，甚至危及生命。

西医学的急、慢性化脓性中耳炎或乳突炎，可参照本节辨证施护。

二、病因病机

脓耳的病因可分为内因和外因两大类。外因多为风、热、湿等外邪侵袭，内因多为肝、胆、脾、肾等脏腑功能失调。风热外袭或风寒化热，循经上犯，风热邪毒结聚耳窍而为病；外感湿热之邪，内犯肝胆，或肝胆素有内热，循经上蒸，热邪搏结于耳窍，火热炽盛，腐蚀鼓膜，化腐成脓；素体脾气虚弱，健运失职，湿浊内生，泛溢耳窍，致脓耳缠绵难愈；先天禀赋不足或房劳伤肾，或久病不愈，致肾元亏虚，耳窍失养，邪毒侵袭或滞留，使脓耳迁延难愈，肾虚耳部骨质失养，不堪邪毒腐蚀，则骨腐成脓而臭，甚至邪毒内陷，导致脓耳变证。本病病位在耳，一般而言，初期多为实证、热证；流脓日久，多属虚证或虚中夹实。病因病机见图5-3。

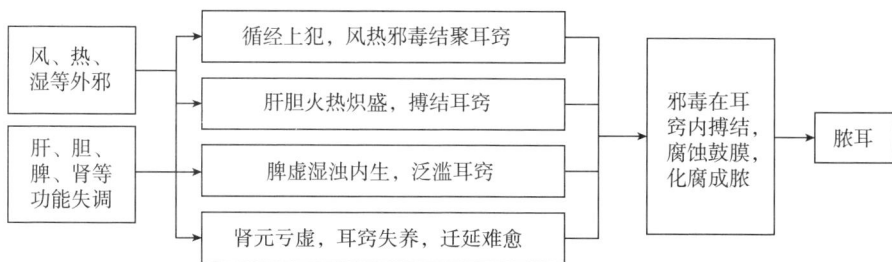

图 5-3　脓耳病因病机示意图

三、常见证型

1. 风热外侵

【临床症状】发病较急，耳内作胀、疼痛，并呈进行性加重，鼓膜充血呈放射状或潮红，或紧张部小穿孔，听力下降，或耳内流脓，耳鸣，伴发热，恶寒，头痛鼻塞，周身不适，舌质红，苔薄白或薄黄，脉浮数等。

【辨证分析】风性善行数变，常夹寒夹热，而多从火化，故发病急；风热外侵，肺卫受邪，风热壅滞耳窍，与气血搏结，则耳内作胀、疼痛，并呈进行性加重；火热壅盛，灼伤鼓膜，腐蚀血肉，故见鼓膜红赤，甚至穿孔流脓；发热，恶风寒，头痛鼻塞，舌红，苔薄白或薄黄，脉浮数，皆为上焦肺卫风热壅盛之征象。

【施护法则】疏风清热，解毒消肿。

【代表方】疏风清热汤加减。

2. 肝胆火盛

【临床症状】耳内剧痛，如钻如刺，耳内流脓，脓多色黄带血，鼓膜红赤较甚且外突，或紧张部穿孔，听力下降，伴发热，面红目赤，口苦咽干，胸胁胀痛，烦躁易怒，小便黄赤，大便秘结，舌红苔黄，脉弦数有力。小儿症状较成人为重，可有高热、烦躁不安、惊厥等症。

【辨证分析】内外邪热困结耳窍，故耳内剧痛；热毒炽盛，腐蚀血肉，化腐成脓，鼓膜红赤外突或穿孔；热盛则脓稠黄，热伤血分，则脓中带血而黄；口苦咽干，胸胁胀痛，烦躁易怒，小便黄赤，大便秘结，舌红苔黄，脉弦数有力等，均为肝胆火热之征象。小儿脏腑柔弱，形气未充，邪毒易内犯或引动肝风，故症状较为严重。

【施护法则】清肝泻火，解毒排脓。

【代表方】龙胆泻肝汤加减。

3. 脾虚湿困

【临床症状】耳内流脓，脓水清稀，量多无臭，缠绵日久，多呈间歇性发作，鼓膜中央性穿孔，听力下降或有耳鸣，常兼见头晕、头重、头胀，四肢倦怠，面色少华，口淡不渴，纳差，大便溏薄，舌淡苔白或苔腻，脉缓弱。

【辨证分析】湿邪属阴，性黏滞。脾虚运化失健，湿浊内生，困结耳窍，故耳内脓液清稀，量较多，缠绵日久而无臭味；湿浊蒙蔽清窍，故耳鸣、听力下降，头晕，头重；四肢倦怠，面色少华，口淡不渴，纳差，便溏，舌质淡，苔白腻，脉缓弱等，皆为脾虚失于运化，清阳之气不得营运之征象。

【施护法则】健脾渗湿，补托排脓。

【代表方】托里消毒散加减。

4. 肾元亏损

【临床症状】耳内流脓不畅，脓量少，耳脓秽浊或呈豆腐渣样，有恶臭气味，日久不愈，反复发作，鼓膜边缘性或松弛部穿孔，听力明显减退，全身可见头晕神疲，腰膝酸软，舌质淡红，苔薄白或少苔，甚至无苔，脉细弱。

【辨证分析】肾开窍于耳，肾元亏损，耳窍失养，邪毒滞留，故耳内流脓日久不愈，并反复发作；邪毒久恋，蚀骨化腐成脓，故鼓膜边缘性或松弛部穿孔，且耳脓秽浊或呈豆腐渣样，并有恶臭气味；肾精亏损，耳窍失养，故听力明显减退；肾元虚损，脑髓失充，故头晕神疲，腰膝酸软；舌淡红，薄白少苔，脉细弱，为肾元亏损之征象。若无苔则说明肾元亏损严重，舌缺乏津液濡养以致无苔。

【施护法则】补肾培元，祛腐化湿。

【代表方】肾阴虚者，以知柏地黄丸加减。肾阳虚者，以金匮肾气丸加减。

四、护理

（一）辨证施护

1. 生活起居

居室宜空气清新，注意个人卫生，戒除不良挖耳习惯。肝胆火热者室温宜偏低，忌闷热；脾虚湿困者，居室应暖和，阳光充足，忌潮湿。注意休息，取患侧卧位，利于脓液的引流；擤鼻涕不能用力和同时压闭两只鼻孔，应交叉单侧擤鼻涕；患慢性脓耳者不宜游泳，洗澡时应在耳内填塞棉球，洗后取出，以免污水入耳后引发感染。

2. 病情观察

注意观察患者耳痛的程度，脓液的颜色、性质和量，患者的全身症状，及时了解病情发展趋势。观察伴随症状，如高热者要给予物理降温或遵医嘱给予退热药。小儿若反复发作脓耳可影响听力，故必须注意观察并预防。若见耳内流脓不畅，剧烈的耳痛、头痛、呕吐、发热和神志异常，尤其小儿和老人，应警惕并发症的发生，及时就医，采取中西医结合治疗。若患者出现面肌运动丧失，不能提额、皱眉，眼睑不能闭合，口歪向健侧，不能鼓腮等症，为脓耳所致的口眼㖞斜，应及时治疗。

3. 饮食护理

患者宜食清淡、易消化、富含营养的软食，多饮水，多食水果和蔬菜，忌食海腥、羊肉、辛辣、肥厚之品，忌烟酒。保持大便通畅。根据不同的辨证进行饮食指导，风热外侵者可选桑叶、菊花、薄荷、绿茶少量，用沸水冲泡代茶饮；肝胆火盛者可选用蒲公英粥、银花荷叶粥等，稍温服食；脾虚湿困者可选用山药扁豆薏苡仁粥等；肾元亏虚者可用黄精粥、枸杞粥等。

4. 情志护理

向患者耐心解释病情、治疗方案，使患者情绪稳定，树立信心，积极配合治疗。本病病变主要与肝、脾、肾三脏密切相关，故应尽量避免忿怒、思虑过度、惊恐等不良情绪。脓耳迁延难愈的患者易产生烦躁情绪，应让患者了解本病的特点、性质及注意事项，以避免或减少本病的反复发作。

5. 用药护理

中药汤剂以温热服用为宜，一般药物遵医嘱按时按量服用。风热外侵者所服中药多为辛散轻扬之品，有效成分易挥发，不宜久煎；肝胆火盛者中药宜饭后凉服或微温服；肾元亏损者中药宜饭前空腹服用，以利药物吸收。使用滴耳或吹耳外治药时，应注意正确的操作方法；给药前可用3%双氧水清洁外耳道，也可用负压吸引法清除脓液，以便引流通畅，有助于药物直接作用于病灶；滴入药液后轻轻牵拉耳郭，使药液易于流入耳道内；使用吹药法时，应使用可溶性药粉吹布患处，用药前先清除耳道积脓及残留的药粉，然后用喷粉器将药粉轻轻吹入，均匀散布于患处，严禁吹入过多造成药粉堆积，妨碍引流；如鼓膜穿孔较小或引流不畅时，应视情况慎用或禁用药粉吹耳。

6. 适宜技术

虚证患者可选用灸法，施灸前先擦洗外耳道脓液，用艾条温和灸耳周穴位，至局部皮肤红润、有温热感为度，或用20%黄连滴耳液、虎耳草鲜汁滴耳。或用氦氖激光照射法，使光束准确照射病侧外耳道及耳门、听宫等穴。也可用耳穴贴压疗法，取耳尖、神门、肾上腺、肾、内耳、肝、胆、外耳、内分泌等穴。耳痛严重者，可予穴位按摩或行毫针刺法，取耳门、听会、翳风、合谷、外关等穴，以清热化腐。风热壅盛者可针刺大椎、曲池以疏风清热；肝胆火盛者可针刺行间、侠溪以疏泄肝胆；脾虚湿困者可针刺三阴交、阴陵泉以健脾利湿；肾元亏虚者可针刺太溪、肾俞以补肾填精。实证剧痛者可采取放血法，取同侧耳垂或耳尖放血泄热，以止耳内剧痛。

（二）主要症状护理

脓耳的常见症状为鼓膜穿孔、耳内流脓、听力下降等，本节主要介绍耳内流脓的护理。

1. 指导患者注意休息，取患侧卧位，禁忌填塞，以利脓液引流；擤鼻涕时不能过于用力，也不能同时压闭两只鼻孔，应交叉单侧擤鼻涕；患病期间如需洗澡，应在耳内填塞棉球，洗完应彻底擦干耳部水分后再取出。

2. 注意观察患者流出脓液的色、质、量，有无耳痛及全身症状。若见耳内流脓不畅、剧烈耳痛、头痛、呕吐、发热和神志异常，尤其小儿和老人，应警惕并发症的发生。流出的脓液易刺激外耳皮肤，可引起旋耳疮，故应在局部使用开放且吸收性好的敷料，并及时更换和清除局部的分泌物。

3. 给药前先用3%双氧水清洁外耳道或负压吸引来清除脓液，滴入药液后轻轻牵拉耳郭，使药液易于流入耳道内。粉剂吹耳只适用于鼓膜穿孔大、脓液少者，且吹耳前必须严格清理耳道，避免妨碍脓液的引流；若孔小、脓液多者，禁忌使用，以免药粉干结，使脓液不能排出。

4. 指导患者进食清淡、易消化、富含营养的软食，以增强机体抗病能力，多饮水，多食新鲜的水果和蔬菜，忌食海腥、羊肉、辛辣、肥厚之品，以免引发邪毒，使流脓症状加剧。

五、健康教育

1. 指导患者正确的滴耳和洗耳方法，用药前及时清除外耳道积脓。普及正确哺乳的卫生知识，指导母亲采取正确的哺乳姿势，防止婴儿因吮乳姿势不当，误入咽鼓管诱发脓耳。普及正确擤鼻的卫生知识，防止擤鼻用力过度，使邪毒窜入耳窍诱发脓耳。

2. 加强身体锻炼，增强体质，积极预防并及时治疗感冒、鼻及鼻咽部的慢性病变，有鼓膜穿孔者要避免参加游泳等可能导致耳道进水的活动。

3. 宣传脓耳的发病机制、影响因素、诱发因素及预后转归等相关知识，戒除不良挖耳习惯，勿用尖锐器物挖耳道，防止刺伤鼓膜导致脓耳。游泳或洗澡时要防止污水进入耳道。

第四节　耳　鸣

一、概述

耳鸣是指患者自觉耳内鸣响而周围环境中并无相应声源的病证。耳鸣可发生于单侧也可发生于双侧。因患者有时自觉鸣声来自头颅内部，故又称为"颅鸣"或"脑鸣"，在中医古籍中还有"聊啾""苦鸣""耳虚鸣"等不同的名称。耳鸣既是多种耳科疾病乃至全身疾病的一种常见症状，有时也可单独成为一种疾病。

中医学对耳鸣早有认识。《素问·海论》曰："髓海不足，则脑转耳鸣。"《外科证治全书·卷二》中说："耳鸣者，耳中有声，或若蝉鸣，或若钟鸣，或若火焖焖然，或若流水声，或若簸米声，或睡着如打战鼓，如风入耳。"《诸病源候论·耳病诸候》曰："劳动经血，而血气不足，宗脉则虚，风邪乘虚，随脉入耳，与气相击，故为耳鸣。"

西医学中的感染、外伤等原因引起的耳鸣，均可参照本节辨证施护。

二、病因病机

本病病因有外感和内伤之分。外感风热，或风寒化热，肺失宣降，致外邪循经上犯耳窍，蒙蔽清窍，导致耳鸣；外邪由表而里，侵犯少阳，或情志抑郁，或暴怒伤肝，致肝失条达，气郁化火，可导致肝胆火热循经上扰耳窍，引起耳鸣；饮食不节，或思虑过度，伤及脾胃，致水湿不运，聚而生痰，痰火郁于耳中，壅闭清窍，导致耳鸣；或因跌仆爆震、突闻巨响等伤及气血，致瘀血内停，或久病入络，均可造成耳窍经脉壅阻，清窍闭塞，发生耳鸣；先天肾精不足，或病后失养，或房劳过度，伤及肾精，或年老肾精渐亏，虚火内生，上扰耳窍，引起耳鸣；或素体脾胃虚弱，清阳不升，气血生化之源不足，而致气血亏虚，不能上奉于耳，耳窍经脉空虚，导致耳鸣，或大病之后，耗伤心血，心血亏虚，则耳窍失养而致耳鸣。

本病病位在耳，有虚实之分。实证多因外感风热或脏腑实火上扰耳窍，或瘀血、痰饮蒙蔽清窍所致；虚证多因脏腑虚损、气血亏虚、清窍失养所致。病因病机见图5-4。

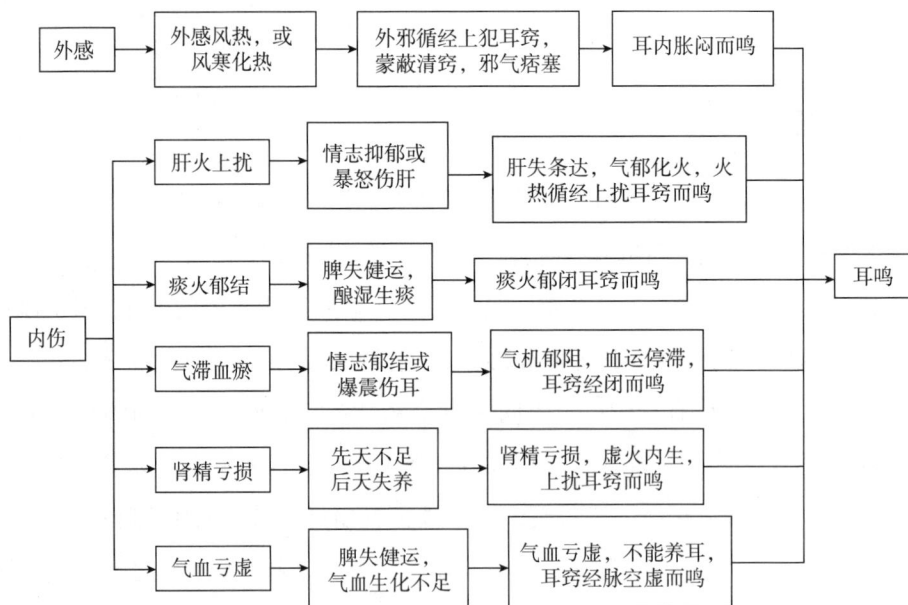

图5-4 耳鸣病因病机示意图

三、常见证型

1. 风热侵袭

【临床症状】突起耳鸣，如吹风样，昼夜不停，或伴有耳胀闷感，伴鼻塞，流涕，咳嗽，头痛，发热恶寒，舌质红，苔薄黄，脉浮数。

【辨证分析】风热外袭，肺经受病，宣降失常，外邪循经上犯，蒙蔽清窍，故耳鸣；风热上犯，经气痞塞，则耳内胀闷；鼻塞，流涕，咳嗽，头痛，发热恶寒，舌红，苔薄黄，脉浮数，均为风热之征象。

【施护法则】疏风清热，宣肺通窍。

【代表方】银翘散加减。

2. 肝火上扰

【临床症状】耳鸣如闻潮声或风雷声，多在情志抑郁或恼怒之后耳鸣加重，伴口苦咽干，面红目赤，溲黄，便秘，夜寐不宁，胸胁胀痛，头痛或眩晕，舌质红，苔黄厚，脉弦数。

【辨证分析】肝胆互为表里，足少阳胆经入耳中，肝火循经上扰耳窍，则耳鸣；情志抑郁或恼怒则肝气郁结，气郁化火，故耳鸣加重；肝火上炎，则面红目赤，头痛或眩晕；肝火内炽，灼伤津液，则口苦咽干，溲黄，便秘；肝火内扰心神，则夜寐不宁；肝经循胁肋，肝气郁结，则胸胁胀痛；舌质红，苔黄厚，脉弦数，为肝火旺盛之征象。

【施护法则】清泄肝热，开郁通窍。

【代表方】龙胆泻肝汤加减。

3. 痰火郁结

【临床症状】耳鸣，耳中闷胀，伴头重头昏，或见头晕目眩，胸脘满闷，咳嗽痰多，口苦或淡而无味，二便不畅，舌质红，苔黄腻，脉滑数。

【辨证分析】痰火郁结，蒙蔽清窍，故耳鸣，耳中闷胀，头重头昏或头晕目眩；痰湿中阻，气机不利，则胸脘满闷，二便不畅；痰火犯肺，肃降失常，则咳嗽痰多；痰湿困脾，则口淡而无味，内热则口苦；舌质红，苔黄腻，脉滑数，为内有痰热之征象。

【施护法则】化痰清热，散结通窍。

【代表方】清气化痰丸加减。

4. 气滞血瘀

【临床症状】耳鸣病程可长可短，全身可无其他明显症状，或有爆震史，舌质黯红或有瘀点，脉细涩。

【辨证分析】耳为清空之窍，若因情志郁结，气机阻滞，或爆震之后，致瘀血停滞，耳窍经脉闭塞，则耳鸣；舌质黯红或有瘀点，脉细涩，为内有瘀血之征象。

【施护法则】活血化瘀，行气通窍。

【代表方】通窍活血汤加减。

5. 肾精亏损

【临床症状】耳鸣如蝉，昼夜不息，安静时尤甚，操劳则加剧，或见头昏眼花，腰膝酸软，虚烦失眠，发脱齿摇，夜尿频多，舌质红，苔少，脉细弱。

【辨证分析】肾开窍于耳，肾精亏损，不能上奉于耳，则耳鸣；肾主骨生髓，脑为髓海，齿为骨之余，肾元亏损，则头昏眼花，发脱齿摇；肾主水，肾气不固，则夜尿频多；腰为肾之府，肾虚则腰膝酸软；肾阴不足，虚火内扰心神，则虚烦失眠；舌质红，苔少，脉细弱，为肾精亏损之征象。

【施护法则】补肾益精，滋阴潜阳。

【代表方】杞菊地黄丸加减。

6. 气血亏虚

【临床症状】耳鸣，疲劳加重，或见倦怠乏力，声低气怯，面色无华，食欲不振，脘腹胀满，大便溏薄，心悸失眠，舌质淡红，苔薄白，脉细弱。

【辨证分析】脾失健运，气血生化之源不足，耳窍失养，则耳鸣；气虚则倦怠乏力，声低气怯；血虚则面色无华；脾虚失运，则食欲不振，脘腹胀满，大便溏薄；血虚心神失养，则心悸失眠；舌质淡红，苔薄白，脉细弱，为气血不足之征象。

【施护法则】健脾益气，养血通窍。

【代表方】归脾汤加减。

四、护理

（一）辨证施护

1. 生活起居

饮食有节，起居有常，注意劳逸结合，保持心情舒畅，避免过度劳累、紧张，节制房事。常按摩耳部，增强耳部血运。

2. 病情观察

密切观察患者耳鸣程度、伴有症状、舌苔、脉象等情况。若有耳痛耳胀者，应注意观察鼓膜的情况及外耳道是否有脓液渗出。观察有无头痛、眩晕等症状，以及神志、面色、血压等变化。因耳鸣与耳聋在临床上经常同时或先后出现，故要注意观察患者的耳鸣程度，密切监测听力变化情况，及时治疗，预防听力下降。对有听力下降的患者，要积极恰当治疗，尽最大可能恢复听力。

3. 饮食护理

饮食宜清淡、有营养，忌食辛辣、肥厚之品，避免摄入刺激性食物，如咖啡、浓茶、烟酒等，忌暴饮暴食，以免诱发和加重耳鸣。

4. 情志护理

不良的情志刺激，可诱发耳鸣。应嘱患者保持心情舒畅，情绪稳定，避免精神刺激及过度恼怒忧郁。

5. 用药护理

中药汤剂以温热服用为宜。风热外侵者使用解表药不宜久煎，汤剂宜热服，服后卧床盖被，以助发汗；祛湿降浊汤剂宜饭后服；肝火上扰和痰火郁结者中药宜饭后凉服或微温服；气滞血者中药宜饭后温服，服药期间忌食生冷；肾精亏损和气血亏虚者中药宜饭前空腹温服，以利药物吸收。

6. 适宜技术

耳内虚鸣者，可艾灸中脘、百会、足三里及背部腧穴，或予耳穴贴压法，或用按摩法，或行穴位敷贴，或用毫针刺法。采用局部穴位与远端穴位相结合的取穴原则，耳周穴位如听宫、听会、耳门、翳风等，每次选用 2 ~ 3 穴。远端穴位可辨证选用。

（二）主要症状护理

本病的主要症状是耳鸣，护理措施如下。

1. 病室宜整洁安静，空气新鲜，光线柔和，避免噪音刺激。鼓励患者置身于合适声音的环境中，主动接触自然界声音或让患者听节奏舒缓的音乐，防止噪音刺激，避免长期使用耳机。

2. 了解患者耳鸣声音的高低、部位、发生时间及与情绪的关系，对于焦虑、抑郁的患者，要耐心聆听其诉说，给予理解、同情和安慰，及时解决患者的疑问和尽量满足需要，指导患者调节情绪和自我心理疏导方法。

3. 遵医嘱给予用药，尽量避免使用或慎用耳毒性的药物如链霉素、庆大霉素、红霉素等。用药期间注意观察药物疗效及不良反应。

4. 饮食：忌饮浓茶、咖啡、酒精等刺激性饮料，戒除吸烟习惯。对于外感风热者宜进食疏风清热的半流质食物，如蒲公英粥、生姜粥等；肝火上扰者可食疏肝清火之品，如银花菊花粥、苦瓜羹；痰火郁结者应多食祛痰降火食物，如绿豆粥、萝卜汤等；脾胃虚弱者宜多食健脾祛湿之品，如莲子桂圆粥、薏苡仁粥等；耳鸣眩晕者应多食补肾益精的食物，如银耳杜仲粥、枸杞汤、白芷鱼头汤等。

5. 晚上睡觉前用中药牛膝、当归、磁石等煎水泡脚，也可以用热水加白醋泡脚，每天1次，每次30分钟为宜。将煎好的中药（1000mL）加热至70℃，倒入盆中，把脚搁置在脚盆边熏，要注意防烫伤。待药液温度降至38~42℃时，把双脚伸进盆中，双脚来回搓洗，不断按摩双足底的涌泉穴，直至感到穴位酸胀为止，然后擦干药液。本法有引火归原作用，有助于减轻耳鸣症状。

6. 穴位疗法：①体针：风热侵袭所致耳鸣可针刺风池、外关、合谷等穴，以疏风清热；肝火上扰所致耳鸣可针刺行间、丘墟、足临泣等穴，以清泻肝火；痰火郁结所致耳鸣可针刺丰隆、内庭等穴，以豁痰泻火；肾精亏损者可针刺肾俞、太溪、关元等穴，以补肾填精；气血亏虚者可针刺气海、足三里、脾俞等穴，以补益脾胃。②耳针：取内耳、肾、神门等穴，中等强度刺激。③穴位注射：选听宫、翳风、完骨等穴。

7. 按摩疗法：①鼓膜按摩法：以食指（或中指）置外耳道口，轻轻捺按，两侧各捺按15~30次，每天3次。或者用手指按压耳屏，一按一放，亦有相同作用。②鸣天鼓法：两手掌心紧贴两耳，两手食指、中指、无名指、小指横按在两侧枕部，两中指相接触，将两食指翘起叠在中指上面，用力滑下，重重地叩击脑后枕部，即可闻及洪亮清晰之声如击鼓。先左手24次，再右手24次，最后两手同时叩击48次。③营治城郭法：以两手分别自上而下按摩两侧耳轮，每次做15分钟左右。

8. 穴位贴敷：遵医嘱穴位贴敷涌泉穴，有引火下行的作用，适用于肝火、痰火、虚火上扰所致耳鸣。

五、健康教育

1. 耳鸣为多种耳病的常见症状之一，指导患者积极防治引起耳鸣的各种疾病，进行相关知识的宣教，提高患者的自我保健能力。

2. 引导患者树立乐观豁达的生活态度，避免情志因素诱发耳鸣。起居有常，加强锻炼，增强体质，预防伤风感冒。

3. 降低或避免噪声环境，指导患者正确使用耳机和手机。饮食宜清淡，戒烟、酒，避免使用耳毒性药物。

第五节　鼻　渊

一、概述

鼻渊是因邪犯鼻窦，窦内湿热蕴积，酿成痰浊所致，以鼻流浊涕、量多不止为主要临床表现的病证。常伴有头痛、鼻塞、嗅觉减退，久则虚眩不已等症状，是鼻科的常见病、多发病之一。多发生于感冒或急性鼻炎之后，有虚实之分，青少年多见。

鼻渊病名，最早见于《内经》。《素问·气厥论》曰："胆移热于脑，则辛頞鼻渊。鼻渊者，浊涕下不止也。"继《内经》后，历代医家对本病的论述也较多，并根据《内经》对其病机、病位、症状及"脑渗为涕"的论述，又有"脑漏""脑渗""脑崩"和"脑泻"等病名。《景岳全书·卷二十七》中说："此证多因酒醴肥甘或久用热物，或火由寒邪，以致湿热上熏津汁。"

西医学中的急、慢性鼻窦炎，均可参照本节辨证施护。

二、病因病机

本病主要因肺经风热，胆腑郁热，脾胃湿热，肺气虚寒，脾气虚弱等所致，病位在鼻窍。

本病病机为风热袭表伤肺，或风寒外袭，郁而化热，内犯于肺，肺失宣降，邪热循经上壅鼻窍而为病；情志不遂，恚怒失节，胆失疏泄，气郁化火，胆火循经上犯，移热于脑，伤及鼻窍，或邪热犯胆，胆热上蒸鼻窍而为病；饮食失节，湿热内生，运化失常，湿热邪毒循经熏蒸鼻窍而发为本病；久病体虚，致肺脏虚损，肺卫不固，易为邪犯，正虚托邪无力，邪滞鼻窍而为病；或思虑过度，损及脾胃，致脾胃虚弱，运化失健，气血精微生化不足，鼻窍失养，加之脾虚不能升清降浊，湿浊内生，困聚鼻窍而为病。病因病机见图5-5。

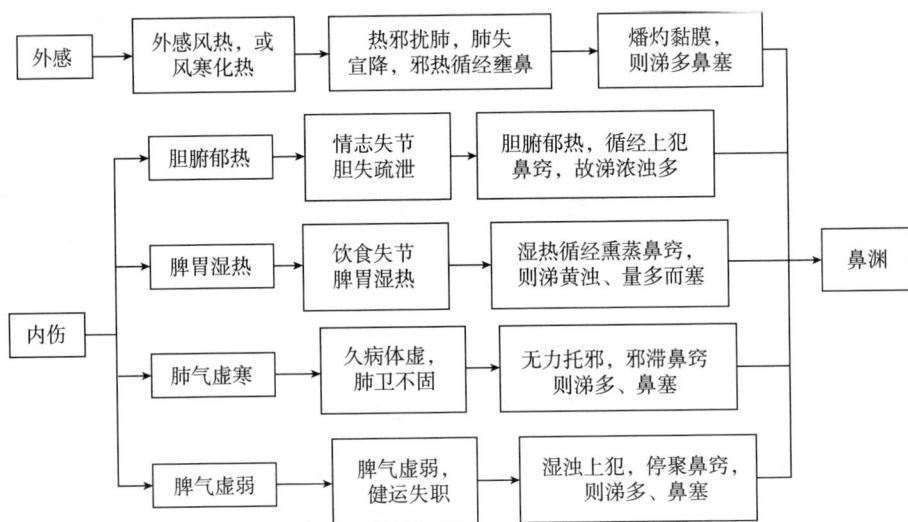

图5-5 鼻渊病因病机示意图

三、常见证型

1. 肺经风热

【临床症状】鼻涕量多而白黏或黄稠，鼻塞，嗅觉减退，头痛，前额、颌面部疼痛，可兼有发热，恶风，汗出，或咳嗽痰多，舌质红，苔黄，脉浮数。

【辨证分析】风热犯肺，肺失宣降，邪热循经上壅鼻窦，燔灼黏膜，则鼻涕增多，鼻塞不通，嗅觉减退；风热上扰，则头痛；风热内郁，气血壅阻，上困鼻窍，故前额、颌面部疼痛；风热袭表，则发热，恶风，汗出；邪壅肺系，肺气不利，则咳嗽痰多；舌质红，苔黄，脉浮数，为风热在表之征象。

【施护法则】疏散风热，宣肺通窍。

【代表方】银翘散加减。

2. 胆腑郁热

【临床症状】鼻涕浓浊、量多、色黄或黄绿，或有腥臭味，鼻塞，嗅觉减退，头痛剧烈，可兼有烦躁易怒，口苦咽干，胸胁苦满，寐少梦多，舌质红，苔黄腻，脉弦数。

【辨证分析】胆腑郁热，循经上犯鼻窍，燔灼气血，熏腐黏膜，故鼻涕浓浊、量多、色黄或黄绿；胆经火热上攻头目，清窍不利，故头痛剧烈，口苦咽干；胆热内郁，扰乱神明，故烦躁易怒，失眠多梦；舌质红，苔黄腻，脉弦数，为胆经火热之征象。

【施护法则】清泄胆热，利湿通窍。

【代表方】龙胆泻肝汤加减。

3. 脾胃湿热

【临床症状】鼻流黄浊涕、量多，鼻塞重而持续，鼻根胀痛，嗅觉减退，头昏闷或重胀，可兼有倦怠乏力，胸脘痞闷，纳呆食少，小便黄赤，舌质红，苔黄腻，脉滑数。

【辨证分析】脾胃湿热，循经上蒸鼻窍，故鼻涕黄浊、量多；湿热滞鼻，壅阻脉络，故鼻塞，鼻根胀痛，嗅觉减退；湿热上蒸，蒙蔽清窍，则头昏闷或重胀；湿热蕴结脾胃，受纳运化失职，故倦怠乏力，胸脘痞闷，纳呆食少；小便黄赤，舌质红，苔黄腻，脉滑数，为脾胃湿热之征象。

【施护法则】清热利湿，化浊通窍。

【代表方】甘露消毒丹加减。

4. 肺气虚寒

【临床症状】鼻涕黏白，鼻塞或轻或重，稍遇风冷则鼻涕增多，鼻塞加重，喷嚏时作，嗅觉减退，可兼有头昏，气短乏力，语声低微，面色苍白，自汗，畏风寒，咳嗽痰多，舌质淡，苔薄白，脉缓弱。

【辨证分析】肺气虚弱，无力托邪，邪滞鼻窍，则涕多，鼻塞，嗅觉减退；肺卫不固，腠理疏松，则自汗，畏寒，稍遇风冷鼻涕增多，鼻塞加重，喷嚏时作；肺气虚弱，肃降失常，则咳嗽痰多；肺气不足，则头昏，气短乏力，语声低微，面色苍白；舌质淡，苔薄白，脉缓弱，为肺气虚寒之征象。

【施护法则】温补肺气，散寒通窍。

【代表方】补肺汤加减。

5. 脾气虚弱

【临床症状】鼻涕白黏或黄稠、量多，嗅觉减退，鼻塞较重，可兼有食少纳呆，脘腹胀满，便溏，肢困乏力，面色萎黄，头昏重，或头闷胀，舌体胖，舌质淡，苔薄白，脉细弱。

【辨证分析】脾气虚弱，健运失职，湿浊上犯，停聚鼻窍，则涕多，鼻塞，嗅觉减退；脾虚湿困，运化失职，升降失常，则食少纳呆，脘腹胀满，便溏，头昏重或闷胀；脾气虚弱，气血生化无源，则面色萎黄；舌淡胖，苔薄白，脉细弱，均为脾气虚弱之征象。

【施护法则】健脾利湿，益气通窍。

【代表方】参苓白术散加减。

四、护理

(一) 辨证施护

1. 生活起居

居室宜整洁舒适，温湿度适宜，起居有常，劳逸结合。肺经风热者室温宜清凉；胆经郁热者室温宜稍低，湿度稍高，防止干燥空气对耳鼻部的刺激；脾胃湿热者忌潮湿闷热；虚证患者应防风寒邪毒侵袭，加强体育锻炼，增强防御能力。伴有头晕头胀不适，肢体乏力者，应卧床休息。注意鼻腔周围局部皮肤的护理，减少对局部皮肤的刺激。保持口腔清洁，防止并发症。

2. 病情观察

注意观察鼻涕的量、色、性质，以及舌苔、脉象的情况。若涕液色黄稠，味腥臭，量较多者，多属实证；若涕液如脓样，质黏稠，量较少者，多属虚证。观察伴随的症状，肺经风热者，可有发热恶寒，伴有头痛、咳嗽、咯痰等；胆经郁热者，头痛较甚，常伴身热、口苦、大便干燥等实热之征；脾胃湿热者，常伴有食欲不振、大便溏薄等湿热之征；肺脾气虚者，多伴有少气乏力，大便溏薄等。若患者高热持续不退，头痛加剧，应及时报告医生，采取救治措施。

3. 饮食护理

饮食宜清淡、有营养，多食水果和蔬菜，忌食辛辣、肥厚、炙煿、海鲜之品，戒烟酒，以免加重病情。肺经风热者宜多食疏风清热的食物，如薏苡仁冬瓜汤、生姜粥等；胆腑郁热者应多食清凉解热之品，如冬瓜绿豆汤等；脾胃湿热者可多食健脾利湿食物，如薏苡仁粥、山药粥等；肺脾气虚者多食健脾益气的食物，如黄芪粥、山药薏苡仁粥等。

4. 情志护理

鼻渊患者因病程久，常反复发作，伴有头痛和局部不适，易使患者出现情绪反应，故需注意患者情绪变化，解释本病的相关知识，及时疏导情志，解除不良情绪刺激，避免或减少本病的反复发作。

5. 用药护理

实热证患者汤剂宜凉服或微温服。肺经风热者所服中药多为辛散轻扬之品，有效成分易挥发，不宜久煎；胆腑郁热者汤剂宜饭前冷服；脾胃湿热者中药宜饭后凉服或微温服。虚证患者服用补益药宜在早晚饭前空腹温服或热服；肺气虚寒者宜进温热饮食以加强药效。

中成药治疗：双黄连口服液适用于鼻渊外邪袭肺证。辛芩颗粒适用于鼻渊肺经蕴热证。龙胆泻肝丸、鼻窦炎口服液、鼻渊舒口服液适用于鼻渊胆腑郁热证。补中益气丸、参苓白术散适用于鼻渊脾气虚弱证。玉屏风散适用于鼻渊肺气虚寒证。藿胆丸适用于鼻渊脾胃湿热证。

鼻塞严重者，可局部使用3%麻黄碱或滴鼻灵等滴鼻，或予冰连散吹鼻，或予中药制剂超声雾化经鼻吸入，以改善鼻腔通气。

6. 适宜技术

鼻塞症状较重者，可用中医特色的艾灸、针刺、穴位按摩等方法。此外，还可配合超短波治疗仪进行理疗，以促进局部血液循环，加速炎症吸收和水肿消退。也可在脓涕多时，予以鼻腔冲洗或行鼻窦负压引流疗法，清除鼻腔及窦内积存的分泌物。

（二）主要症状护理

本病的主要症状是鼻部分泌物多，护理措施如下。

1. 保持病室空气新鲜、温湿度适宜，温度保持在 18～22℃，湿度控制在 50%～60%。减少环境的不良刺激，避免寒冷或干燥空气、烟尘、花粉及刺激性气体等。

2. 密切观察鼻涕的颜色、性状、量及气味，有无鼻塞、嗅觉减退、头痛等伴随症状。关注头痛的部位、严重程度、时间规律和伴发的其他症状。

3. 遵医嘱及时准确给予鼻部滴药，保持鼻腔清洁，引流通畅。滴鼻药如麻黄素等多有苦味，滴鼻时容易流到咽后部，患者会感觉不适，所以滴药后可用清水漱口，以清除咽部残留药液。

4. 鼻塞时，不可强行擤鼻，或捏住双侧鼻孔擤鼻，以防细菌进入咽鼓管引起中耳炎。鼻塞多涕者，宜按塞一侧鼻孔，稍稍用力外擤，之后交替而擤。鼻涕过浓时以盐水洗鼻，避免伤及鼻黏膜。

5. 外治法：如滴鼻法、熏鼻法、蒸汽吸入、局部超短波或红外线照射等。滴鼻法：用芳香通窍的中药滴鼻剂滴鼻，以疏通鼻窍，利于引流。熏鼻法：用芳香通窍、行气活血的药物，如苍耳子散、川芎茶调散等，放砂锅中，加水 2000mL，煎至 1000mL，倒入合适的容器中，先令患者用鼻吸入热气，从口中吐出，反复多次，待药液温度降至不烫手时，用纱布浸药液热敷印堂、阳白等穴位，每日早晚各 1 次，每日 1 次，7 日为 1 个疗程。物理疗法：局部红外线照射、超短波透热等。

6. 穴位疗法：①体针：主穴取迎香、攒竹、上星、印堂、阳白等，配穴取合谷、列缺、足三里、三阴交等。每次选主穴和配穴各 1～2 穴，每日针刺 1 次。②灸法：主穴取囟会、前顶、迎香、四白、上星等，配穴取足三里、三阴交、肺俞、脾俞、肾俞、命门等。每次选取主穴及配穴各 1～2 穴，悬灸至局部有热感、皮肤潮红为度。此法一般用于虚寒证。③穴位按摩：取迎香、合谷，自我按摩。每次 5～10 分钟，每日 1～2 次。或用两手大鱼际，沿两侧迎香穴上下按摩至发热，每日数次。

7. 饮食要尽量清淡，少食辣、辛、炒、炸属热性之品，如生姜、烧饼、炸油条、饼干、快餐面等，同时海鲜及冰冻鱼、鱿鱼、虾米等咸海产品容易刺激透发炎症，尽量少食。

8. 冷天早晨出门或骑乘机车、脚踏车，可戴口罩，保持口鼻的温暖湿润，减少干冷空气的刺激。

五、健康教育

1. 保持家居清洁和个人卫生，避免异物和气体刺激鼻腔。保持空气流通和适宜的温湿度，避免外感而诱发鼻渊。指导患者了解鼻渊的相关知识，提高自我防护能力。

2. 生活有规律，加强锻炼，增强体质，可增加活动，提高机体抗病能力。指导患者掌握鼻部按摩的方法。饮食清淡，少食辛辣刺激之品。

3. 注意口腔清洁，积极防治邻近组织器官病变，如扁桃体炎、牙病等。保持鼻道通畅，及时排出鼻腔内分泌物的排出。

4. 指导患者正确应用滴鼻药和擤鼻方法，每次擤鼻不可同时紧捏双侧鼻孔，应分别进行，鼻腔有分泌物而鼻塞重时忌用力擤鼻，以免邪毒逆入耳窍，导致耳窍疾病。

5. 遵医嘱用药，按期门诊复查，如有病情变化及时就医。

【复习思考题】

请分析案例，回答后面的问题。

1. 江某，女，25岁，因"左眼上眼睑红、痛、肿胀2天"就诊。检查：左眼上睑潮红，肿胀，局部隆起，可触及硬肿，压痛（＋），睑结膜充血，结膜囊分泌物多。伴咽喉痛，口干，便秘溲赤；舌红，苔黄，脉数。

要求：①病情分析（含病位、病性）。②做出辨证。③如何做好护理。

2. 曾某，女，31岁。诉右耳疼痛、流脓2天。患者6天前感冒，鼻塞、流涕，未曾服药。2天前出现右耳内跳痛，放射至右侧头部；伴发热、口苦咽干、胸胁胀痛，大便秘结，小便黄。6 小时前左耳流出脓血性分泌物后耳痛、头痛好转，发热消退。耳部检查可见鼓膜膨隆充血，紧张部见"灯塔征"，有血性脓液呈搏动性溢出；左侧乳突轻度压痛；鼻黏膜充血肿胀，鼻底部见黄脓涕；纯音测听左耳呈传导性耳聋。中耳 CT 示左耳乳突气房微浑浊，间隔不清。舌质红，苔黄，脉滑数。

要求：①病情分析（含病位、病性）。②做出辨证。③如何做好护理。

3. 李某，女，17 岁。主诉：反复左耳鸣响两月余，复发加重 1 个月。患者系一名高中生，平时爱好音乐，加之为学习外语之便，于半年前开始，几乎每天"耳不离塞"，晚上甚至还要塞着耳机才能入睡，如此 3 个月后渐生"幻听"现象，感觉左侧耳中鸣声如蝉，按之不减，伴耳内闷胀不适，稍觉疼痛，曾在某医院诊断为"急性非化脓性中耳炎"。接受抗感染、镇痛等治疗后好转。1 个月前，参加同学聚会，离音响设备较近，次日清晨耳鸣复发，自感左耳"嗡嗡"作响，4 天后渐转耳鸣如鼓声，昼夜不休，某医院五官科行听功能、神经系统检查均未见异常，以"神经性耳鸣"收住，送进中西药物未见好转，因恐日后耳聋之故，哭泣伤感，水谷不进。查：表现双侧外耳道通畅，鼓膜标志清，活动好。纯音测定双耳听力曲线均在正常范围。形体略瘦，面色萎黄，体倦懒言，耳鸣时轻时重，临厕下蹲即感头晕、耳闷，伴夜卧不安，纳呆，大便稀，素有经前小腹酸疼，月经量少、色淡。舌质淡，苔薄白，脉沉细无力。家族无遗传性耳聋史。

要求：①病情分析（含病位、病性）。②做出辨证。③如何做好护理。

4. 陈某，女，46 岁。主诉：鼻塞、流脓涕 1 年余，伴头痛、头昏，记忆力下降，患者自诉 1 年前因感冒而诱发上症，多年来常鼻塞，流大量脓涕、色黄，两侧头痛，左侧较重，且白天重夜间轻。曾在省内多家医院就诊，先后予以滴鼻、口服药物（具体不详）等治疗，疗效欠佳，病情反复，时轻时重，平素容易烦躁易怒，且喜食肥甘厚腻之品。为求彻底治疗，遂来就诊。查：鼻塞，头昏、头痛，流大量黄脓涕，记忆力下降，神疲乏力。专科检查：鼻黏膜充血肿胀，双鼻甲肥大，中鼻道、鼻底有较多脓性分泌物。口苦，舌质红，苔黄腻，脉滑数。本院检查鼻窦 X 线片示：双侧慢性鼻窦炎。

要求：①病情分析（含病位、病性）。②做出辨证。③如何做好护理。

附录一：各章复习思考题参考答案

第一章参考答案

1. 答：

（1）病情分析：患者以关节肌肉疼痛，屈伸不利，疼痛游走不定为主要表现，属痹证范畴。患者外感风寒，由于风性善行而多变，故表现为肢体关节酸痛，游走不定，关节屈伸不利；外邪束表，营卫失和，故见恶寒发热；舌苔薄白，脉浮为风邪在表之象。故辨为行痹。

（2）护理措施：

①生活起居：患者宜居住在温暖、向阳的房间。注意膝关节保暖，不宜在寒冷季节或阴雨潮湿天气到室外活动，以防病情加重。可将痛肢用软垫保护，采用舒适卧位，保持关节功能位置，疼痛减轻后，应鼓励和协助患者进行肢体活动。

②病情观察：观察疼痛的部位、性质、程度及与气候变化的关系，以及皮肤、汗出、体温、脉搏、舌象、伴随症状变化等，了解关节是否有强直畸形、其活动受限的程度。

③饮食护理：饮食应以高热量、高蛋白、高维生素、易消化的食物为主，忌生冷、肥甘厚腻的食物，可常食用温中祛风之品，如淡豆豉、丝瓜、蚕蛹、荆芥粥。

④情志护理：关心、体贴、耐心帮助患者，减轻患者的心理压力，增强对疼痛的耐受力。

⑤用药护理：中药汤剂宜饭后温服，服药后加盖衣被，可辅以热粥，并应严密观察服药后的反应。严格按医嘱给药，祛风利湿药应在饭后服用，并严密观察各种药物的副反应。

⑥适宜技术：可采用灸法、热敷、药敷、熏洗，也可用中医离子导入等方法，保持血流通畅。

2. 答：

（1）病情分析：气为血之帅，血为气之母，患者因外伤导致脉络受损，血溢脉外，亡失阴血，导致气随血脱之脱证。血不能上荣于面，故面色苍白；血液大量亡失，气无所依，气脱阳亡，不能温煦四肢，故见肢体冰凉；舌质淡，脉细数微，皆为失血亡阳气脱之象。

（2）辨证：血脱。护治原则为补气养血。

（3）护理措施：

①病情观察：注意患者意识、生命体征、腹部症状及体征、尿量、皮肤黏膜及末梢循环、血常规、血气分析及血电解质等检查变化；观察和预防并发症，如褥疮和坠积性肺炎等；加强安全防护，预防意外损伤。

②生活起居：保持呼吸道通畅，予以鼻导管吸氧；置患者于休克体位；予以加被子保暖和调节室温。

③饮食护理：禁食、胃肠减压；保持胃肠减压管通畅，观察并记录引流物量和性质。

④用药护理：快速补充血容量：迅速建立双静脉通道，快速补液。原则上先输晶体溶液，后输胶体溶液。

⑤情志护理：安定患者情绪，切忌在患者面前议论病情，注意静养。做好患者家属的劝慰工作。

⑥适宜技术：可针刺百会、神阙、关元、内关等穴。亦可选用艾灸法，选百会、膻中、神阙、关元、气海等穴。

⑦对症处理：控制感染和缓解疼痛：按医嘱应用抗生素和镇痛药；留置导尿管，准确记录，每小时尿量和24小时出入量；发热护理：按医嘱予以物理降温；保持患者皮肤、衣服、被褥等清洁干燥；积极做好术前准备。

3. 答：

（1）病情分析（含病位、病性）：患者出现痰液白色稀薄不易咳出，食欲不振，大便稀薄，尿量少，怕冷，苔白滑，肢凹陷性水肿考虑阳虚体质，脏腑功能失调主要变现在肺、脾、肾三脏阳气虚衰。

（2）辨证：水饮内停，当属阳虚水泛证。

（3）护理措施：①注意气候变化，避风寒，防感冒，注意保暖，随气候增加衣被。②卧床休息，水肿消退后可下床活动，锻炼体力但不宜过度疲劳。③晨起按揉迎香穴50次，可预防感冒。穴位按摩取足三里、三阴交、关元、命门，以酸胀为度。④低盐饮食，控制水饮，必要时记录液体出入量。做好皮肤护理，预防压疮及擦伤发生。⑤中药宜热服，多进补益阳气之品或参附汤频服。⑥密切观察病情变化，注意危险证候的发生。根据病情备好抢救物品器材，出现危象即告医生处理。

4. 答：

（1）病情分析：患者阵发性心悸，其病位在心脾；脾气亏虚，脾失健运，不能运化水谷，则见大便溏，纳差；舌质淡，舌体胖大，苔白厚为痰湿内阻之候，脉濡缓为气虚之征。其病性属虚实夹杂。

（2）辨证：脾气虚，痰湿内阻证。

（3）护理措施：病室宜阳光充足，空气新鲜，环境安静，注意随气候变化增减衣服。饮食宜营养丰富，多食补益心脾、益气生血的食物，如红枣、牛奶、猪肝、山药等，忌辛辣刺激之品。中药汤剂宜温热服。保持心情舒畅，避免情志刺激而诱发心悸，患者自觉心慌不宁时，应有家属或护理人员陪伴，稳定情绪，并予以穴位按摩、耳穴贴压等止悸。

5. 答：

（1）病情分析：患者反复胸闷胸痛心慌气促，其病位在心；病已十年之久，且伴有心慌气促、双下肢水肿，头晕，纳少乏力，舌暗红，苔白腻，脉滑，其病性为脾虚失运。脾虚失运，痰浊内蕴，阻滞气机，故有胸闷痛，纳少乏力，动则尤甚。

（2）辨证：痰浊壅塞。

（3）护理措施：①病室环境：病室保持空气流通，定时开窗通风，忌潮湿；不宜久坐久卧，适当活动，避免劳累，胸闷不适时，协助患者取半卧位，并给予氧气吸入。②饮食调护：饮食宜清淡，食健脾化痰之品，如竹笋、白萝卜、薏苡仁等，忌食肥甘，戒烟酒；汤药宜温热服。③情志调护：保持心情舒畅，避免情绪过激，勿激动焦躁。④心痛发作时可口含速效救心丸，指导患者自我按摩天庭、神门穴。

6. 答：

（1）病情分析：患者突发中风，其病位在脑；患者高血压病史20余年，平素常有眩晕头痛、耳鸣等，其病性为肝肾阴虚，现又出现舌体歪斜颤动的风动之征，故本证为中风，中经络之阴虚风动；眩晕头痛，耳鸣面赤，腰腿酸软为下虚上实，风阳夹痰入络，经脉痹阻，出现口眼歪斜，口角流涎，语言謇涩，半身不遂，舌体歪斜颤动，舌质红，脉弦细数，是阴虚阳亢风动之征。舌苔黄腻，为痰热内蕴之候。

（2）辨证：中风，中经络之阴虚风动。

（3）护理措施：密切观察病情，特别是神志瞳孔和血压变化，做好记录；保持病室环境安静舒适；绝对卧床休息，勤翻身，偏瘫的患侧，要经常按摩，防止受压，做好皮肤护理；每日用生理盐水或银花甘草煎煮后取过滤的药液清洗口腔，防止口臭、口垢和口腔糜烂；饮食以养阴清热为主，多食百合莲子薏仁粥，甲鱼汤和银耳汤等以滋阴清热；汤药宜少量多次频服，可用吸管进药，或浓煎滴入，尽量防止呛咳；耐心做好思想工作，安慰患者，解释疾病转归，同时做好家属的工作，使患者的情绪稳定。注意对患者肢体功能应采取综合康复疗法。

7. 答：

（1）病情分析：患者排尿困难，其病位在膀胱与肾；病程较长，伴有血尿，胀痛，排尿时间延长，尿胀，伴有血尿、尿痛，尿流滴沥分叉且不成线，舌质紫红，脉涩。其病性为癃闭之实证。

（2）辨证：癃闭之浊瘀阻塞证。

（3）护理措施：观察小便的性状、颜色等，记录 24 小时尿量，如 24 小时尿量少于 100mL 且伴有全身严重症状者则为危险征象，应及时救护；病室宜安静，温湿度适宜，通风良好；患者适当卧床休息，经常改变体位，保持外阴部清洁；饮食清淡、营养、易消化，保证充足水分，忌辛辣肥甘助火生湿之物，如肥肉、火锅、烟酒等，慎收敛、收涩之品，如白果、乌梅、柿子等；中药汤剂宜饭前凉服，注意观察服药后的排尿情况，并做好记录；向患者做好解释、安慰工作，使其对本病的发生及预后转归等有正确的认识，消除紧张、恐惧心理，配合治疗和护理，以利于缓解癃闭症状；如患者出现排尿困难可诱导排尿，如让患者听流水声等，按摩足三里、中极、三阴交、阴棱泉等穴，必要时给予留置导尿术，观察排尿情况。

8. 答：

（1）病情分析：患者年高久病，肾阴亏虚，虚火内生，上燔于肺，则口渴多饮，口干唇燥，皮肤干燥；虚火上扰清窍则头晕耳鸣；中灼脾胃则纳食增加；肾阴亏虚，失于濡养；开阖固摄失权，水谷精微随小便排出体外，故尿频量多，浑浊如脂膏；腰膝酸软，舌红少苔，脉细数为肾阴虚内热之象。病位在肾。

（2）辨证：肾阴亏虚证

（3）护理措施：掌握饮食疗法，合理安排每日膳食。节制饮食，具有基础治疗的重要作用。在保证机体合理需要的情况下，应限制粮食、油脂的摄入，忌食糖类，饮食宜以适量杂粮，配以蔬菜、豆类、瘦肉、鸡蛋等，定时定量进餐。戒烟酒、浓茶及咖啡等。消渴是终身性疾病，需要长期治疗，耐心做好患者的思想工作，指导患者保持心情愉悦，宣传本病的相关知识，减轻思想压力，增强信心。帮助患者获得更多家庭和社会支持与关怀，提高生活质量。做好消渴的三级预防教育工作。合理运动。掌握血糖仪和胰岛素笔的使用方法，不可随意换药、停药或减药。教会老人掌握低血糖表现和自救方法，掌握血糖及尿糖的自测方法。指导老人定期复查，随身带保健卡，注明姓名、住址、病名，所用胰岛素种类及剂量，以便发生低血糖时给予及时抢救。

第二章参考答案

1. 答：

（1）病情分析：患者以哺乳期乳房局部结块、肿胀疼痛为主要表现，综舌质红、苔黄、脉数，属"乳痈"范畴，证属气滞热蕴。病性实，病位在乳房。患者产后体虚，情志不畅，肝失疏泄，肝气郁结，痰浊内生，郁结于肝经循行之所，郁久化热，热盛成毒，终见上症。

（2）护治原则：疏肝清胃，通乳消肿。

（3）护理措施：①病情观察：密切观察痈的形状、色泽、肿势、疼痛、有无脓液和全身症状的变化。定时测量体温，做好记录。②生活起居：病室宜通风、凉爽，忌直接吹风。暂停哺乳，定时吸尽乳汁，防止乳汁淤积。③饮食护理：饮食宜清淡、高维生素、低脂肪，避免辛辣油腻及鱼腥之物。④用药护理：服用中药断乳时，记录断乳时间。⑤适宜技术：取药物吴茱萸、五倍子、白芥子等份，分别研细末后混匀加入冰片调以油膏敷于膺窗、梁丘、期门、阿是穴等穴位以凉血消肿止痛。或取乳根、中脘、天枢、气海、肝俞、脾俞等穴进行推拿，手法为摩法、揉法、按法、拿法。患者侧卧，选与其相对的背部拔罐。按摩天宗及局部阿是穴以减轻疼痛。⑥外治法护理：热敷加乳房按摩，疏通乳络。再用金黄膏外敷。患处以清热解毒、消肿止痛。⑦其他疗法：必要时遵医嘱使用抗生素，首选青霉素类，或根据细菌培养结果选择。必要时遵医嘱给予药物止痛。

2. 答：

（1）病情分析：患者以皮肤反复起红斑、丘疹、渗出为主要表现，属湿疮范畴。证属湿热浸淫，热重于湿，故发病急，皮损潮红灼热，伴身热，心烦口渴，大便干，尿短赤。湿热浸淫肌肤则瘙痒无休，渗液流汁。舌红、苔薄黄、脉滑为湿热之象。

（2）护治原则：清热利湿，祛风止痒。

（3）护理措施：

1）病情观察：观察并记录皮损的色泽、形态、大小、范围、糜烂、渗液、渗脓情况。

2）生活起居：①保持皮肤清洁，禁止用手搔抓及热水洗烫皮损处。②保持环境温湿度适宜、清洁、安静，衣被整洁干燥。③内衣应柔软，以棉织品为宜。④指导患者多做户外活动，参加正常的工作和学习。

3）饮食护理：①饮食宜清淡，多食蔬菜、水果，保持大便通畅，忌辛辣及鱼、虾、牛、羊等动风发物。②观察饮食与皮损发作及瘙痒程度之间的关系而定。如在饮食中，发现某一食物能诱发或加重本病，应避免再食。

4）用药护理：①合理使用外用药，忌用高浓度、刺激强的外用药。②艾条烟熏患处止痒或润肤止痒膏外搽。③忌开水盐水、花椒水、肥皂水等清洗皮疹。④中药汤剂宜凉服，服药期间，注意观察病情变化。⑤必要时按医嘱给镇静剂、止痒剂。

5）情志护理：做好耐心细致的解释工作，解除患者思想顾虑，使其积极配合治疗，增强治愈疾病的信心。

6）适宜技术：以软膏外敷为佳，在第二次涂药时，需用植物油揩去上一次所涂的药膏，然后再涂药。可行耳穴埋豆法，取肺、神门、肾上腺、皮质下、交感等穴，或用梅花针叩刺病变局部，至轻微出血为宜，或取脊柱两旁，叩刺至潮红为度。或用灸法，取穴曲池、血海、大椎、足三里、三阴交或皮损局部。或用毫针刺法，取大椎、曲池、三阴交、血海、神门、足三里、阴陵泉等。

7）外治法护理：用5%硫黄软膏外搽，根据瘙痒及皮肤肥厚程度加入不同浓度的止痒剂、角质促成剂和溶解剂。

3. 答：

（1）病情分析：患者以便血为主症，属痔疮范畴，证属湿热下注。患者素食辛辣，湿热内生，损伤肠胃，运化不良，致湿热下注于肛门，灼损肛周肌肤，筋脉横解，形成本病。舌质红、苔黄腻、脉弦为湿热下注之象。

（2）护治原则：清热利湿止血。

（3）护理措施：

1）病情观察：①了解有无排便困难和肛门疼痛；了解便血量、便血次数，是否伴有头晕、乏力等症状。②了解便后有无肿块脱出；能否自行回纳。③观察痔核的大小、有无脱出、表面是否糜烂或坏死。

2）生活起居：劳逸适度，避免久站久坐。宜穿干净、柔软、宽松、透气性好的纯棉内裤，使用柔软手纸，便后用温水坐浴。病室宜凉爽，避免湿热环境。

3）饮食护理：饮食有规律，荤素搭配合理。多吃蔬菜、水果，多饮开水，少食辛辣、香燥、海腥发物、刺激性及肥腻之品。

4）情志护理：解释开导，消除焦虑、恐惧感，保持心情舒畅，配合治疗。

5）适宜技术：用清热解毒利湿熏洗剂坐浴；肛塞消痔锭以清热消肿止痛止血。配合艾灸百会、关元、气海等穴以补气升阳举陷。若术后并发小便困难，针灸关元、三阴交、中极等穴，或车前子煎液代茶饮，或小腹部热敷。

6）健康教育：①养成定时排便的习惯，以坐厕为好，不可蹲厕过久。②鼓励适量运动，避免久坐少动，坚持腹部按摩和提肛训练。③注意饮食调和，多喝开水，多食蔬菜，少食辛辣食物。④排便时不可用力过猛，应慢慢增加力量，以免损伤肛门。

4. 答：

（1）病情分析：病位在皮肤，平素情志内伤，肝气郁结，久而化火蕴毒，兼不慎外感毒邪，湿热火毒循经外发肌肤，故见红斑水疱，邪阻经络，不通则痛，故见疼痛。舌红；苔薄黄；脉弦、滑，为肝经湿热之象。

（2）辨证：证属肝经湿热。

（3）护理措施：①嘱患者注意休息；为防止水疱压破，取健侧卧位。②每日观察患处皮损，包括皮损的部位，疱疹大小、疱壁紧张度，有无继发感染，疼痛的程度。全身症状的观察，包括体温、脉象、舌苔、饮食、二便、睡眠等。③饮食宜清淡及清热解毒之品，如绿豆汤、金银花露、小麦汤等。多吃新鲜的水果和蔬菜，忌食辛辣刺激、油腻之品及海腥发物。④向患者及家属讲解疾病的有关知识，消除顾虑，配合治疗。⑤注意皮肤护理，特别是水疱严重者，及时消毒换药，严格无菌操作。

5. 答：

（1）病情分析：患者反复发作腰痛，其病位在腰；病已两年之久，证候分析患者初因劳累、感受寒湿之邪而致寒湿腰痛，腰与下肢经脉相连，故下肢牵引作痛。

（2）辨证：寒湿浸淫型腰痛。

（3）护理措施：根据温阳散寒除湿的护治原则给予中药治疗和食疗，配合常用中医护理技术如针刺、敷贴和按摩。指导患者正确保持良好的生活习惯，防止腰腿受凉，防止过度劳累。工作中注意劳逸结合，姿势正确，不宜久坐久站。引导患者树立乐观豁达的生活态度，起居有常，加强锻炼，增强体质。

第三章参考答案

1. 答：

（1）病情分析：患者月经提前，量少色淡，为气血虚弱之象；气虚行血无力，则月经淋漓不畅；脾气虚统摄乏权，冲任失约，故月经终无净日；脾气虚，运化不足，则大便素溏；脾虚化源不足，气血虚弱，则疲软乏力，面黄少华，心悸少寐；脉细，舌淡，苔薄为脾气虚之象。因此疾病病位在脾。

（2）辨证：脾气虚证。

（3）护理措施：患者饮食应清淡，不可食肥甘厚腻之物，可食用山药、粳米、薏苡仁等益气健脾之物；病室环境应干燥，阳光充足；月经期间应注意休息，避免劳累；指导患者节育保健知识，减少人流，减少人流对人体气血损伤；对患者进行心理疏导，注意悲观、消极、抑郁等不良情绪发生，告知疾病发生、治疗、预后情况增强战胜疾病信心。

2. 答：

（1）病情分析：患者月经先期、量多，为体内实热之象，热扰冲任，迫血妄行，则月经提前；火热灼血，则经色紫红；肝郁气滞，则乳房、胸胁、少腹胀痛；肝气不舒，疏泻失常，肝气犯胃，则纳差，饮食不佳；肝郁化火，热扰心神，则烦躁易怒；舌质红，苔薄黄，脉弦数为肝经气郁火热之象。因此疾病病位在肝。

（2）辨证：肝郁血热证。

（3）护理措施：病室环境应安静、整洁，室温偏凉；饮食应清淡，可多食清热理气之品，如萝卜、荸荠、藕等；注意患者情绪变化，多关心、体贴患者，鼓励患者多参与社会活动，自我调摄；嘱患者观察月经量变化，月经过多时，观察患者汗出、面色、血压等变化，做好急救准备；以毫针泻法针刺三阴交、地机、血海、肝俞等穴位。

3. 答：

（1）病情分析：患者恶心、呕吐，为胃气虚弱之象，孕后血聚于下以养胎元，冲气偏盛而上逆，胃气虚弱，失于和降，冲气挟胃气上逆，所以呕吐不食，或食入即吐；中阳不振，清阳不升，浊阴不降，则头晕体倦，怠惰思睡。舌淡，苔白，脉缓滑无力，为脾胃虚弱之征。

（2）辨证：脾胃虚弱证。

（3）护理措施：病室应整洁、安静、无异味，及时清理呕吐物及被污染的衣物，避免一切可诱发呕吐的因素。宜食健脾和胃之品，如山药、莲子、南瓜、大枣、薏苡仁等。给予患者安慰和心理支持，鼓励其树立战胜疾病的信心。服药亦吐者，宜少少与之，频频次服，或服药前用鲜生姜汁檫舌，嘱患者服药后宜静卧。呕吐剧烈者，可针刺足三里、内关等穴。

4. 答：

（1）病情分析：患者痛经，月经量多，色紫黯有血块，且舌质黯红，为胞中有瘀血之象；因瘀血瘀阻冲任，不通则痛，故平日腰痛，腹胀；累及任脉带脉，故白带量多；因湿热缠绵，则伴身热；口干，大便干燥，脉象弦滑均为体内有湿热之象。因此，疾病病位在胞中及冲任。

（2）辨证：湿热瘀阻之痛经。

（3）护理措施：患者疼痛剧烈，应疏导患者，解除恐惧焦虑不良情绪，并注意观察面色、汗出、血压等情况；可用毫针泻法针刺三阴交、中极等穴；饮食多食薏苡仁、冬瓜、山楂等清热除湿、活血化瘀之物，平时可用玫瑰花泡茶饮；中药煎汤服用宜微温服或凉服，用药应坚持周期服用，在月经前5～7日开始服用。

第四章参考答案

1. 答：

（1）病情分析：患儿素体肥胖，多为痰湿体质，痰热壅盛，郁闭肺络，故见发热，咳嗽，喉间痰鸣，痰稠色黄；肺气郁闭故见气促喘憋，鼻翼扇动，口唇青紫；舌红，苔黄，脉滑数为痰热之象。综上，本病证属肺炎喘嗽（痰热闭肺型），病位在肺，治宜清热宣肺、涤痰定喘，方用五虎汤合葶苈大枣泻肺汤加减。

（2）护理措施：①汤药宜温服或凉服、频服。饮食宜清淡易消化，多饮水。少进过甜的食物和饮料，以免助湿生痰。②密切观察病情，及时注意有无并发症的发生。③高热烦躁者，可点刺放血，或用遵医嘱药物退热，防止惊厥。出现惊厥时，急刺人中、合谷、涌泉、十宣，并立即报告医生。④痰多黏稠时可饮萝卜汁、竹沥水等，或翻身拍背促排痰，必要时吸痰；可针刺定喘、丰隆、肺俞、膻中等穴。并可给雾化吸入。注意清除鼻腔分泌物。

2. 答：

（1）病情分析：小儿泄泻（脾肾阳虚泻）。

（2）护理措施：①做好病情观察观察大便次数、性状、颜色、气味及量，以及神志、皮肤弹性、眼窝及前囟凹陷程度、呼吸、唇色、血压、尿量，舌脉及体温变化，做好记录，防治变证发生。②卧床休息，注意腹部保暖，防止交叉感染，做好肛门周围的皮肤护理，保持臀部清洁、干燥。③中药宜少量多次温服，饮食清淡少渣，易消化，营养丰富，少量多餐，忌肥甘、生冷、坚硬等不易消化之品，必要时禁食。鼓励患儿多饮水，预防脱水。④可用炒鸡内金、丁香、胡椒等研成粉末敷脐，或食盐炒热装入布袋，温熨脐部。可推拿、捏脊，艾灸足三里、关元、神阙等健脾益气，温阳止泻。

3. 答：

（1）病情分析：患儿发热，头痛，其病位在肺，小便短黄，舌质淡红，稍胖有齿痕，苔白腻稍黄，脉眩滑。其病性为水痘外感风湿热。

（2）辨证：属邪伤肺卫，毒炽气营。

（3）护理措施：①观察出疹的情况，痘形，症状轻重以及皮疹的分布。②保持室内空气流通，新鲜，注意避免对流风，以免受凉，室温适宜，衣服不宜过厚，以免造成患儿不适，增加痒感。③饮食宜清淡，易于消化，如牛奶，豆浆，蒸蛋，忌食辛辣刺激性食物，用绿豆煎汤代饮料，有清热解毒作用。④保持皮肤清洁，避免搔抓损伤皮肤，内衣要柔软勤换，以防擦破皮肤，引起感染。对持续高热者应协助其改变体位，防止褥疮。⑤水痘伴发热时，不可使用水杨酸剂，以免发生瑞氏综合征。⑥患儿发病时，护理人员应对患儿及时并给予情志相胜法、移情易性等情志护理，安慰和鼓励患儿，使其保持情绪稳定。

第五章参考答案

1. 答：

（1）病情分析：患者以上眼睑红、痛、肿胀为主要表现，可知发病部位在胞睑，而胞睑属五轮学说中之肉轮，内应脾，脾与胃相表里，因此病位在脾胃；又因病程只有 2 天，说明病势较急；眼睑红、痛、肿胀且睑结膜充血，结膜囊分泌物多，口干，便秘溲赤；舌红，苔黄，脉数，说明病性为实证、热证。

（2）辨证：热毒壅盛证。其辨证要点：眼睑红赤、肿胀、疼痛，触及麦粒样硬肿，有压痛；兼见头痛、咽喉痛，口干、口苦、便秘溲赤；舌红，苔黄，脉数。

（3）护理措施参见教材（略）。

2. 答：

（1）病情分析：患者以右耳疼痛、流脓 2 天为主要表现，可知发病部位在耳窍，而患者又伴口苦咽干、胸胁胀痛，可知病位在肝胆；又因病程只有 2 天，说明病势较急；6 小时前左耳流出脓血性分泌物，舌质红，苔黄，脉滑数，说明病性为实证、热证。

（2）辨证：肝胆火盛证。其辨证要点：耳痛、耳流脓色黄带血，鼓膜红赤较甚且外突、或紧张部穿孔，听力下降，伴发热、面红目赤，口苦咽干，胸胁胀痛，舌红苔黄，脉弦数有力。

（3）护理措施参见教材（略）。

3. 答：

（1）病情分析：患者无家族遗传性耳聋史，体检双侧外耳道通畅，鼓膜标志清，活动好。纯音测定双耳听力曲线均在正常范围，且无感染史。但查体其形体略瘦，面色萎黄，体倦懒言，耳鸣时轻时重，临厕下蹲即感头晕、耳闷，伴夜卧不安，纳呆，大便稀，素有经前小腹酸疼，月经量少，色淡。舌质淡，苔薄白，脉沉细无力。故病位在脾。由于脾失健运，导致的气血生化不足，耳窍失养而鸣。后因音响爆震，致瘀血停滞，耳窍失养，耳鸣加重。

（2）辨证：气血亏虚，耳窍失养。

（3）护理措施：改变不良的戴耳机习惯，根据健脾益气，养血行气通窍的护治原则给予中药治疗和食疗，配合常用中医护理技术如针刺、敷贴和按摩。引导患者树立乐观豁达的生活态度，避免情志因素诱发耳鸣。起居有常，加强锻炼，增强体质。

4. 答：

（1）病情分析：患者以鼻塞、流大量脓涕，伴头痛、头昏就诊，其病位在鼻。因患者平素喜食肥甘，湿热内蕴，邪犯肝胆，胆腑郁热循经上犯鼻窍，燔灼气血，熏腐黏膜，故涕脓黄浊、量多，鼻黏膜充血肿胀。湿热上蒸，蒙蔽清窍，则鼻塞，头昏、头痛，记忆力下降，神疲乏力，舌质红苔黄腻，脉滑数乃肝胆湿热之象。

（2）辨证：胆腑湿热，蒙蔽清窍。

（3）护理措施：根据清泄胆热、利湿通窍的护治原则给予中药治疗和食疗，配合常用中医护理技术如针刺、敷贴和按摩。指导患者正确应用滴鼻药和擤鼻方法，以免邪毒逆入耳窍，导致耳窍疾病。引导患者树立乐观豁达的生活态度，起居有常，加强锻炼，增强体质。

附录二：部分中医护理方案

关于印发中风等13个病种中医护理方案（试行）的通知

（国中医药医政医管便函〔2013〕59号）

各省、自治区、直辖市中医药管理局、卫生厅局中医处，新疆生产建设兵团卫生局，中国中医科学院，北京中医药大学：

为保持发挥中医护理特色优势，提高中医护理效果，规范中医护理行为，我司组织重点专科护理协作组在梳理、验证和优化各地有效中医护理方案、技术的基础上，制定了中风等13个病种的中医护理方案（试行）（可在国家中医药管理局网站：www.satcm.gov.cn下载）。现印发给你们，请参照执行。

工作中有何意见和建议，请及时反馈我司医疗管理处。

联系人：国家中医药管理局医政司医疗管理处 邴媛媛 张恩欣

电　话：010 - 59957687 59957674

国家中医药管理局医政司

2013 年 5 月 16 日

附录1：臁疮（下肢溃疡）中医护理方案

一、常见证候要点

（一）湿热毒蕴证：疮周有痒痛，疮面腐肉较多，或秽臭难闻，疮周皮肤灼热，可伴发热，大便秘结，夜难入寐。舌质红，舌苔黄腻，脉数。

（二）湿热瘀阻证：疮面腐肉未完全脱尽，脓水淋漓，大便秘结。舌质偏红，苔黄腻，脉数。

（三）气虚血瘀证：疮面腐肉已尽，新肌难生或不生，肉芽色暗淡不鲜，脓水清稀。舌质淡，或有瘀斑，舌苔薄，脉细。

二、常见症状/证候施护

（一）发热

1. 发热者限制患者活动，宜卧床休息。病室温湿度适宜，空气流通，阳光充足。

2. 严密监测生命体征，高热者给予物理降温，出汗较多者及时擦干皮肤，保持皮肤和床单位清洁、干燥。

3. 鼓励患者多饮水每天约1500mL，可用菊花、金银花泡水代茶饮，以清热解毒。饮食易消化，均衡营养，注意优质蛋白的摄入，如鸡蛋、牛奶、瘦肉等。忌食海腥发物及辛辣刺激、助火食品，如牛羊肉、海鱼、虾、蟹、葱、蒜、辣椒等。

（二）疮面腐肉未脱

1. 保持病室空气新鲜、流通，温湿度适宜。

2. 卧床时适当抬高患肢15°~30°，以促进下肢血液回流。

3. 根据医嘱，疮面脓腐较多难以清疮者，外敷提脓祛腐药物或油膏，如逐腐祛瘀胶囊、红油膏等；渗出较多者，予清热解毒利湿收敛的中药煎液湿敷患处，如黄连、马齿苋、土槿皮等，外用油膏贴敷。

4. 疮周红肿灼热明显者，遵医嘱予清热解毒消肿油膏贴敷，如金黄膏等，观察有无药物过敏等不良反应。

5. 脓水多而臭秽，引流通畅者，遵医嘱予中药熏蒸局部疮面，每日1次。

6. 保持疮周皮肤清洁干燥，敷料渗出较多者及时更换。

（三）疮面新肌不生

1. 根据医嘱，疮面较干燥者，予补虚活血生肌中药油膏贴敷，如橡皮生肌膏；新生肉芽及上皮生长缓慢者，予补虚活血通络生肌中药煎剂湿敷，如黄芪水煎液等。

2. 新肌难生或不生者，遵医嘱予中药熏蒸、艾灸疮面，每日1次。

3. 疮面无渗出，肉芽组织生长良好者，适当延长换药间隔时间。换药时，动作轻柔，避免用力擦拭疮面，以免损伤新生组织。胶布过敏者，用绷带缠缚疮面，使用弹力绷带或弹力袜，注意缠缚的松紧度，肢端皮肤的色泽、患肢肿胀情况。

（四）疮周痒痛

1. 保持疮周皮肤清洁、干燥，避免摩擦。

2. 指导患者戒烟、酒，穿着合适的鞋袜和棉制衣物，注意保暖，避免穿着化纤毛织品。

3. 忌用热水烫洗局部皮肤，避免搔抓，用力擦拭等加重损害。

4. 局部瘙痒者，遵医嘱予清热利湿收敛药物或止痒洗剂外涂，如紫草油、三黄洗剂、三石散、青黛散或青黛膏、黄连膏等，以收涩止痒，减少皮肤浸渍。

5. 遵医嘱穴位按摩，根据病情需要，可选择中脘、足三里、内关、合谷、曲池等穴位。

三、中医特色治疗护理

（一）特色技术

1. 中药外敷

适用于疮周红肿、痒痛者。药物涂抹薄厚均匀，约 0.1 ~ 0.2mm，部位准确，固定松紧适宜（详见附录2）。

2. 中药湿敷

适用于疮周皮肤瘙痒、渗出者。六层纱布浸透药液，以不滴水为宜（详见附录2）。

3. 中药熏蒸

适用于疮面不敛，久不收口者。应用智能中药熏蒸仪，达到设定温度90°时喷气口开始喷出雾气，喷气口与皮肤之间最佳距离为25 ~ 30cm，防止烫伤（详见附录2）。

4. 艾灸

适用于疮面不敛，久不收口者。距疮面5 ~ 10cm，以旋灸方式艾灸疮面10分钟，及时弹去艾灰，防止烫伤（详见附录2）。

5. 半导体激光局部照射

适用于疮面不敛者。每次换药前照射20分钟，照射时距疮面25 ~ 30cm。

6. 穴位按摩

（详见附录2）。

（二）药物治疗

1. 外用药：厚薄均匀，出现瘙痒、皮疹等过敏反应，立即停药。

2. 注射给药：应用活血化瘀药物时注意患者有无出血倾向。

3. 其他详见附录1。

四、健康指导

（一）疮面护理

1. 勤剪指甲，避免搔抓，注意肢体保暖。

2. 每日清洗疮面和疮周皮肤，保持清洁、干燥。

3. 指导患者正确使用弹力绷带，以保护疮面和疮周皮肤。晨起时抬高患肢，排空浅静脉内血液。从足心开始，将弹力绷带向上缠绕到膝下，黏扣固定。弹力绷带缠绕松紧适度，特别注意足踝部，因此处位置最低，若松紧度不适易造成局部水肿。包扎弹力绷带后，活动时应自觉舒适，无酸胀、疼痛等不适。

（二）生活起居

1. 注意休息，适度活动；忌烟酒。

2. 卧床时抬高患肢 $15°\sim30°$，观察趾端血运是否正常。

3. 避免久行久立、跷二郎腿，教会患者腿部按摩，两手分别放在小腿两侧，由踝部向膝关节揉搓小腿肌肉。站立时做踮脚运动，或做小腿的踢腿运动。

4. 指导患者进行坐式八段锦、简化太极拳锻炼。

（二）饮食指导

1. 指导患者健康、合理饮食。宜食清淡、易消化的高维生素、高蛋白、高热量、富纤维素、低脂饮食。忌食辛辣、油炸、烧烤、高脂肪食物及海腥鲜发物。

2. 糖尿病患者饮食宜少食多餐，忌食碳水化合物高、纤维素低的食物。忌食高脂肪、高胆固醇食物，如牛油、肥肉、动物内脏等。大便干结时，可适量增加坚果类食物和膳食纤维素，如燕麦、芝麻、红薯、芹菜、杏仁等，但忌食花生米、核桃、杏仁、松子等坚果类食物。

3. 湿热毒蕴证：便秘患者可多食香蕉、蜂蜜、芝麻等润肠通便之品，养成定时排便的习惯。宜食甘寒、甘平的食物如绿豆、芹菜、土豆、马齿苋等。食疗方：玉米赤豆粥，绿豆银花汤等。

4. 湿热瘀阻证：予新鲜马齿苋、绿豆煎汤服用，以助清热利湿。食疗方：冬瓜排骨汤等。

5. 气虚血瘀证：宜进食高营养、高蛋白、高维生素的食材，如瘦肉、山楂、大枣、莲子、新鲜蔬菜水果等，以增强机体抵抗力。食疗方：薏苡仁黄豆汁、黄鳝粥等。

（三）情志调理

1. 采用暗示疗法、说理开导法，引导患者自觉地戒除不良心理因素，调和情志。

2. 责任护士多与患者沟通，了解其心理状态，及时予以心理疏导。

3. 鼓励家属多陪伴患者，亲朋好友给予情感支持。

4. 鼓励病友间相互交流治疗体会，提高认知，增强治疗信心。

五、护理难点

患者对弹力绷带使用依从性差

患者对弹力绷带的使用不能长期坚持。

解决思路：

1. 加强对伤口护理人员的专科培训，建立医护合作的伤口治疗护理模式，培养伤口护理的专科护士。

2. 开设中医专病护理门诊，建立臁疮患者健康档案，帮助患者形成良好的日常起居、饮食行为。提供健康教育处方，评价健康教育及康复指导的有效性。

六、护理效果评价

附：臁疮（下肢溃疡）中医护理效果评价表

（下肢溃疡）中医护理效果评价表

医院：　　　　　　患者姓名：　　　　性别：　　　　年龄：　　　　ID：

文化程度：　　　　入院日期：

证候诊断：　湿热毒蕴证□　　湿热瘀阻证□　　气虚血瘀证□　　其他：

一、护理效果评价

主要症状	主要辨证施护方法	中医护理技术	护理效果
疮面脓腐未脱□	1. 体位□ 2. 疮周皮肤护理□ 3. 观察疮面渗出□ 4. 其他护理措施：	1. 中药湿敷□　应用次数：＿＿次，应用时间：＿＿天 2. 中药贴敷□　应用次数：＿＿次，应用时间：＿＿天 3. 中药熏蒸□　应用次数：＿＿次，应用时间：＿＿天 4. 其他：＿＿应用次数：＿＿次，应用时间：＿＿天 （请注明，下同）	好□　较好□ 一般□　差□
疮面新肌不生□	1. 体位□ 2. 疮周皮肤护理□ 3. 情志护理□ 4. 使用弹力绷带指导□ 5. 其他护理措施：	1. 中药湿敷□　应用次数：＿＿次，应用时间：＿＿天 2. 中药熏蒸□　应用次数：＿＿次，应用时间：＿＿天 3. 艾灸□　应用次数：＿＿次，应用时间：＿＿天 4. 其他：＿＿应用次数：＿＿次，应用时间：＿＿天	好□　较好□ 一般□　差□

续表

主要症状	主要辨证施护方法	中医护理技术	护理效果
疮周痒痛□	1. 体位□ 2. 疮周皮肤护理□ 3. 肢体保暖□ 4. 其他护理措施：	1. 穴位按摩□ 应用次数：____次，应用时间：____天 2. 其他：____ 应用次数：____次，应用时间：____天	好□ 较好□ 一般□ 差□
便秘□	1. 饮食□ 2. 腹部按摩□ 3. 排便指导□ 4. 其他护理措施：	1. 穴位按摩□ 应用次数：____次，应用时间：____天 2. 中药贴敷□ 应用次数：____次，应用时间：____天 3. 其他：____ 应用次数：____次，应用时间：____天	好□ 较好□ 一般□ 差□
其他： □（请注明）	1. 2. 3.		好□ 较好□ 一般□ 差□

二、护理依从性及满意度评价

评价项目		患者对护理的依从性			患者对护理的满意度		
		依从	部分依从	不依从	满意	一般	不满意
中医护理技术	穴位按摩						
	中药湿敷						
	中药贴敷						
	中药熏蒸						
	艾灸						
健康指导		/	/	/			
签名		责任护士签名：			上级护士或护士长签名：		

三、对本病中医护理方案的评价：

实用性强□ 实用性较强□ 实用性一般□ 不实用□

改进意见：

四、评价人（责任护士）姓名_____技术职称_____护士长签字_____

附录2：项痹病（神经根型颈椎病）中医护理方案

一、常见证候要点

（一）风寒痹阻：颈、肩、上肢窜痛麻木，以痛为主，头有沉重感，颈部僵硬，活动不利，恶寒畏风。舌淡红，苔薄白，脉弦紧。

（二）血瘀气滞：颈肩部、上肢刺痛，痛处固定，伴有肢体麻木。舌质暗，脉弦。

（三）痰湿阻络：头晕目眩，头重如裹，四肢麻木，纳呆。舌暗红，苔厚腻，脉弦滑。

（四）肝肾不足：眩晕头痛，耳鸣耳聋，失眠多梦，肢体麻木，面红目赤。舌红少苔，脉弦。

（五）气血亏虚：头晕目眩，面色苍白，心悸气短，四肢麻木，倦怠乏力。舌淡苔少，脉细弱。

二、常见症状/证候施护

（一）颈肩疼痛

1. 疼痛诱因、性质、部位、持续时间，与体位的关系，做好疼痛评分。

2. 慎起居、避风寒，防风寒阻络致经脉不通，引发疼痛。

3. 配合医师行颈椎牵引，及时评估牵引效果及颈肩部疼痛情况。

4. 遵医嘱行中药熏蒸、中药塌渍、中药外敷、中药离子导入、拔火罐等治疗。痛点处可行穴位揉药或涂擦治疗。

5. 根据疼痛规律，对夜间疼痛甚者，适当增加中药塌渍、中药热奄包、牵引等治疗次数。

6. 遵医嘱正确应用镇痛药，并观察用药后反应及效果。

（二）眩晕

1. 评估眩晕的性质、发作或持续时间，及与体位改变的关系。

2. 避免诱发眩晕加重的姿势或体位。

3. 做好防护，外出有人陪同，动作应缓慢，避免快速转头、低头，防跌倒。

4. 指导患者正确佩戴颈托。

5. 遵医嘱给予耳穴贴压（耳穴埋豆）、中药离子导入等治疗。

（三）肢体麻木

1. 评估肢体麻木范围、性质、程度及与体位的关系。

2. 指导患者主动活动麻木肢体，可用梅花针或指尖叩击、拍打按摩麻木部位，减轻或缓解症状。

3. 注意肢体保暖。

4. 遵医嘱给予中药熏蒸、理疗、电针、刮痧等治疗，避免烫伤或意外损伤。

5. 遵医嘱行颈椎牵引，及时巡视观察患者有无不适，如有麻木加重，告知医师，适当调整牵引角度、重量、时间等。

（四）颈肩及上肢活动受限

1. 评估活动受限的范围和患者生活自理能力。

2. 患者生活用品放置应便于取用。

3. 指导协助患者正确的体位移动，按摩活动受限肢体，提高患者舒适度。

4. 指导并协助四肢关节功能锻炼，防肌肉萎缩。

5. 遵医嘱进行中药熏蒸、中药离子导入、艾灸等治疗，注意防烫伤。

（五）不寐

1. 枕头高度适宜，避免颈部悬空。

2. 保持病房安静、整洁，通风良好。

3. 睡前服热牛奶、温水泡脚，按摩双侧太阳穴，印堂穴，听舒缓轻音乐，不宜饮浓茶或咖啡。

4. 遵医嘱行开天门、耳穴贴压（耳穴埋豆）等治疗。

5. 遵医嘱应用镇静安神药物，并观察用药后反应及效果。

6. 因夜间疼痛影响睡眠时可给予颈椎小重量持续牵引。

三、中医特色治疗护理

（一）手法治疗的护理

1. 松解类手法的护理

（1）治疗前向患者讲解松解手法治疗的目的及注意事项。

（2）嘱患者放松，协助患者摆放体位。

（3）治疗过程中，注意观察患者的面色和反应，询问有无眩晕、恶心等不适。

（4）治疗结束后协助患者卧床休息半小时。

2. 整复类手法的护理

（1）治疗前告知患者和家属相关注意事项，取得配合。

（2）治疗过程中，嘱患者颈部自然放松，配合固定体位。

（3）观察患者面色和反应，询问有无胸闷、眩晕、恶心等不适，必要时停止治疗，并给予吸氧或药物治疗。

（4）手法整复后颈部制动，平卧位小重量持续牵引 6~24 小时，牵引过程中注意观察患者反应，如有不适及时停止牵引或调整牵引的重量或角度。

（5）整复位后下床时要佩戴颈托，教会患者正确使用颈托，患者体位改变时动作要缓慢，给予协助和保护，防跌倒。

（二）佩戴颈托的方法及注意事项

1. 选择合适型号和材质的颈托。颈托的大小、高低要适宜，松紧以能放入 2 个手指为宜。高度为限制颈部活动，保持平视为宜。

2. 使用时应注意观察患者的颈部皮肤状况，防止颈部及耳郭、下颌部皮肤受压，必要时可在颈托内衬垫小毛巾、软布等，定时清洁颈托和局部皮肤。

3. 起床时，先将前托放置好位置（将下颌放在前托的下颌窝内），一手固定前托，一手放置患者颈枕部，扶患者坐起，将后托放置好（一般长托在下），调节松紧度，固定黏扣。

4. 患者由坐位到平卧位时，先松开黏扣，去掉后托，一手扶持前托，一手放置患者颈枕部，协助患者躺下，去掉前托，调节好枕头位置及高度。

5. 颈托佩戴时间，一般以 2~3 周为宜，一般整复后第 1 周内全天佩戴（睡觉时去除），第 2 周间断佩戴，不活动时可去除颈托，活动时佩戴，第 3 周坐车及颈部剧烈活动时佩戴。

6. 佩戴颈托时须配合颈部肌肉锻炼，以保持颈部的稳定性。

（三）运动疗法

1. 急性期颈部制动，避免进行功能锻炼，防止症状加重。

2. 缓解期或手法整复 2~3 天后指导患者在颈托保护下行颈部拔伸、项臂争力、耸肩、扩胸等锻炼。

3. 康复期及手法整复 1 周后可间断佩戴颈围，开始进行仰首观天、翘首望月、项臂争力等锻炼，每天 2~3 次，每次 2~3 组动作，每个动作 10~15 次。

4. 康复后要长期坚持做耸肩、扩胸、项臂争力、颈部的保健"米字操"等锻炼，保持颈部肌肉的强度及稳定性，预防复发。

5. 眩晕的患者慎做回头望月、保健"米字操"等转头动作，或遵医嘱进行。

6. 各种锻炼动作要缓慢，以不疲劳为度，要循序渐进。

附几种功能锻炼方法：

（1）拔项法：吸气时头顶向上伸展，下颌微收，双肩下沉，使颈部后方肌肉紧张用力，坚持3秒钟，然后呼气放松。

（2）项臂争力：两手交叉，屈肘上举，用手掌抱颈项部，用力向前，同时头颈尽量用力向后伸，使两力相对抗，随着一呼一吸有节奏地进行锻炼。

（3）仰首观天：双手叉腰，先低头看地，闭口使下颌尽量紧贴前胸，停留片刻，然后头颈仰起，两眼看天，仍停留片刻，反复进行。

（4）回头望月：头部转向一侧，头顶偏向另外一侧，双眼极力向后上方观望，如回头望月状，坚持片刻，进行对侧锻炼。

（5）保健"米字操"：身体直立，双手自然下垂，挺胸、抬头，目视前方，颈部向左侧屈，吸气，复原时呼气，再向右侧屈。颈前屈，下颌贴胸。颈后伸到最大限度。头向左斜上方摆动至最大限度，再向右斜上方摆动至最大限度，配合呼吸。向左斜下方摆头至最大范围，再向右斜下方摆动至最大范围。整个过程就像头部在写出一个"米"字的感觉。

（四）枕颌带牵引的护理

1. 牵引治疗前告知患者和家属牵引的目的和注意事项，取得配合。

2. 枕颌带牵引分坐位和卧位，根据病情选择合适的牵引体位和牵引角度（前屈、水平位、背伸位）、重量、时间。

3. 根据牵引角度调节枕头高度，保持有效的牵引力线，颈部不要悬空。

4. 牵引过程中观察枕颌带位置是否舒适，耳郭有无压迫，必要时下颌或面颊部可衬垫软物；男患者避免压迫喉结，女患者避免头发压在牵引带内。

5. 牵引时颈部制动。

6. 疼痛较甚的患者去除牵引时要逐渐减轻重量，防止肌肉快速回缩。必要时可小重量持续牵引。

7. 牵引过程中加强巡视，观察患者有无疼痛加重、头晕、恶心、心慌等不适，并根据情况及时报告医师处理。

8. 牵引结束后，颈部应制动休息10～20分钟，同时做好记录。

（五）各种针刺、小针刀、封闭、穴位注射等治疗

1. 治疗前询问患者有无晕针史，告知治疗的目的及注意事项。

2. 嘱患者放松，配合医师摆放合适体位，选择穴位，暴露治疗部位。

3. 治疗时密切观察患者面色，询问患者有无不适，如患者出现面色苍白、出冷汗、心慌等不适，及时停止治疗，给予处理。

4. 治疗结束后注意观察局部有无出血、血肿等，注意局部保暖，12 小时内避免洗澡。

5. 有晕针史、酒后、饥饿、情绪紧张时不宜进行治疗。有严重高血压、糖尿病、高血压要慎用该治疗。

（六）特色技术

1. 中药熏蒸（详见附录 2）。

2. 中药外敷（详见附录 2）。

3. 中药塌渍（详见附录 2）。

4. 中药离子导入（详见附录 2）。

5. 药熨法（详见附录 2）。

6. 刮痧（详见附录 2）。

7. 拔火罐（详见附录 2）。

（七）物理疗法的护理

1. 电疗、磁热疗法、超声波等物理治疗前评估患者皮肤情况，讲解治疗的目的及注意事项，取得患者配合。

2. 电疗仪电极片要和皮肤紧密接触，必要时用固定带、沙袋固定。

3. 治疗时要及时询问患者感觉情况，及时调整电流的大小。治疗过程中忌中断电源，防止瞬间电流击伤患者。

4. 治疗结束后观察皮肤情况，如有红肿、水泡要及时观察处理。

5. 磁热疗法时，保持有效的照射距离，询问患者感受，观察局部皮肤情况，防烫伤。

（八）围手术期的护理

1. 手术前的护理

（1）做好术前宣教，告知手术注意事项及相关准备工作，取得患者的配合，术前戒烟。

（2）前路手术术前 3～5 天开始气管推移训练，用食指、中指及环指将气管自右向左推或拉，使气管超过正中线，牵拉的时间 5～10 分钟/次，逐渐增加至 30～40 分钟/次，3～4 次/日，而且不发生呛咳。

（3）指导患者进行深呼吸及有效的咳嗽练习，练习床上排大小便。

2. 手术后护理

（1）手术后注意观察伤口有无渗血及四肢感觉运动情况。

（2）根据不同的麻醉方式，指导患者进食，如进食半流易消化食物。

（3）卧床期间预防并发症。

（4）术后功能锻炼：肢体感觉恢复后指导患者做握拳、足趾背伸等小关节活动，48 小时做被动的直腿抬高活动，72 小时指导患者主动锻炼，以肌训练为主，如上肢手抓拿、下肢的抬高、伸屈活动等。

（5）3 周后，在颈部固定良好的前提下，协助患者下床活动。下床顺序：平卧（带好颈围）→床上坐起→床边立→有人协助离床→自己行走。保持头部中立位，防止突然转动头部发生意外。

四、健康指导

（一）体位指导

1. 急性期卧床制动，头部前屈，枕头后部垫高，避免患侧卧位，保持上肢上举或抱头等体位，必要时在肩背部垫软垫，进行治疗或移动体位时动作要轻柔。

2. 缓解期可适当下床活动，避免快速转头、摇头等动作；卧位时保持头部中立位，枕头水平。

3. 康复期可下床进行肩部、上肢活动，在不加重症状的情况下逐渐增大活动范围。

（二）生活起居

1. 避免长时间低头劳作，伏案工作时，每隔 1~2 小时，活动颈部，如仰头或将头枕靠在椅背上或转动头部。

2. 座椅高度要适中，以端坐时双脚刚能触及地面为宜。

3. 避免长时间半躺在床头，曲颈斜枕看电视、看书。

4. 睡眠时应保持头颈部在一条直线上，避免扭曲，枕头长要超过肩，不宜过高，为握拳高度（平卧后），枕头的颈部稍高于头部，可以起到良好放松作用。避免颈部悬空。

5. 注意颈部保暖，防风寒湿邪侵袭。

6. 及时防治如咽炎、扁桃体炎、淋巴腺炎等咽喉部疾病。

7. 乘车、体育锻炼时做好自我保护，避免头颈部受伤。开车、乘车注意系好安全带或扶好扶手，防止急刹车颈部受伤等，避免头部猛烈扭转。

（三）饮食指导

1. 风寒痹阻

宜进祛风散寒温性食物，如大豆、羊肉、狗肉、胡椒、花椒等。食疗方：鳝鱼汤、当归红枣煲羊肉等。忌食凉性食物及生冷瓜果、冷饮，多温热茶饮。

2. 血瘀气滞

宜进食行气活血，化瘀解毒的食品，如山楂、白萝卜、木耳等。食疗方：醋泡花生等。避免煎炸、肥腻、厚味。

3. 痰湿阻络

宜进健脾除湿之品，如山药、薏苡仁、赤小豆等。食疗方：冬瓜排骨汤等。忌食辛辣、燥热、肥腻等生痰助湿之品。

4. 肝肾不足

①肝肾阴虚者宜进食滋阴填精、滋养肝肾之品：如枸杞子等。药膳方：虫草全鸭汤，忌辛辣香燥之品。②肝肾阳虚者宜进食温壮肾阳，补精髓之品：黑豆、核桃、杏仁、腰果等。食疗方：干姜煲羊肉。忌生冷瓜果及寒凉食物。

5. 气血亏虚

宜进食益气养阴的食品，如莲子、红枣、桂圆等。食疗方：桂圆莲子汤，大枣圆肉煲鸡汤等。

（四）情志护理

1. 向患者介绍本疾病的发生、发展及转归，取得患者理解和配合，多与患者沟通，了解其心理社会状况，及时消除不良情绪。

2. 介绍成功病例，帮助患者树立战胜疾病的信心。

3. 给患者必要的生活协助，鼓励家属参与。

4. 有情绪障碍者，必要时请心理咨询医师治疗。

五、护理难点

枕头高度和枕头位置影响颈椎牵引的角度

解决思路：

研制一种可调式颈椎治疗枕，在充分评估患者病情后确定枕头的高度和位置，便于掌握，避免操作者因个人操作习惯影响治疗效果。

六、护理效果评价

附：项痹病（神经根型颈椎病）中医护理效果评价表

项痹病（神经根型颈椎病）中医护理效果评价表

医院：　　　　　　患者姓名：　　　　性别：　　　　年龄：　　　　ID：

文化程度：　　　　　入院日期：

证候诊断：风寒痹阻证□　血瘀气滞证□　痰湿阻络证□　肝肾不足证□　气血亏虚证□

其他：

一、护理效果评价

主要症状	主要辨证施护方法	中医护理技术	护理效果
颈肩疼痛□	疼痛评分：＿＿分 1. 体位□ 2. 按疼痛规律施护□ 3. 牵引□＿＿次数/天 4. 其他护理措施：	1. 中药熏蒸□　应用次数：＿＿次，应用时间：＿＿天 2. 中药塌渍□　应用次数：＿＿次，应用时间：＿＿天 3. 中药离子导入□应用次数：＿＿次，应用时间：＿＿天 4. 其他：＿＿　应用次数：＿＿次，应用时间：＿＿天 （请注明，下同）	好□　较好□ 一般□　差□
眩晕□	1. 体位□ 2. 防跌倒□ 3. 佩戴颈托□ 4. 其他护理措施：	1. 耳穴贴压□　应用次数：＿＿次，应用时间：＿＿天 2. 中药离子导入□应用次数：＿＿次，应用时间：＿＿天 3. 其他：＿＿　应用次数：＿＿次，应用时间：＿＿天	好□　较好□ 一般□　差□
肢体麻木□	1. 牵引□＿＿次数/天 2. 叩击、按摩□ 3. 其他护理措施：	1. 中药熏蒸□　应用次数：＿＿次，应用时间：＿＿天 2. 其他：＿＿　应用次数：＿＿次，应用时间：＿＿天	好□　较好□ 一般□　差□
颈肩及上肢活动受限□	1. 体位□ 2. 活动□ 3. 生活起居□ 4. 其他护理措施：	1. 中药熏蒸□　应用次数：＿＿次，应用时间：＿＿天 2. 中药离子导入□应用次数：＿＿次，应用时间：＿＿天 3. 其他：＿＿　应用次数：＿＿次，应用时间：＿＿天	好□　较好□ 一般□　差□
主要症状	主要辨证施护方法	中医护理技术	护理效果

续表

主要症状	主要辨证施护方法	中医护理技术	护理效果
颈肩疼痛□	疼痛评分：____分 1. 体位□ 2. 按疼痛规律施护□ 3. 牵引□____次数/天 4. 其他护理措施：	1. 中药熏蒸□　应用次数：____次，应用时间：____天 2. 中药塌渍□　应用次数：____次，应用时间：____天 3. 中药离子导入□　应用次数：____次，应用时间：____天 4. 其他：　应用次数：____次，应用时间：____天 （请注明，下同）	好□　较好□ 一般□　差□
眩晕□	1. 体位□ 2. 防跌倒□ 3. 佩戴颈托□ 4. 其他护理措施：	1. 耳穴贴压□　应用次数：____次，应用时间：____天 2. 中药离子导入□应用次数：____次，应用时间：____天 3. 其他：　应用次数：____次，应用时间：____天	好□　较好□ 一般□　差□
肢体麻木□	1. 牵引□____次数/天 2. 叩击、按摩□ 3. 其他护理措施：	1. 中药熏蒸□　应用次数：____次，应用时间：____天 2. 其他：　应用次数：____次，应用时间：____天	好□　较好□ 一般□　差□
颈肩及上肢活动受限□	1. 体位□ 2. 活动□ 3. 生活起居□ 4. 其他护理措施：	1. 中药熏蒸□　应用次数：____次，应用时间：____天 2. 中药离子导入□应用次数：____次，应用时间：____天 3. 其他：　应用次数：____次，应用时间：____天	好□　较好□ 一般□　差□

主要症状	主要辨证施护方法	中医护理技术	护理效果
不寐□	1. 体位□ 2. 放松疗法□ 3. 牵引□ 4. 环境□ 5. 其他护理措施：	1. 耳穴贴压□　应用次数：____次，应用时间：____天 2. 开天门□　应用次数：____次，应用时间：____天 3. 其他：　应用次数：____次，应用时间：____天	好□　较好□ 一般□　差□
其他： □（请注明）	1. 2. 3.		好□　较好□ 一般□　差□

二、护理依从性及满意度评价

评价项目		患者对护理的依从性			患者对护理的满意度		
		依从	部分依从	不依从	满意	一般	不满意
中医护理技术	中药熏蒸						
	中药塌渍						
	艾灸						
	中药离子导入						
	耳穴贴压（耳穴埋豆）						
健康指导		/	/	/			
签名		责任护士签名：			上级护士或护士长签名：		

三、对本病中医护理方案的评价：　实用性强□　　实用性较强□　　实用性一般□　不实用□

改进意见：

四、评价人（责任护士）姓名_____　技术职称_____护士长签字_____

附录3：腰椎间盘突出症中医护理方案

一、常见证候要点

（一）血瘀气滞证：腰腿痛剧烈，痛有定处，腰部僵硬，俯仰活动艰难，舌质暗紫，或有瘀斑，舌苔薄白或薄黄。

（二）寒湿痹阻证：腰腿部冷痛重着，转侧不利，虽静卧亦不减或反而加重，遇寒痛增，得热则减，伴下肢活动受限，舌质胖淡，苔白腻。

（三）湿热痹阻证：腰筋腿痛，痛处伴有热感，或见肢节红肿，活动受限，口渴不欲饮，苔黄腻。

（四）肝肾亏虚证：腰腿痛缠绵日久，反复发作，乏力，劳则加重，卧则减轻；包括肝肾阴虚及肝肾阳虚证。阴虚证症见：心烦失眠，口苦咽干，舌红少津。阳虚证症见：四肢不温，形寒畏冷，舌质淡胖。

二、常见症状/证候施护

（一）腰腿疼痛

1. 评估疼痛的诱因、性质、腰部活动、下肢感觉、运动情况。

2. 体位护理：急性期严格卧床休息，卧硬板床，保持脊柱平直。恢复期，下床活动时佩戴腰托加以保护和支撑，注意起床姿势，宜先行翻身侧卧，再用手臂支撑用力后缓缓起床，忌腰部用力，避免体位的突然改变。

3. 做好腰部、腿部保暖，防止受凉。

4. 遵医嘱腰部予中药贴敷、中药热熨、拔火罐、中药熏蒸、中药离子导入等治疗，观察治疗后的效果，及时向医师反馈。

5. 给予骨盆牵引，牵引重量是患者体重的 $1/3 \sim 1/2$，也可根据患者的耐受进行牵引重量调节。

6. 遵医嘱使用耳穴贴压（耳穴埋豆），减轻疼痛。常用穴位：神门、交感、皮质下、肝、肾等。

（二）肢体麻木

1. 评估麻木部位、程度以及伴随的症状，并做好记录。

2. 协助患者按摩拍打麻木肢体，力度适中，增进患者舒适度，并询问感受。

3. 麻木肢体做好保暖，指导患者进行双下肢关节屈伸运动，促进血液循环。

4. 遵医嘱局部予中药熏洗、中药塌渍、艾灸等治疗，注意防止皮肤烫伤及损伤，观察治疗效果。

5. 遵医嘱予穴位注射，常用穴位：足三里、环跳、委中、承山等。

（三）下肢活动受限

1. 评估患者双下肢肌力及步态，对肌力下降及步态不稳者，做好安全防护措施，防止跌倒及其他意外事件发生。

2. 做好健康教育，教会患者起床活动的注意事项，使用辅助工具行走。

3. 卧床期间或活动困难患者，指导患者进行四肢关节主动运动及腰背肌运动，提高肌肉强度和耐力。

4. 保持病室环境安全，物品放置有序，协助患者生活料理。

5. 遵医嘱予物理治疗如中频脉冲、激光、微波等；或采用中药热熨、中药熏洗、穴位贴敷等治疗。

三、中医特色治疗护理

（一）腰椎整复的护理

1. 整复前告知患者整复方法及配合注意事项。

2. 整复后注意观察患者腰部疼痛、活动度、双下肢感觉运动及大小便等情况。

3. 卧床休息，定时双人直线翻身，增加患者舒适度，仰卧时腰部加腰垫，维持生理曲度。

4. 复位3天后，在医护人员指导下佩戴腰托下床。下床时先俯卧位，在床上旋转身体，脚着地后缓慢起身，上床则反之。下床后扶持患者，观察有无头晕等不适，入厕时避免久蹲，防止引起体位性低血压发生跌倒。

5. 复位3天后逐渐进行腰背肌功能锻炼。

（二）腰椎牵引的护理

1. 牵引治疗前做好解释工作，告知患者注意事项以取得配合。

2. 遵医嘱选择合适的体位（三曲位、仰卧位、俯卧位）及牵引重量、牵引角度，牵引时上下衣分开，固定带松紧适宜，使患者舒适持久。

3. 牵引时嘱患者全身肌肉放松，以减少躯干部肌肉收缩抵抗力，疼痛较甚不能平卧的患者可使用三角枕垫于膝下缓解不适。

4. 牵引过程中随时询问患者感受，观察患者是否有胸闷、心慌等不适，及时调整。出现疼痛加重等不适立即停止治疗，通知医师处理。

5. 注意防寒保暖，用大毛巾或薄被覆盖患者身体。

6. 腰椎牵引后患者宜平卧20分钟再翻身活动。

（三）围手术期护理

1. 术前护理

（1）做好术前宣教与心理护理，告知手术注意事项及相关准备工作，取得患者的配合。

（2）术前2天指导患者练习床上大小便及俯卧位训练。

（3）对于吸烟者劝其戒烟，预防感冒；指导患者练习深呼吸、咳嗽和排痰的方法。

（4）为患者选择合适腰围，指导正确佩戴方法。

（5）常规进行术区皮肤准备、药物过敏试验及交叉配血等。

2. 术后护理

（1）术后妥善安置患者，搬运患者时，保持脊椎一条直线，防止扭曲，使用过床板平托过床。翻身时，采取轴线翻身方法。

（2）根据不同的麻醉方式，正确指导患者进食，进食营养丰富易消化的食物。

（3）注意患者生命体征变化，观察双下肢感觉、运动、肌力等神经功能的变化。

（4）观察伤口敷料渗出情况，保持伤口负压引流管通畅，定时倾倒引流液，严格执行无菌操作。观察引流液色、质、量的变化，并正确记录，如引流液为淡黄色液体，怀疑脑脊液应通知医师及时处理，并将引流球负压排空，暂停负压引流。

（5）指导患者进行足趾、踝部等主动活动，促进血液循环。评估患者下肢疼痛改善情况，循序渐进指导患者进行蹬腿、直腿抬高、五点支撑及飞燕式等功能锻炼。

（6）根据手术方式，术后1~3天协助患者佩戴腰托取半坐卧位或坐于床边，适应体位变化后，慢慢练习下地行走，行走时姿势正确，抬头挺胸收腹，护理上做好安全防护。

（7）积极进行护理干预，预防肺部感染、尿路感染及下肢静脉栓塞等并发症的发生。

（8）对排尿困难者，可采取艾灸关元、气海、中极等穴位，或予中药热熨下腹部，配合按摩，以促进排尿。对于便秘患者，采取艾灸神阙、天枢、关元等穴位，或进行腹部按摩，每天4次，为晨起、午睡醒后、早餐及晚餐后1~3小时进行，顺时针方向按摩，以促进排便。

（9）卧床期间协助患者做好生活护理，满足各项需求。

（四）药物治疗（详见附录1）

（五）特色技术

1. 中药贴敷（详见附录2）。

2. 中药熏蒸（详见附录2）。

3. 中药离子导入（详见附录2）。

4. 药熨（详见附录2）。

5. 中药塌渍（详见附录2）。

6. 艾灸（详见附录2）。

7. 拔火罐（详见附录2）。

8. 穴位注射（详见附录2）。

9. 穴位贴敷（详见附录2）。

四、健康指导

（一）生活起居

1. 急性期患者以卧床休息为主，采取舒适体位。下床活动时戴腰托加以保护和支撑，不宜久坐。

2. 做好腰部保护，防止腰部受到外伤，尽量不弯腰提重物，减轻腰部负荷。告知患者捡拾地上的物品时宜双腿下蹲腰部挺直，动作要缓。

3. 指导患者在日常生活与工作中，注意对腰部的保健，提倡坐硬板凳，宜卧硬板薄软垫床。工作时要做到腰部姿势正确，劳逸结合，防止过度疲劳，同时还要防止寒冷等不良因素的刺激。

4. 指导患者正确咳嗽、打喷嚏的方法，注意保护腰部，避免诱发和加重疼痛。

5. 腰椎间盘突出症病程长、恢复慢，鼓励患者应保持愉快的心情，用积极乐观的人生态度对待疾病。

6. 加强腰背肌功能锻炼，要注意持之以恒。主要锻炼方法有：卧位直腿抬高，交叉蹬腿及五点支撑、飞燕式的腰背肌功能锻炼，根据患者的具体情况进行指导。

（1）飞燕式锻炼：患者俯卧位，双下肢伸直，两手贴在身体两旁，下半身不动，抬头时上半身向后背伸，每日3组，每组做10次。逐渐增加为抬头上半身后伸与双下肢直腿后伸同时进行。腰部尽量背伸形似飞燕，每日5~10组，每组20次。

（2）五点支撑锻炼：患者取卧位，以双手叉腰作支撑点，两腿半屈膝90°，脚掌置于床上，以头后部及双肘支撑上半身，双脚支撑下半身，成半拱桥形，当挺起躯干架桥时，膝部稍向两旁分开，速度由慢而快，每日3~5组，每组10~20次。适应后增加至每日10~20组，每组30~50次。以锻炼腰、背、腹部肌肉力量。

7. 腰托使用健康指导：

（1）腰托的选用及佩戴：腰托规格要与自身腰的长度、周径相适应，其上缘须达肋下缘，下缘至臀裂，松紧以不产生不适感为宜。

（2）佩戴时间：可根据病情掌握佩戴时间，腰部症状较重时应随时佩戴，轻症患者可在外出或较长时间站立及固定姿势坐位时使用，睡眠及休息时取下。

（3）使用腰托期间应逐渐增加腰背肌锻炼，防止和减轻腰部肌肉萎缩。

（二）饮食指导

根据患者的营养状况和辨证分型的不同，科学合理指导饮食，使患者达到最大程度的康复，在指导患者饮食期间，动态观察患者的胃纳情况和舌苔变化，随时更改饮食计划。

1. **血瘀气滞型**

饮食宜进行气活血化瘀之品，如黑木耳、金针菇、桃仁等。

2. **寒湿痹阻型**

饮食宜进温经散寒、祛湿通络之品，如砂仁、羊肉、蛇酒等，药膳方：肉桂瘦肉汤、鳝鱼汤、当归红枣煲羊肉。忌凉性食物及生冷瓜果、冷饮。

3. **湿热痹阻型**

饮食宜清热利湿通络之品，如丝瓜、冬瓜、赤小豆、玉米须等。药膳方：丝瓜瘦肉汤。忌辛辣燥热之品，如葱、蒜、胡椒等。

4. **肝肾亏虚型**

（1）肝肾阴虚者宜进食滋阴填精、滋养肝肾之品，如枸杞子、黑芝麻、黑白木耳等。药膳方：莲子百合煲瘦肉汤。忌辛辣香燥之品。

（2）肝肾阳虚者宜进食温壮肾阳，补精髓之品，如黑豆、核桃、杏仁、腰果、黑芝麻等。食疗方：干姜煲羊肉。忌生冷瓜果及寒凉食物。

（三）情志调理

1. 了解患者的情绪，使用言语开导法做好安慰工作，保持情绪平和、神气清净。

2. 用移情疗法，转移或改变患者的情绪和意志，舒畅气机、怡养心神，有益患者的身心健康。

3. 疼痛时出现情绪烦躁，使用安神静志法，要患者闭目静心全身放松，平静呼吸，以达到周身气血流通舒畅。

五、护理难点

自觉改善不良习惯依从性差

解决思路：

1. 加强对患者康复保健知识教育，告知患者不良习惯对腰椎间盘突出症的影响，增强患者的自我保健意识。

2. 发放健康教育小册子，使患者掌握正确的生活方式、饮食调理、坐立行的方法、腰部保健、预防不良姿势等相关护理知识。

3. 根据患者的情况，做到因人施护，制定可行的康复锻炼方法，积极指导患者康复训练。

4. 定期随访，调查患者依从性，及时给予针对性的指导。

六、护理效果评价

附：腰椎间盘突出症中医护理效果评价表

腰椎间盘突出症中医护理效果评价表

医院：　　　　患者姓名：　　　　性别：　　　　年龄：　　　　ID：

文化程度：　　　入院日期：

证候诊断：　　血瘀气滞证□　寒湿痹阻证□　湿热痹阻证□　肝肾亏虚证□　　其他：

一、护理效果评价

主要症状	主要辨证施护方法	中医护理技术	护理效果
腰腿疼痛□	1. 评估疼痛/活动度□ 2. 选择硬板床□ 3. 体位□ 4. 活动方法□ 5. 保暖□ 6. 其他护理措施：	1. 中药贴敷□应用次数：＿＿次，应用时间：＿＿天 2. 药熨法□ 应用次数：＿＿次，应用时间：＿＿天 3. 中药熏蒸□ 应用次数：＿＿次，应用时间：＿＿天 4. 拔火罐□ 应用次数：＿＿次，应用时间：＿＿天 5. 耳穴贴压□应用次数：＿＿次，应用时：＿＿天 6. 骨盆牵引□应用次数：＿＿次，应用时：＿＿天 7. 中药离子导入□应用次数：＿＿次，应用时间：＿＿天 8. 其他：＿＿ 应用次数：＿＿次，应用时间：＿＿天 （请注明，下同）	好□　较好□ 一般□　差□

续表

主要症状	主要辨证施护方法	中医护理技术	护理效果
肢体麻木□	1. 评估麻木部位、程度□ 2. 按摩拍打麻木肢体□ 3. 肢体保暖□ 4. 下肢关节屈伸活动□ 5. 其他护理措施：	1. 中药熏洗□ 应用次数：____次，应用时间：____天 2. 艾灸□ 应用次数：____次，应用时间：____天 3. 中药塌渍□ 应用次数：____次，应用时间：____天 （方案中未涉及） 4. 穴位注射□ 应用次数：____次，应用时间：____天 5. 其他：____ 应用次数：____次，应用时间：____天	好□ 较好□ 一般□ 差□
下肢活动受限□	1. 评估下肢肌力□ 2. 安全防护□ 3. 活动方法□ 4. 功能锻炼□ 5. 其他护理措施：	1. 物理治疗□ 应用次数：____次，应用时间：____天 2. 中药热熨□ 应用次数：____次，应用时间：____天 3. 穴位贴敷□ 应用次数：____次，应用时间：____天 4. 中药熏洗□ 应用次数：____次，应用时间：____天 5. 其他：____ 应用次数：____次，应用时间：____天	好□ 较好□ 一般□ 差□
其他： □（请注明）	1. 2. 3.		好□ 较好□ 一般□ 差□

二、护理依从性及满意度评价

评价项目		患者对护理的依从性			患者对护理的满意度		
		依从	部分依从	不依从	满意	一般	不满意
中医护理技术	中药贴敷						
	中药热熨						
	中药熏蒸						
	中药塌渍						
	拔火罐						
	耳穴贴压						
	骨盆牵引						
	中药离子导入						
	艾灸						
	穴位注射						
	穴位贴敷						
	物理治疗						
健康指导		/	/	/			
签名		责任护士签名：			上级护士或护士长签名：		

三、对本病中医护理方案的评价：　　实用性强□　　实用性较强□　　实用性一般□

不实用□

改进意见：

四、评价人（责任护士）姓名＿＿＿＿＿＿　技术职称＿＿＿＿＿＿　护士长签字＿＿＿＿＿

关于印发促脉证（阵发性心房颤动）等20个病种中医护理方案（试行）的通知

（国中医药医政医管便函〔2014〕24号）

各省、自治区、直辖市中医药管理局、卫生厅局中医处，新疆生产建设兵团卫生局，中国中医科学院，北京中医药大学：

为保持发挥中医护理特色优势，提高中医护理效果，规范中医护理行为，我司组织重点专科护理协作组在梳理、验证和优化各地有效中医护理方案、技术的基础上，制定了促脉证（阵发性心房颤动）等20个病种的中医护理方案（试行）　（可在国家中医药管理局网站：www.satcm.gov.cn下载）。现印发给你们，请参照执行。

工作中有何意见和建议，请及时反馈我司医疗管理处。

联系人：国家中医药管理局医政司医疗管理处 廖穆熙 邴媛媛

电　话：010 – 59957689 59957687

国家中医药管理局医政司

2014 年 3 月 26 日

附录4：膝痹病（膝关节骨性关节炎）中医护理方案

一、常见证候要点

（一）风寒湿痹证：肢体关节酸楚疼痛、痛处固定、有如刀割或有明显重着感或患处表现肿胀感，关节活动欠灵活，畏风寒，得热则舒。舌质淡，苔白腻。

（二）风湿热痹证：起病较急，病变关节红肿、灼热、疼痛，甚至痛不可触，得冷则舒；可伴有全身发热，或皮肤红斑、硬结。舌质红，苔黄。

（三）瘀血闭阻证：肢体关节刺痛，痛处固定，局部有僵硬感，或麻木不仁。舌质紫暗，苔白而干涩。

（四）肝肾亏虚证：膝关节隐隐作痛，腰膝酸软无力，酸困疼痛，遇劳更甚。舌质红、少苔。

二、常见症状/证候施护

（一）膝关节疼痛

1. 疼痛评估：评估诱因、性质、部位、持续时间以及伴随症状，做好疼痛评分，可应用疼痛自评工具"数字评分法（NRS）"评分，记录具体分值。

2. 遵医嘱物理治疗。

3. 遵医嘱耳穴贴压，取神门、交感、皮质下、膝等穴。

4. 遵医嘱中药熏洗。

5. 遵医嘱中药离子导入。

6. 遵医嘱艾灸，取阿是穴、阳陵泉、内膝眼、外膝眼等穴。

7. 遵医嘱拔火罐，取阴陵泉、足三里、解溪等穴。

（二）膝关节肿胀

1. 评估红肿的程度及诱发因素，皮温、皮肤颜色及完整性，测量髌骨上下缘腿围。

2. 遵医嘱对风湿热痹症肿胀患者局部予膝关节冰敷治疗，注意防止皮肤冻伤，观察治疗效果。

3. 遵医嘱物理治疗。

4. 遵医嘱中药熏洗。

5. 遵医嘱中药塌渍。

6. 遵医嘱中药外敷。

（三）膝关节僵硬

1. 评估僵硬发生时间、关节活动受限的范围和生活自理能力。

2. 遵医嘱药熨法。

3. 遵医嘱穴位按摩，取阿是穴、阳陵泉、内膝眼、外膝眼、阴陵泉、足三里、解溪穴等穴。

4. 遵医嘱中药熏洗。

三、中医特色治疗护理

（一）药物治疗

1. 内服中药（详见附录1）。

2. 注射给药（详见附录1）。

3. 外用中药（详见附录1）。

（二）特色技术

1. 中药熏洗（详见附录2）。

2. 中药塌渍（详见附录2）。

3. 中药外敷（详见附录2）。

4. 药熨法（详见附录2）。

5. 中药离子导入（详见附录2）。

6. 耳穴贴压（详见附录2）。

7. 艾灸（详见附录2）。

8. 拔火罐。

（1）根据不同部位，选用口径大小适宜的火罐。口径大的用于面积较大的腰背部及臀部；口径适中的用于四肢平整部位；口径小的用于关节部位。在本病中，应选用口径小或适中的火罐。

（2）其他详见附录2。

9. 穴位按摩（详见附录2）。

（三）围手术期的中医护理

1. 失眠

遵医嘱耳穴贴压，取神门、皮质下、心等穴。

2. 疼痛

（1）疼痛评估。

（2）遵医嘱耳穴贴压，取神门、交感、皮质下、膝等穴。

3. 排尿困难

（1）协助患者采取舒适体位。

（2）热敷下腹部。

（3）遵医嘱穴位按摩，取气海、关元、阴陵泉、三阴交等穴。

（4）遵医嘱耳穴贴压，取脑、肾、膀胱、交感、神门、皮质下等穴。

（5）遵医嘱药熨法，取气海、关元、阴陵泉等穴。

（6）遵医嘱艾灸，取气海、关元、中极等穴。

（7）遵医嘱穴位贴敷，取神阙等穴。

四、健康指导

（一）生活起居

1. 避风寒湿邪入侵，局部注意保暖。

2. 加强对膝部保护，戴护膝保暖。

3. 患肢可垫软枕抬高，避免爬山，以免关节过度负重。

4. 适当控制体重，增加户外活动，日光照射，防止骨质疏松。

5. 有任何部位的感染及时就医。

（二）饮食指导

饮食宜清淡易消化，多吃蔬菜水果，忌生冷、发物及煎炸品。

1. 风寒湿痹证

宜食祛风除湿、温经通络的食品，如姜、蒜、辣面条等。趁热食用，以汗出为度。忌生冷、性凉及肥腻食品，如柿子、螃蟹、蚌肉、海带等。

2. 风湿热痹证

宜食清热利湿的食品，如薏苡仁、冬瓜等。忌生冷、辛辣、滋腻、温燥、伤阴的食品，如洋葱、荔枝、狗肉、羊肉等。食疗方：苡仁冬瓜汤。

3. 瘀血闭阻证

宜食活血通络、温经壮阳的食品，如山楂、木耳、黑豆、核桃、乌鸡汤等。忌辛热燥辣、肥甘厚腻的食品，如肥肉、烤肉等。

4. 肝肾亏虚证

宜食补益气血，益肝肾的食品，如山药，枸杞等。忌发物、肥腻的食品，如鱼、虾、鸡蛋等。

（三）情志调理

1. 耐心向患者讲述疾病治疗及康复过程，介绍成功案例，消除紧张顾虑，积极配合治疗和护理。

2. 开展集体健康教育或者患者交流会，创造患者之间沟通机会，让治疗效果好的患者分享经验，提高认识，相互鼓励，增强治疗信心。

3. 指导患者开展读报、听音乐、与人聊天等转移注意力的活动。对于有焦虑抑郁情绪的患者采用暗示疗法以缓解不良情绪。

4. 争取患者的家庭支持，鼓励家属多陪伴患者，给予亲情关怀。

（四）康复指导

遵医嘱进行康复锻炼。

1. 早期功能锻炼。

（1）肌肉训练

①股四头肌练习：绷紧大腿肌肉，尽量伸直膝关节，保持 5～10 秒钟。

②直腿抬高：在床上绷紧伸直膝关节，并稍稍抬起，使下肢离开床面，保持 5～10 秒钟。

（2）关节训练

①膝关节不负重的屈伸运动。

②踝关节背伸、跖屈活动。

（3）可适当进行散步，游泳等活动 。

2. 晚期行手术治疗，术后遵医嘱进行功能锻炼。

（1）手术当日平卧位，抬高患肢。

（2）术后 6 小时指导患者进行踝关节背伸、跖屈活动，以不感到疲劳为宜。

（3）人工膝关节置换术后，遵医嘱监督指导患者使用下肢关节功能康复机（CPM）进行膝关节屈伸锻炼。

五、护理效果评价

附：膝痹病（膝关节骨性关节炎）中医护理效果评价表

膝痹病（膝关节骨性关节炎）中医护理效果评价表

医院：　　　　科室：　　　入院日期：　　　出院日期：　　　住院天数：

患者姓名：　　性别：　　年龄：　　ID：　　文化程度：　　纳入中医临床路径：是□　否□

证候诊断：风寒湿痹证□　风湿热痹证□　瘀血闭阻证□　肝肾亏虚证□　其他：

一、护理效果评价

主要症状	主要辨证施护方法	中医护理技术	护理效果
膝关节疼痛□	1. 评估疼痛□ 活动评分： 静息评分： 2. 物理治疗□ 3. 其他护理措施：	1. 耳穴贴压□　　应用次数：____次，应用时间：____天 2. 中药熏洗□　　应用次数：____次，应用时间：____天 3. 中药离子导入□　应用次数：____次，应用时间：____天 4. 艾灸□　　应用次数：____次，应用时间：____天 5. 拔火罐□　　应用次数：____次，应用时间：____天 6. 其他：　应用次数：____次，应用时间：____天	好□　较好□ 一般□　差□ 疼痛评估 活动评分： 静息评分：
膝关节肿胀□	1. 评估□ 2. 测量腿围□ 3. 冰敷□ 4. 物理治疗□ 5. 其他护理措施：	1. 中药熏洗□　　应用次数：____次，应用时间：____天 2. 中药塌渍□　　应用次数：____次，应用时间：____天 3. 中药外敷□　　应用次数：____次，应用时间：____天 4. 其他：　应用次数：____次，应用时间：____天	好□　较好□ 一般□　差□

续表

主要症状	主要辨证施护方法	中医护理技术	护理效果
膝关节僵硬□	1. 评估□ 2. 其他护理措施：	1. 药熨法□　　应用次数：＿＿＿次， 应用时间：＿＿＿天 2. 穴位按摩□　　应用次数：＿＿＿次， 应用时间：＿＿＿天 3. 中药熏洗□　　应用次数：＿＿＿次， 应用时间：＿＿＿天 4. 其他：　应用次数：＿＿＿次，应用 时间：＿＿＿天	好□　较好□ 一般□　差□
其他： □（请注明）	1. 2. 3.		好□　较好□ 一般□　差□

二、护理依从性及满意度评价

评价项目		患者对护理的依从性			患者对护理的满意度		
		依从	部分依从	不依从	满意	一般	不满意
中医护理技术	中药熏洗						
	中药塌渍						
	中药外敷						
	药熨法						
	中药离子导入						
	耳穴贴压						
	艾灸						
	拔火罐						
	穴位按摩						
健康指导		/	/	/			
签名		责任护士签名：			上级护士或护士长签名：		

三、对本病中医护理方案的评价：实用性强□　实用性较强□　实用性一般□　不实用□

改进意见：

四、评价人（责任护士）姓名＿＿＿＿技术职称＿＿＿＿完成日期＿＿＿＿护士长签字＿＿＿＿

附录5：带下证（盆腔炎性疾病）中医护理方案

一、常见证候要点

（一）湿热瘀结证：下腹胀痛，带下量多，色黄。舌质红，苔黄腻。

（二）气滞血瘀证：下腹刺痛，带下量多，经行不畅、有块，情志不畅。舌质暗红，或有瘀斑瘀点，苔白或黄。

（三）寒湿瘀滞证：腰腹冷痛，带下色白质稀伴月经量少或后期痛经。舌质黯，苔白腻。

（四）肾虚血瘀证：下腹绵绵作痛，腰骶酸痛，带下色白质清稀，头晕耳鸣。舌质黯淡，苔白。

（五）气虚血瘀证：下腹坠痛，带下量多，色白，经期延长或月经量多。舌淡黯，苔白。

二、常见症状/证候施护

（一）疼痛

1. 观察患者疼痛的部位、性质，持续时间，做好疼痛评分，可应用疼痛自评工具"数字评分法（NRS）"评分，记录具体分值。

2. 卧床休息，可取半卧位，避免久站、久走，禁止重体力劳动。

3. 注意腹部或腰骶保暖，湿热瘀结证者慎用热敷。

4. 遵医嘱穴位按摩，取关元、气海、足三里、三阴交等穴。

5. 遵医嘱艾灸，取气海、关元等穴。

6. 遵医嘱中药保留灌肠，注意经期不宜操作。

7. 遵医嘱中药湿敷，取小腹、腰骶部；注意经期不宜操作。

8. 遵医嘱药熨法，取下腹部和腰骶部，注意经期不宜操作。

9. 遵医嘱中药离子导入，注意经期不宜操作。

10. 遵医嘱中药熏洗，注意经期不宜操作。

（二）带下异常

1. 观察带下量、色、味的变化。

2. 保持会阴清洁。

3. 遵医嘱中药外洗。

（三）月经异常

1. 观察月经的量、色、质，月经周期及伴随症状，病情变化及时报告医师。

2. 注意经期卫生，选择宽松透气的衣裤，不使用不洁卫生用品。

3. 教会患者通过自查基础体温等简单方式监测月经周期。

4. 遵医嘱耳穴贴压，痛经者取神门、交感、内分泌、子宫等穴。

5. 遵医嘱中药外敷。

6. 遵医嘱药熨法，取下腹部和腰骶部，注意经期不宜操作。

7. 遵医嘱穴位按摩，取关元、血海、三阴交等穴。

三、中医特色治疗护理

（一）药物治疗

1. 内服中药（详见附录1）。

2. 注射给药（详见附录1）。

3. 外用中药（详见附录1）。

（二）特色技术

1. 穴位按摩（详见附录2）。

2. 中药保留灌肠（详见附录2）。

3. 中药外敷（详见附录2）。

4. 药熨法（详见附录2）。

5. 中药离子导入（详见附录2）。

6. 中药湿敷（详见附录2）。

7. 中药熏洗（详见附录2）。

8. 艾灸（详见附录2）。

9. 中药外洗（详见附录2）。

10. 耳穴贴压（详见附录2）。

四、健康指导

（一）生活起居

1 注意个人卫生，注重经期、孕期、产褥期保健，卫生用品要清洁。

2. 治疗期间避免性生活。经期及月经干净3天内禁房事、盆浴、游泳。

3. 避免不洁性交，性伴侣有性病者需一同治疗。

4. 做好计划生育措施，尽量避免行人流、上环等手术。

5. 加强体育锻炼，可练气功、太极拳、八段锦、盆腔康复操（详见附件）等。

（二）饮食指导

饮食以清热利湿的食品为宜，忌食辛辣刺激、生冷的食品。

1. 湿热瘀结证

宜食清热利湿的食品，如苦瓜、冬瓜等。食疗方：冬瓜赤小豆汤。

2. 气滞血瘀证

宜食疏肝行气、化瘀止痛的食品，如乌梅、柠檬等。食疗方：佛手玫瑰花汤。

3. 寒湿瘀滞证

宜食祛寒除湿、化瘀止痛的食品，如桃仁、荔枝等。食疗方：桃仁粥。

4. 肾虚血瘀型

宜食补肾化瘀的食品，如黑豆、玫瑰花等。食疗方：黑豆粥。

5. 气虚血瘀型

宜食益气健脾化瘀的食品，如桃仁、山药等。食疗方：山药桃仁粥。

（三）情志调理

1. 护士主动介绍疾病相关知识，鼓励患者坚持治疗，减少复发的机率。

2. 鼓励家属多陪伴患者，给予情感支持。

3. 鼓励病友间多沟通交流，消除患者不安紧张情绪。

4. 根据患者的辨证，给予音乐疗法。

5. 遵医嘱耳穴贴压，取心、肝、神门、交感、脾等穴.

五、护理效果评价

附：带下证（盆腔炎性疾病）中医护理效果评价表

带下证（盆腔炎性疾病）中医护理效果评价表

医院：　　　科室：　　　入院日期：　　　出院日期：　　　住院天数：

患者姓名：　　性别：　年龄：　ID：文化程度：　纳入中医临床路径：是□　否□

证候诊断：湿热瘀结证□　气滞血瘀证□　寒湿瘀滞证□　肾虚血瘀证□　气虚血瘀证□

其他：

一、护理效果评价

主要症状	主要辨证施护方法	中医护理技术	护理效果
疼痛□	1. 评估疼痛□ 评分： 2. 体位□ 3. 保暖□ 4. 其他护理措施：	1. 中药保留灌肠□ 应用次数：＿＿次，应用时间：＿＿天 2. 药熨法□ 应用次数：＿＿次，应用时间：＿＿天 3. 中药离子导入□ 应用次数：＿＿次，应用时间：＿＿天 4. 中药湿敷□ 应用次数：＿＿次，应用时间：＿＿天 5. 艾灸□ 应用次数：＿＿次，应用时间：＿＿天 6. 穴位按摩□ 应用次数：＿＿次，应用时间：＿＿天 7. 中药熏洗□ 应用次数：＿＿次，应用时间：＿＿天 8. 其他： 应用次数：＿＿次，应用时间：＿＿天	好□　较好□ 一般□　差□ 疼痛评分：
带下异常□	1. 观察□ 2. 外阴清洁□ 3. 其他护理措施：	1. 中药外洗□ 应用次数：＿＿次，应用时间：＿＿天 2. 其他：应用次数：＿＿次，应用时间：＿＿天	好□　较好□ 一般□　差□
月经异常□	1. 观察□ 2. 外阴清洁□ 3. 监测体温□ 4. 其他护理措施：	1. 耳穴贴压□ 应用次数：＿＿次，应用时间：＿＿天 2. 中药外敷□ 应用次数：＿＿次，应用时间：＿＿天 3. 药熨法□ 应用次数：＿＿次，应用时间：＿＿天 4. 穴位按摩□ 应用次数：＿＿次，应用时间：＿＿天 5. 其他： 应用次数：＿＿次，应用时间：＿＿天	好□　较好□ 一般□　差□

续表

主要症状	主要辨证施护方法	中医护理技术	护理效果
其他： □（请注明）	1. 2. 3.		好□ 较好□ 一般□ 差□

二、护理依从性及满意度评价

评价项目		患者对护理的依从性			患者对护理的满意度		
		依从	部分依从	不依从	满意	一般	不满意
中医护理技术	穴位按摩						
	中药保留灌肠						
	中药外敷						
	药熨法						
	中药离子导入						
	中药湿敷						
	中药熏洗						
	艾灸						
	中药外洗						
	耳穴贴压						
健康指导		/	/	/			
签名		责任护士签名：			上级护士或护士长签名：		

三、对本病中医护理方案的评价：实用性强□ 实用性较强□ 实用性一般□ 不实用□

改进意见：

四、评价人（责任护士）姓名_____技术职称_____完成日期_____护士长签字_____

附件：盆腔康复操

一、盆腔康复操步骤

1. 第一节腹肌训练操

采取平躺、脸朝上的姿势，双腿并拢，保持双腿伸直并缓慢向上抬起，当脚抬至 20~30 厘米高度时，再将双腿缓慢放下。以上动作，每次持续 5~10 秒，重复进行 3~5 次。

2. 第二节臀髋配合操

脸朝上，平躺在床或垫子上，先抬左臂，同时弯曲右侧髋部和膝关节，使右侧大腿尽量靠近腹部；做完后恢复原位。再换成右臂和左侧髋关节及膝关节，进行相同的动作。重复 3 ~ 5 次后恢复原位。

3. 第三节

抬足跟收肛操：采取脸朝上平躺的姿势，双脚脚跟同时缓慢抬起，离开所躺平面的同时吸气做提肛运动，维持 5 秒后，缓慢放下双腿同时呼气。重复 3 ~ 5 次。

4. 第四节屈腿压腹操

脸朝上，平躺，双臂侧平举，手心向上，弯曲双膝，同时将双腿缓慢抬起．使大腿部位逐渐接近腹部，此时双臂抱膝压腹，借助腿部用力挤压小腹部，臀部下方离开床平面。然后将双手放开．双腿缓慢伸直，恢复到平躺的原位。重复做这些动作 3 ~ 5 次。

5. 第五节抬身收肛操

脸朝上，平躺，双手在身体两侧，手心朝下，慢慢吸气，收缩腹部，双手按压所躺的床面，借助按压的力量让上体缓慢坐起同时收缩肛门，然后再将上体缓慢地躺下恢复原位。将这些动作重复做 3 ~ 5 次。

6. 第六节分膝操

脸朝上，平躺，膝部缓慢弯曲。让双膝缓慢地向外侧分开，并尽力使双膝分开到最大程度，然后再向内闭合，缓慢恢复至原位。将这些动作重复做 3 ~ 5 次。

二、盆腔康复操注意事项

1. 练盆腔运动操时要保持自然舒服的呼吸节奏。

2. 运动时要量力而行，次数可以根据自身情况从少到多，逐渐增加。

3. 有心脑血管疾病的老年女性，更要循序渐进。

4. 有急性盆腔炎、腹腔恶性肿瘤的患者，不宜在家自行锻炼。

附录6：肛痛（肛门直肠周围脓肿）中医护理方案

一、常见证候要点

（一）火毒蕴结证：肛门周围突然肿痛，持续加剧，伴有恶寒、发热、便秘、溲赤。肛周红肿，触痛明显，质硬，表面灼热。舌质红，苔薄黄。

（二）热毒炽盛证：肛门肿痛剧烈，可持续数日，痛如鸡啄，夜寐不安，伴有恶寒发热，口干便秘，小便困难。肛周红肿，按之有波动感或穿刺有脓。舌质红，苔黄。

（三）阴虚毒恋证：肛门肿痛、灼热，表皮色红，溃后难敛，伴有午后潮热，心烦口干，夜间盗汗。舌质红，少苔。

二、常见症状/证候施护

（一）肛门肿痛

1. 观察皮肤红、肿、热、痛的程度及范围。

2. 协助患者取舒适体位。

3. 遵医嘱耳穴贴压，取肛门、神门、皮质下、直肠等穴。

4. 遵医嘱中药熏洗。

5. 遵医嘱中药药浴。

6. 遵医嘱中药外敷。

（二）发热

1. 观察体温及汗出情况。

2. 鼓励患者多饮水。

3. 遵医嘱穴位按摩，取大椎、曲池、合谷、外关等穴。

4. 遵医嘱刮痧，取合谷、曲池、大椎等穴。

（三）便秘

1. 定时排便，忌努挣，避免久蹲。

2. 腹部按摩。

3. 遵医嘱穴位按摩，取天枢、关元、气海、大横、足三里等穴。

4. 遵医嘱穴位贴敷，取神阙穴。

5. 遵医嘱耳穴贴压，取大肠、便秘点、脾、直肠、三焦、皮质下等穴。

（四）排尿困难

1. 协助患者采取舒适体位。

2. 热敷下腹部。

3. 遵医嘱穴位按摩，取气海、关元、阴陵泉、三阴交等穴。

4. 遵医嘱耳穴贴压，取脑、肾、膀胱、交感、神门、皮质下等穴。

5. 遵医嘱药熨法，取气海、关元、阴陵泉等穴。

6. 遵医嘱艾灸，取气海、关元、中极等穴。

7. 遵医嘱穴位贴敷，取神阙等穴。

三、中医特色治疗护理

（一）药物治疗

1. 内服中药（详见附录1）。

2. 注射给药（详见附录1）。

3. 外用中药（详见附录1）。

（二）特色技术

1. 耳穴贴压（详见附录2）。

2. 中药熏洗（详见附录2）。

3. 中药药浴（详见附录2）。

4. 中药外敷（详见附录2）。

5. 穴位按摩（详见附录2）。

6. 刮痧（详见附录2）。

7. 穴位贴敷（详见附录2）。

8. 药熨法（详见附录2）。

9. 艾灸（详见附录2）。

10. 腹部按摩（详见附录2）

（三）围手术期的中医护理

1. 术前：遵医嘱耳穴贴压，取心、神门、皮质下等穴，以助睡眠。

2. 术后护理。

（1）便后遵医嘱中药熏洗。

（2）挂线护理：告知患者轻拉挂线皮筋，便于彻底清洗，利于引流通畅。

（3）遵医嘱对创面采用物理治疗，如微波、红光、磁疗等。

（4）遵医嘱耳穴贴压，取神门、交感、肛门等穴，以缓解术后疼痛。

四、健康指导

（一）生活起居

1. 每次排便不宜超过10分钟，排便时勿努挣。

2. 保持肛周皮肤清洁干燥，勤换内裤，脓肿部位不宜挤压、碰撞。

3. 劳逸结合，加强体育锻炼。

4. 提肛运动。方法：深吸气时收缩并提肛门，呼气时将肛门缓慢放松，一收一放为 1 次；每日晨起及睡前各做 20~30 次。

（二）饮食指导

饮食宜清淡、少渣，忌食辛辣刺激之品，忌酒。

1. 火毒蕴结证

宜食清热泻火解毒的食品，如野菊花代茶饮。食疗方：凉拌鲜蒲公英。

2. 热毒炽盛证

宜食清热利湿解毒的食品，如冬瓜、丝瓜、西瓜等。食疗方：冬瓜苡仁汤。

3. 阴虚毒恋证

宜食滋阴降火的食品，如生梨、绿豆、黄瓜等。食疗方：绿豆粥。

（三）情志调理

1. 采用放松术，如听舒缓音乐、全身肌肉放松、谈话等方法转移注意力。

2. 护理人员应及时了解患者的心理状态，解释疾病的发生、发展及转归，讲解周围成功病例，树立战胜疾病的信心。

3. 加强病友间的沟通交流，以获得情感支持。

五、护理效果评价

附：肛痈（肛门直肠周围脓肿）中医护理效果评价表

肛痈（肛门直肠周围脓肿）中医护理效果评价表

医院：　　　科室：　　　入院日期：　　　出院日期：　　　住院天数：

患者姓名：　　性别：　年龄：　ID：　文化程度：　　纳入中医临床路径：是□　否□

证候诊断：　　火毒蕴结证□　热毒炽盛证□　阴虚毒恋证□　其他：

一、护理效果评价

主要症状	主要辨证施护方法	中医护理技术	护理效果
肛门肿痛□	1. 观察□ 2. 体位□ 3. 其他护理措施：	1. 耳穴贴压□　应用次数：＿＿次，应用时间：＿＿天 2. 中药熏洗□　应用次数：＿＿次，应用时间：＿＿天 3. 中药药浴□　应用次数：＿＿次，应用时间：＿＿天 4. 中药外敷□　应用次数：＿＿次，应用时间：＿＿天 5．其他：　应用次数：＿＿次，应用时间：＿＿天	好□　较好□ 一般□　差□
发热□	1. 体温监测□ 2. 饮水□ 3. 其他护理措施：	1. 穴位按摩□　应用次数：＿＿次，应用时间：＿＿天 2. 刮痧□　应用次数：＿＿次，应用时间：＿＿天 3. 其他：　应用次数：＿＿次，应用时间：＿＿天	好□　较好□ 一般□　差□
便秘□	1. 排便指导□ 2. 其他护理措施：	1. 穴位按摩□　应用次数：＿＿次，应用时间：＿＿天 2. 穴位贴敷□　应用次数：＿＿次，应用时间：＿＿天 3. 耳穴贴压□　应用次数：＿＿次，应用时间：＿＿天 4. 腹部按摩□　应用次数：＿＿次，应用时间：＿＿天 5. 其他：　应用次数：＿＿次，应用时间：＿＿天	好□　较好□ 一般□　差□

续表

主要症状	主要辨证施护方法	中医护理技术	护理效果
排尿困难□	1. 体位□ 2. 热敷□ 3. 其他护理措施：	1. 穴位按摩　□应用次数：＿＿＿次，应用时间：＿＿＿天 2. 耳穴贴压　□应用次数：＿＿＿次，应用时间：＿＿＿天 3. 药熨法　□应用次数：＿＿＿次，应用时间：＿＿＿天 4. 艾灸□　应用次数：＿＿＿次，应用时间：＿＿＿天 5. 穴位贴敷□　应用次数：＿＿＿次，应用时间：＿＿＿天 6. 其他：　应用次数：＿＿＿次，应用时间：＿＿＿天	好□　较好□ 一般□　差□
其他： □（请注明）	1. 2. 3. 4.		好□　较好□ 一般□　差□

二、护理依从性及满意度评价

评价项目		患者对护理的依从性			患者对护理的满意度		
		依从	部分依从	不依从	满意	一般	不满意
中医护理技术	耳穴贴压						
	中药熏洗						
	中药药浴						
	中药外敷						
	穴位按摩						
	刮痧						
	穴位贴敷						
	药熨法						
	艾灸						
	腹部按摩						
健康指导		/	/	/			
签名		责任护士签名：			上级护士或护士长签名：		

三、对本病中医护理方案的评价：实用性强□ 实用性较强□ 实用性一般□ 不实用□

改进意见：

四、评价人（责任护士）姓名_____技术职称_____完成日期_____护士长签字_____

附录7：结直肠癌中医护理方案

一、常见证候要点

（一）脾肾阳虚证：腹胀隐痛，久泻不止，大便夹血，血色黯淡，或腹部肿块，面色萎黄，四肢不温。舌质淡胖，苔薄白。

（二）肝肾阴虚证：腹胀痛，大便形状细扁，或带黏液脓血或便干，腰膝酸软，失眠，口干咽燥，烦躁易怒，头昏耳鸣，口苦，肋胁胀痛，五心烦热。舌红少苔。

（三）气血两亏证：体瘦腹满、面色苍白、肌肤甲错，食少乏力、神疲乏力，头昏心悸。舌质淡，苔薄白。

（四）痰湿内停证：里急后重，大便脓血，腹部阵痛。舌质红或紫暗，苔腻。

（五）瘀毒内结证：面色黯滞，腹痛固定不移，大便脓血，血色紫暗，口唇黯紫，或舌有瘀斑，或固定痛处。

二、常见症状/证候施护

（一）腹胀

1. 观察腹胀的部位、性质、程度、时间、诱发因素及伴随症状。

2. 遵医嘱穴位按摩，取足三里、脾俞、大肠俞、肺俞等穴。

3. 遵医嘱耳穴贴压，取大肠、脾、胃、交感、皮质下等穴。

4. 遵医嘱肛管排气或中药保留灌肠。

5. 遵医嘱中药离子导入，取神阙、大肠俞、内关、脾俞、胃俞、肺俞等穴。

6. 遵医嘱艾灸，取神阙、关元、足三里等穴。

（二）腹痛

1. 评估疼痛部位、性质、程度、持续时间、二便及伴随症状，做好疼痛评分，可应用疼痛自评工具"数字评分法（NRS）"评分，记录具体分值。如出现腹痛剧烈、痛处拒按、冷汗淋漓、四肢不温、呕吐不止等症状，立即报告医师协助处理。

2. 协助取舒适体位，避免体位突然改变。

3. 遵医嘱穴位注射，取双侧足三里穴。

4. 遵医嘱耳穴贴压，取大肠、小肠、交感等穴。

5. 遵医嘱中药外敷。

（三）腹泻

1. 观察排便次数、量、性质及有无里急后重感，有无诱发因素。

2. 遵医嘱艾灸，取关元、气海、足三里等穴。

3. 遵医嘱穴位贴敷，取神阙、内关、足三里等穴。

4. 遵医嘱穴位按摩，取中脘、天枢、气海、关元、脾俞、胃俞、足三里等穴。

（四）黏液血便

1. 观察大便性质、出血程度、排便时间。

2. 遵医嘱穴位按摩，取中脘、百会、足三里、三阴交、脾俞、梁门等穴。

3. 遵医嘱耳穴贴压，取肾上腺、皮质下、神门等穴。

4. 遵医嘱中药保留灌肠。

（五）便秘

1. 观察排便次数、量、性质。

2. 遵医嘱穴位按摩，取天枢、大横、腹衰、足三里等穴，气虚者加取关元、气海等穴。

3. 遵医嘱耳穴贴压，取便秘点、大肠、内分泌等穴。

4. 遵医嘱艾灸，取关元、神阙、气海、足三里、上巨虚、下巨虚等穴。

5. 遵医嘱中药保留灌肠。

三、中医特色治疗护理

（一）药物治疗

1. 内服中药（详见附录1）。

2. 注射给药。

（1）复方苦参注射液：静脉输液速度不超过40滴/分钟。

（2）鸦胆子油注射液：静脉输液速度不超过50滴/分钟。

（3）榄香烯注射液：稀释后宜在4小时内输注完成；建议使用中心静脉置管给药。

（4）康艾注射液：急性心衰、急性肺水肿、对人参、黄芪过敏者禁用。

（5）其他详见附录1。

3. 外用中药（详见附录1）。

（二）特色技术

1. 穴位按摩（详见附录2）。

2. 中药保留灌肠。

（1）患者左侧卧位、抬高臀部10cm，保留药液20分钟左右。

（2）其他详见附录2。

3. 耳穴贴压（详见附录2）。

4. 艾灸（详见附录2）。

5. 穴位注射（详见附录2）。

6. 中药离子导入（详见附录2）。

7. 穴位贴敷（详见附录2）。

8. 中药外敷（详见附录2）。

四、健康指导

（一）生活起居

1. 保证充足的睡眠和休息，防止感冒。

2. 指导患者有序进行八段锦、简化太极拳锻炼。

（二）饮食指导

饮食宜清淡，忌烟酒、肥甘厚味、甜腻和易胀气的食品。

1. 脾肾阳虚证：宜食温阳健脾的食品，如山药、桂圆、大枣、南瓜等。忌生冷瓜果、寒凉食品。食疗方：桂圆大枣粥。

2. 肝肾阴虚证：宜食滋阴补肝肾的食品，如芝麻、银耳、胡萝卜、桑椹等。忌温热之品。食疗方：银耳羹。

3. 气血两亏证：宜食益气养血的食品，如大枣、桂圆、莲子、鸡蛋等。食疗方：桂圆莲子汤。

4. 痰湿内停证：宜食化痰利湿的食品，如白萝卜、莲子、薏苡仁、赤小豆等。忌大温大热之品。食疗方：赤小豆薏仁粥。

5. 瘀毒内结证：宜食化瘀软坚的食品，如桃仁、紫菜、苋菜、油菜等。禁食酸敛类果品，如柿子、杨梅、石榴等。食疗方：桃仁紫菜汤。

6. 急性腹痛患者诊断未明确时应暂禁食；腹泻患者宜食健脾养胃及健脾利湿的食品，如胡萝卜、薏苡仁等。严重腹泻者适量饮淡盐水。

（三）情志调理

1. 多与患者沟通，及时予以心理疏导。

2. 鼓励家属多陪伴患者，亲朋好友给予情感支持。

3. 指导采用暗示疗法、认知疗法、移情调志法，建立积极的情志状态。

4. 人工造瘘患者自我形象紊乱突出，帮助患者重新认识自我并鼓励其参加社会活动。

五、护理效果评价

附：结直肠癌中医护理效果评价表

结直肠癌中医护理效果评价表

医院：　　　　科室：　　　入院日期：　　　出院日期：　　　住院天数：

患者姓名：　　性别：　　年龄：　　ID：　文化程度：　　纳入中医临床路径：是□ 否□

证候诊断：　脾肾阳虚证□　肝肾阴虚证□　气血两亏证□　痰湿内停证□　瘀毒内结

证□　其他：

一、护理效果评价

主要症状	主要辨证施护方法	中医护理技术	护理效果
腹胀□	1. 观察□ 2. 肛管排气□ 2. 其他护理措施：	1. 穴位按摩□　应用次数：＿＿次，应用时间：＿＿天 2. 耳穴贴压□　应用次数：＿＿次，应用时间：＿＿天 3. 中药保留灌肠□　应用次数：＿＿次，应用时间：＿＿天 4. 中药离子导入□　应用次数：＿＿次，应用时间：＿＿天 5. 艾灸□　应用次数：＿＿次，应用时间：＿＿天 6. 其他：　应用次数：＿＿次，应用时间：＿＿天	好□　较好□ 一般□　差□

主要症状	主要辨证施护方法	中医护理技术	护理效果
腹痛□	1. 评估疼痛□ 评分： 2. 体位□ 3. 观察□ 4. 其他护理措施：	1. 穴位注射□ 应用次数：____次，应用时间：____天 2. 耳穴贴压□ 应用次数：____次，应用时间：____天 3. 中药外敷□ 应用次数：____次，应用时间：____天 4. 其他： 应用次数：____次，应用时间：____天	好□ 较好□ 一般□ 差□ 疼痛评分：
腹泻□	1. 观察□ 2. 其他护理措施：	1. 艾灸□ 应用次数：____次，应用时间：____天 2. 穴位贴敷□ 应用次数：____次，应用时间：____天 3. 穴位按摩□ 应用次数：____次，应用时间：____天 4. 其他： 应用次数：____次，应用时间：____天	好□ 较好□ 一般□ 差□
黏液血便□	1. 观察□ 2. 其他护理措施：	1. 穴位按摩□ 应用次数：____次，应用时间：____天 2. 耳穴贴压□ 应用次数：____次，应用时间：____天 3. 中药保留灌肠□ 应用次数：____次，应用时间：____天 4. 其他： 应用次数：____次，应用时间：____天	好□ 较好□ 一般□ 差□

续表

主要症状	主要辨证施护方法	中医护理技术	护理效果
便秘□	1. 观察□ 2. 其他护理措施：	1. 穴位按摩□　应用次数：＿＿＿次，应用时间：＿＿＿天 2. 耳穴贴压□　应用次数：＿＿＿次，应用时间：＿＿＿天 3. 艾灸□　应用次数：＿＿＿次，应用时间：＿＿＿天 4. 中药保留灌肠□　应用次数：＿＿＿次，应用时间：＿＿＿天 5. 其他：　应用次数：＿＿＿次，应用时间：＿＿＿天	好□　较好□ 一般□　差□
其他： □（请注明）	1. 2. 3.		好□　较好□ 一般□　差□

二、护理依从性及满意度评价

评价项目		患者对护理的依从性			患者对护理的满意度		
		依从	部分依从	不依从	满意	一般	不满意
中医护理技术	穴位按摩						
	中药保留灌肠						
	耳穴贴压						
	艾灸						
	穴位注射						
	中药离子导入						
	穴位贴敷						
	中药外敷						
健康指导		/	/	/			
签名		责任护士签名：			上级护士或护士长签名：		

三、对本病中医护理方案的评价：实用性强□实用性较强□实用性一般□不实用□

改进意见：

四、评价人（责任护士）姓名＿＿＿技术职称＿＿＿完成日期＿＿＿护士长签字＿＿＿

附录8：胫腓骨骨折中医护理方案

一、常见证候要点

（一）血瘀气滞证：骨折初期，伤后1~2周。局部肿胀压痛，舌质淡，苔薄白。

（二）瘀血凝滞证：骨折中期，伤后2~4周。伤处疼痛拒按，动则加剧，功能活动障碍。舌红或有瘀点，苔白。

（三）肝肾不足证：骨折后期，伤后大于4周。头晕耳鸣，腰膝酸软，两目干涩，视物模糊，五心烦热，遗精盗汗，舌淡胖。

二、常见症状/证候施护

（一）疼痛

1. 评估疼痛的程度、性质、原因、伴随症状，是否有被动牵拉痛，做好疼痛评分，可应用疼痛自评工具"数字评分法（NRS）"评分，记录具体分值。

2. 遵医嘱中药外敷。

3. 遵医嘱耳穴贴压：取神门、交感、皮质下、肝、肾等穴。

（二）肿胀

1. 评估肿胀的程度、范围、伴随症状，有无张力性水泡并做好记录。

2. 密切观察有无出现骨筋膜室综合征的可能：肿胀进行性加重、皮肤张力增高，水泡、肌肉发硬、不能触及足背动脉搏动、肢体颜色发绀或苍白，应立即报告医师，作好切开减压术前准备。

3. 观察肢体血运及颜色。

4. 抬高患肢，以减轻肿胀。

（三）功能活动障碍

1. 评估患肢末梢血运、感觉及肢体活动情况。注意防止石膏支具压迫腓骨颈部导致腓总神经受压，如发现异常，应及时通知医生，及时处理。

2. 给予支具固定，抬高患肢并保持功能位。

3. 改变体位时注意保护患肢，避免骨折处遭受旋转和成角外力的干扰。

三、中医特色治疗护理

（一）药物治疗

1. 内服中药（详见附录1）。

2. 注射给药（详见附录1）。

3. 外用中药（详见附录1）。

（二）特色技术

1. 中药外敷（详见附录2）。

2. 耳穴贴压（详见附录2）。

四、健康指导

（一）生活起居

1. 指导患者正确使用拐杖。

2. 下床活动时防跌倒。

（二）饮食指导

1. 血瘀气滞证

宜食行气止痛、活血化瘀的食品，如白萝卜、红糖、山楂、生姜等，少食甜食、土豆等胀气食物，尤其不可过早食以肥腻滋补之品。

2. 瘀血凝滞证

宜进活血化瘀的食品，满足骨痂生长的需要，加以骨头汤、鸽子汤等高蛋白食物。

3. 肝肾不足证

宜进滋补肝肾、补益气血的食品，如鱼、虾、肉、蛋、牛奶，新鲜蔬菜水果。适量的食用榛子、核桃等坚果类食物以补充钙的摄入及微量元素。

（三）情志调理

1. 向患者介绍本疾病的发生、发展及转归，取得患者理解和配合，消除不良情绪。

2. 介绍成功病例，帮助患者树立战胜疾病的信心。

3. 疼痛时出现情绪烦躁，使用安神静志法：患者闭目静心全身放松、平静呼吸，或听音乐，以达到周身气血流通舒畅。

（四）康复指导

1. 在医师（康复师）的指导下，帮助和督促患者康复训练。

2. 告知患者应坚持功能锻炼，促进胫腓骨骨折功能恢复，增强患者自我保健意识。

3. 指导患者进行足趾及踝关节的屈伸锻炼，每日多次，每次 15～20 分钟。

4. 术后康复。

（1）遵医嘱指导患者做股四头肌的等长收缩运动及膝、踝关节主动活动。

（2）遵医嘱扶双拐不负重步行，逐步过渡到单拐逐渐负重。

（3）功能锻炼以患者自感稍微疲劳、休息后能缓解、不引起疼痛为原则，并应循序渐进。

五、护理效果评价

附：胫腓骨骨折中医护理效果评价表

骨折中医护理效果评价表

医院：　　　科室：　　　入院日期：　　　出院日期：　　　住院天数：

患者姓名：　　性别：　　年龄：　　ID：　文化程度：　　　纳入中医临床路径：是□　否□

证候诊断：　血瘀气滞证□　瘀血凝滞证□　肝肾不足证□　其他：

一、护理效果评价

主要症状	主要辨证施护方法	中医护理技术	护理效果
疼痛□	1. 评估疼痛□ 评分： 2. 被动牵拉痛□ 3. 其他护理措施：	1. 中药外敷□　应用次数：＿＿次，应用时间：＿＿天 2. 耳穴贴压□　应用次数：＿＿次，应用时间：＿＿天 3. 其他：　应用次数：＿＿次，应用时间：＿＿天	好□　较好□ 一般□　差□
肿胀□	1. 评估肿胀部位、程度□ 2. 观察患肢皮肤色泽/温度/张力/足部感觉□ 3. 抬高患肢□ 4. 观察足背动脉搏动□ 5. 其他护理措施：	1. 其他：　应用次数：＿＿次，应用时间：＿＿天	好□　较好□ 一般□　差□

续表

主要症状	主要辨证施护方法	中医护理技术	护理效果
功能活动障碍□	1. 评估□ 2. 支具固定□ 3. 安全防护□ 4. 功能锻炼□ 5. 其他护理措施：	1. 其他： 应用次数：_____次， 应用时间：_____天	好□ 较好□ 一般□ 差□
其他： □（请注明）	1. 2. 3.		好□ 较好□ 一般□ 差□

二、护理依从性及满意度评价

评价项目		患者对护理的依从性			患者对护理的满意度		
		依从	部分依从	不依从	满意	一般	不满意
中医护理技术	中药外敷						
	耳穴贴压						
健康指导		/	/	/			
签名		责任护士签名：			上级护士或护士长签名：		

三、对本病中医护理方案的评价：实用性强□ 实用性较强□ 实用性一般□ 不实用□

改进意见：

四、评价人（责任护士）姓名_____技术职称_____完成日期_____护士长签字_____

关于印发胃疡等 19 个病种中医护理方案（试行）的通知

（国中医药医政医管便函〔2015〕61 号）

各省、自治区、直辖市卫生计生委、中医药管理局，新疆生产建设兵团卫生局：

为保持发挥中医护理特色优势，提高中医护理效果，规范中医护理行为，我司组织重点专科护理协作组制定了胃疡等 19 个病种的中医护理方案（试行）（方案电子版可在国家中医药管理局网站下载）。现印发给你们，请参照执行。各中医医院要在此基础上，优化制定适合本院实际情况的中医护理方案，并指导临床应用推广。

附件：胃疡等 19 个病种中医护理方案（试行）.doc

国家中医药管理局医政司

2015 年 8 月 18 日

附录9：胆胀（胆囊炎）中医护理方案（试行）

一、常见证候要点

（一）肝胆郁滞证：右胁胀满疼痛，痛引右肩，遇怒加重，胸闷脘胀，善太息，嗳气频作，吞酸嗳腐。苔白腻。

（二）肝胆湿热证：右胁胀满疼痛，胸闷纳呆，恶心呕吐，口苦心烦，大便黏滞，或见黄疸。舌红苔黄腻。

（三）气滞血瘀证：右胁刺痛较剧，痛有定处而拒按，面色晦暗，口干口苦。舌质紫暗或舌边有瘀斑。

（四）肝郁脾虚证：右胁胀痛，倦怠乏力，情绪抑郁或烦躁易怒，腹胀，嗳气叹息，口苦，恶心呕吐，食少纳呆，大便稀溏或便秘。舌淡或暗，苔白。

（五）胆腑郁热证：右胁灼热疼痛，或绞痛或胀痛或钝痛或剧痛。疼痛放射至右肩胛，脘腹不舒，恶心呕吐，大便不畅或见黄疸或伴发热。舌质红，苔黄。

二、常见症状/证候施护

（一）右胁疼痛

1. 观察疼痛的部位、性质、程度、持续时间、诱发及缓解因素，与饮食、体位、睡眠的关系。若疼痛剧烈、可能有出血或出现休克现象者，立即报告医生。

2. 急性发作时宜卧床休息，给予精神安慰；禁饮食，密切观察病情变化。

3. 遵医嘱穴位贴敷，取胆囊穴、章门、期门等穴。

4. 遵医嘱穴位按摩，取右侧肝俞、右侧胆俞、太冲、侠溪等穴。

5. 遵医嘱耳穴贴压，取肝、胆、交感、神门等穴。

6. 遵医嘱穴位注射：取胆囊等穴。

7. 遵医嘱肝病治疗仪治疗。

（二）右胁胀满不适

1. 观察胀满的部位、性质、程度、时间、诱发因素及伴随症状。

2. 鼓励患者饭后适当运动，保持大便通畅。

3. 腹部行顺时针方向按摩。

4. 遵医嘱穴位贴敷，取脾俞、胃俞、神阙、中脘等穴。

5. 遵医嘱穴位注射，取足三里、胆囊等穴。

6. 遵医嘱耳穴贴压，取肝、胆、大肠、交感等穴。

7. 遵医嘱穴位按摩，取胆囊、天枢等穴。

（三）嗳气、恶心、呕吐

1. 观察嗳气、恶心、呕吐的频率、程度与饮食的关系。

2. 指导患者饭后不宜立即平卧。

3. 呕吐患者汤药宜少量频服，服药前用生姜汁数滴滴于舌面或姜片含于舌下，以减轻呕吐。

4. 遵医嘱穴位注射，取双侧足三里、胆囊等穴。

5. 遵医嘱穴位按摩，取合谷、中脘、胆囊等穴。

6. 遵医嘱耳穴贴压，取胆囊、胃、内分泌、交感、神门等穴。

7. 遵医嘱艾灸，取脾俞、胃俞、中脘、足三里等穴。

8. 遵医嘱穴位贴敷，取肝俞、胆俞、中脘、足三里等穴。

（四）纳呆

1. 观察患者饮食状况、口腔气味及舌质、舌苔的变化，保持口腔清洁。

2. 遵医嘱穴位按摩，取脾俞、胃俞、中脘、阳陵泉等穴。

3. 遵医嘱耳穴贴压，取脾、胃、小肠、大肠、神门等穴。

4. 遵医嘱穴位贴敷，取中脘、胃俞、足三里等穴。

（五）发热

1. 观察体温变化。

2. 保持皮肤清洁，汗出后及时擦干皮肤、更换衣被，忌汗出当风。

3. 遵医嘱穴位注射，取曲池等穴。

三、中医特色治疗护理

（一）药物治疗

1. 内服中药

（1）肝郁脾虚证中药宜温服，恶心呕吐者宜浓煎频服，湿热证者宜凉服。

（2）服用含有大黄成分的中成药后，要注意观察大便的次数及性质，尤其关注年老体弱的患者。

（3）其他见附录1。

2. 注射给药（详见附录1）。

（二）特色技术

1. 穴位贴敷（详见附录2）。

2. 耳穴贴压（详见附录2）。

3. 穴位注射（详见附录2）。

4. 穴位按摩（详见附录2）。

5. 艾灸（详见附录2）。

四、健康指导

（一）生活起居

1. 病室安静、整洁、空气清新，温湿度适宜。

2. 急性发作时宜卧床休息。

（二）饮食指导

1. 肝胆郁滞证

宜食疏肝利胆的食品，如苦瓜、芹菜、白菜、丝瓜等。忌食壅阻气机的食品，如豆类、红薯、南瓜等。

2. 肝胆湿热证

宜食清热利湿的食品，如薏苡仁、黄瓜、芹菜、冬瓜等。

3. 气滞血瘀证

宜食疏肝理气，活血祛瘀的食品，如山楂、大枣等。

4. 肝郁脾虚证

宜食疏肝健脾的食品，如莲藕、山药等。

5. 胆腑郁热证

宜食清热泻火的食品，如冬瓜、苦瓜、菊花泡茶饮等。

（三）情志调理

1. 多与患者沟通，了解其心理状态，指导其保持乐观情绪。

2. 指导患者采用移情相制疗法，转移其注意力。针对患者焦虑或抑郁的情绪变化，可采用暗示疗法或顺情从欲法。

3. 鼓励家属多陪伴患者，给予患者心理支持。指导患者和家属了解本病的相关知识，掌握控制疼痛的简单方法，如深呼吸、全身肌肉放松、听音乐等。

4. 鼓励病友间多沟通，交流疾病防治经验，提高认识，增强治疗信心。

五、护理难点

患者建立正确的饮食习惯较困难

解决思路：

1. 利用多种形式向患者及家属介绍食疗及养生方法。

2. 利用图表等形式向患者演示饮食不当诱发胆囊炎的机理，使患者了解疾病与饮食的相关性，并嘱家属协同做好督促工作。

3. 定期进行电话回访，鼓励坚持正确的饮食习惯。定期门诊复查，筛查危险因素，进行针对性干预。

六、护理效果评价

附：胆胀（胆囊炎）中医护理效果评价表

胆胀（胆囊炎）中医护理效果评价表

医院：　　　科室：　　　入院日期：　　　出院日期：　　　住院天数：

患者姓名：　　性别：　年龄：　ID：　文化程度：　　纳入中医临床路径：是□　否□

证候诊断：肝胆郁滞证□　肝胆湿热证□　气滞血瘀证□　肝郁脾虚证□　胆腑郁热证□

其他：

一、护理效果评价

主要症状	主要辨证施护方法	中医护理技术	护理效果
右胁疼痛□	1. 观察□ 2. 肝病治疗仪□ 3. 其他护理措施：	1. 穴位贴敷□　应用次数：＿＿次，应用时间：＿＿天 2. 穴位按摩□　应用次数：＿＿次，应用时间：＿＿天 3. 耳穴贴压□　应用次数：＿＿次，应用时间：＿＿天 4. 穴位注射□　应用次数：＿＿次，应用时间：＿＿天 5. 其他：　应用次数：＿＿次，应用时间：＿＿天 （请注明，下同）	好□　较好□ 一般□　差□

续表

主要症状	主要辨证施护方法	中医护理技术	护理效果
右胁胀满不适□	1. 观察□ 2. 活动□ 3. 腹部按摩□ 4. 其他护理措施:	1. 穴位贴敷□ 应用次数: ____次,应用时间: ____天 2. 穴位注射□ 应用次数: ____次,应用时间: ____天 3. 耳穴贴压□ 应用次数: ____次,应用时间: ____天 4. 穴位按摩□ 应用次数: ____次,应用时间: ____天 5. 其他: 应用次数: ____次,应用时间: ____天	好□ 较好□ 一般□ 差□
嗳气、恶心、呕吐□	1. 观察□ 2. 体位□ 3. 服药护理□ 4. 其他护理措施:	1. 穴位注射□ 应用次数: ____次,应用时间: ____天 2. 穴位按摩□ 应用次数: ____次,应用时间: ____天 3. 耳穴贴压□ 应用次数: ____次,应用时间: ____天 4. 艾灸□ 应用次数: ____次,应用时间: ____天 5. 穴位贴敷□ 应用次数: ____次,应用时间: ____天 6. 其他: 应用次数: ____次,应用时间: ____天	好□ 较好□ 一般□ 差□
纳呆□	1. 口腔清洁□ 2. 其他护理措施:	1. 穴位按摩□ 应用次数: ____次,应用时间: ____天 2. 耳穴贴压□ 应用次数: ____次,应用时间: ____天 3. 穴位贴敷□ 应用次数: ____次,应用时间: ____天 4. 其他: 应用次数: ____次,应用时间: ____天	好□ 较好□ 一般□ 差□

续表

主要症状	主要辨证施护方法	中医护理技术	护理效果
主要症状	主要辨证施护方法	中医护理技术	护理效果
发热□	1. 监测体温□ 2. 皮肤护理□ 3. 其他护理措施：	1. 穴位注射□　应用次数：＿＿次， 应用时间：＿＿天 2. 其他：　应用次数：＿＿次，应用 时间：＿＿天	好□　较好□ 一般□　差□
其他： □（请注明）	1. 2. 3.		好□　较好□ 一般□　差□

二、护理依从性及满意度评价

评价项目		患者对护理的依从性			患者对护理的满意度		
		依从	部分依从	不依从	满意	一般	不满意
中医护理技术	穴位贴敷						
	穴位注射						
	耳穴贴压						
	穴位按摩						
	艾灸						
健康指导		/	/	/			
签名		责任护士签名：			上级护士或护士长签名：		

三、对本病中医护理方案的评价：实用性强□　实用性较强□　实用性一般□　不实用□

改进意见：

四、评价人（责任护士）姓名＿＿＿＿技术职称＿＿＿＿完成日期＿＿＿＿护士长签字＿＿＿＿

附录 10：乳腺癌中医护理方案（试行）

一、常见证候要点

（一）气滞痰凝证：乳房肿块胀痛，两胁作胀，心烦易怒。或口苦，头晕目眩。舌苔薄白或薄黄。

（二）冲任失调证：乳房肿块胀痛，两胁作胀，头晕目眩。或月经失调，腰腿酸软，五心烦热，目涩，口干。舌质红，苔少有裂纹。

（三）毒热蕴结证：乳房肿块迅速增大，疼痛或红肿甚至溃烂翻花，分泌物臭秽等，或发热，心烦，口干，便秘。舌质暗红，舌苔黄白或黄厚腻。

（四）气血两虚证：疲倦乏力，精神不振，食欲不振，失眠多梦，口干少津，二便失调。舌淡，苔薄白。

（五）气阴两虚证：乏力、口干苦、喜饮，纳差，乏力，腰腿酸软，五心烦热。舌质干红，少苔或薄苔。

（六）瘀毒互结证：肿瘤增长迅速，神疲乏力，纳差消瘦，面色晦暗。或伴有疼痛，多为刺痛或胀痛，痛有定处。或伴有乳房肿物坚韧，若溃破则腐肉色败不鲜。舌淡或淡暗，苔白。

二、常见症状/证候施护

（一）肢体肿胀

1. 评估患侧肢体水肿程度，如出现肿胀加重及时报告医生。

2. 平卧时抬高患肢，使其与心脏保持同一水平；患肢不宜进行静脉输液及测血压。

3. 指导患者做患肢握拳活动，每次 5～10 分钟，每日 2～3 次。

4. 遵医嘱气压式血液循环驱动仪治疗，每次 30 分钟，每日 1 次。

5. 遵医嘱中药外敷。

6. 遵医嘱中药湿敷。

（二）疼痛

1. 采用《疼痛评估量表》进行评估。

2. 指导患者使用转移注意力的方法，如读书、看报、与人交流等。

3. 教会患者使用放松术，如全身肌肉放松、缓慢的深呼吸、听舒缓音乐等。

4. 遵医嘱耳穴贴压：取乳腺、腋下、肝、交感、内分泌等穴。

5. 遵医嘱中药外敷。

（三）心烦易怒

1. 多与患者及家属交流，及时了解患者存在的心理问题，帮助其排忧解难。

2. 帮助患者取得爱人、家属的理解和关爱。

3. 推荐患者听轻音乐，舒缓情绪。焦虑患者：听安静、柔和、婉约的乐曲，如高山流水、古筝等；抑郁患者：听冥想式的乐曲，如沉思、古琴等。

4. 遵医嘱耳穴贴压：取心俞、肝俞、神门、脑、皮质下等穴。

（四）恶心、呕吐（化疗期间）

1. 观察呕吐物的量、色、性质，及时记录并报告医生。

2. 呕吐后，遵医嘱以温开水或中药漱口液漱口。

3. 遵医嘱耳穴贴压：取脾、胃、交感、膈等穴位。

4. 遵医嘱艾灸：取中脘、关元、足三里、神阙等穴。

5. 遵医嘱穴位按摩：取足三里、合谷、内关及两侧脊穴等穴。

（五）四肢麻木（化疗期间）

1. 保证环境安全，避免烫伤、灼伤、磕碰等。

2. 注意四肢保暖，穿棉袜，带棉质手套，防止受凉。

3. 遵医嘱气压式血液循环驱动仪治疗，每次 30 分钟，每日 1 次。

4. 遵医嘱穴位按摩：取足三里、手三里、太冲、阳陵泉、曲池、内关等穴。

5. 遵医嘱中药泡洗。

三、中医特色治疗护理

（一）药物治疗

1. 内服中药

（1）以清热解毒为主的中药餐后半小时服用，以减少其对胃黏膜的刺激。

（2）气滞痰凝证：汤药宜三餐后凉服；气血两虚证：汤药宜三餐后温热服。

（3）其他详见附录1。

2. 注射给药

（1）华蟾素注射液：建议使用中心静脉导管给药。

（2）艾迪注射液：①使用前后应以 0.9% NS 冲洗；②关注患者的肝肾功能检查（含斑蝥有毒）。

（3）其他详见附录1。

（二）特色技术

1. 中药外敷（详见附录2）

2. 中药湿敷（详见附录2）

3. 耳穴贴压（详见附录2）

4. 穴位按摩（详见附录2）

5. 艾灸（详见附录2）

6. 中药泡洗：毒热蕴结证温度为30℃；气滞痰凝证、冲任失调证、气血两虚证、气阴两虚证及瘀毒互结症温度为37～40℃。

四、健康指导

（一）生活起居

1. 定期对健侧乳房进行自我检查，乳房切除的患者建议佩戴义乳。

2. 适当锻炼：如太极拳、气功、八段锦、伸展运动等。

（二）饮食指导

1. 气滞痰凝证：宜食疏肝理气，化痰散结的食品，如陈皮、丝瓜、李子、海带、紫菜等。食疗方：海带汤。

2. 冲任失调证：宜食调理冲任，补益肝肾的食品，如红枣、甲鱼、桑椹、黑木耳等。食疗方：红杞鲫鱼汤。

3. 毒热蕴结证：宜食清热解毒，活血化瘀的食品，如莲藕、苦瓜、葡萄、柠檬、大白菜、茄子、香菇等。食疗方：菱角汤或菱角薏苡仁粥。

4. 气血两虚证：宜食益气养血，健脾补肾的食品，如龙眼肉、大枣、茯苓、山药、黑芝麻等，多食瘦肉、牛奶及蛋类等。食疗方：小米大枣粥。

5. 气阴两虚证：宜食益气养阴的食品，如黑木耳、银耳、鸭肉等。食疗方：莲藕小米粥。

6. 瘀毒互结证：宜食解毒化瘀的食品，如苦瓜、丝瓜、海带、海蜇、马蹄等。食疗方：绿豆粥。

7. 恶心者，宜食促进消化、增加胃肠蠕动的食品，如生白萝卜捣汁饮用；呕吐者，进食止呕和胃的食品，如频服姜汤（生姜汁1汤匙，蜂蜜2汤匙，加开水3汤匙调匀）。

8. 化疗期间，宜食促进消化、健脾开胃、补益气血的食品，如萝卜、香菇、陈皮、菠菜、桂圆、金针菇等，禁食辛辣及油炸的食品。

9. 放疗期间，宜食生津养阴、清凉甘润的食品，如藕汁、雪梨汁、萝卜汁、绿豆汤、冬瓜汤、竹笋、西瓜、橙子、蜂蜜、甲鱼等。

（三）情志调理

1. 鼓励患者主动抒发心中的不良情绪，保持心态稳定。

2. 鼓励病友间相互交流，增强战胜疾病的信心。

3. 指导患者使用转移注意力的方法，如阅读、倾听（音乐、广播）、写作、绘画、练书法等。

4. 鼓励家属多与患者交谈，多陪伴。

五、护理难点

双侧乳癌患者的静脉通路建立与维护较难

解决思路：

1. 短期置管：可选择颈内静脉、锁骨下静脉及股静脉置管。

2. 长期置管：探索下腔静脉的 PICC 置管。

3. 管道维护：建立长、短期中心静脉置管维护的操作流程及规范。

六、护理效果评价

附：乳腺癌中医护理效果评价表

乳腺癌中医护理效果评价表

医院：　　　科室：　　入院日期：　　出院日期：　　住院天数：

患者姓名：　　性别：　年龄：　ID：　文化程度：　　纳入中医临床路径：是□ 否□

证候诊断：气滞痰凝证□　冲任失调证□　毒热蕴结证□　气血两虚证□　气阴两虚证□

瘀毒互结证□　其他：

一、护理效果评价

主要症状	主要辨证施护方法	中医护理技术	护理效果
肢体肿胀□	1. 症状评估□ 2. 抬高患肢与心脏同一水平□ 3. 患肢握拳活动□ ___次/天 4. 气压式血液循环驱动仪治疗□ 5. 其他护理措施：	1. 中药外敷□　应用次数： ___次，应用时间： ___天 2. 中药湿敷□　应用次数： ___次，应用时间： ___天 3. 其他： ___应用次数： ___次，应用时间： ___天 （请注明，下同）	好□　较好□ 一般□　差□
疼痛□	1. 采用《疼痛评估量表》评估□ 2. 转移注意力□ 3. 放松疗法□ 4. 其他护理措施：	1. 耳穴贴压□　应用次数： ___次，应用时间： ___天 2. 中药外敷□　应用次数： ___次，应用时间： ___天 3. 其他： ___应用次数： ___次，应用时间： ___天	好□　较好□ 一般□　差□

主要症状	主要辨证施护方法	中医护理技术	护理效果
心烦易怒□	1. 沟通交流□ 2. 家庭支持□ 3. 音乐疗法□ 4. 其他护理措施:	1. 耳穴贴压□ 应用次数: ___ 次, 应用时间: ___ 天 2. 其他: ___ 应用次数: ___ 次, 应用时间: ___ 天	好□ 较好□ 一般□ 差□
恶心、呕吐 (化疗期间)□	1. 呕吐物观察□ 2. 口腔护理□ 3. 其他护理措施:	1. 耳穴贴压□ 应用次数: ___ 次, 应用时间: ___ 天 2. 艾灸□ 应用次数: ___ 次,应用 时间: ___ 天 3. 穴位按摩□ 应用次数: ___ 次, 应用时间: ___ 天 4. 其他: ___ 应用次数: ___ 次, 应用时间: ___ 天	好□较好□ 一般□差□
主要症状	主要辨证施护方法	中医护理技术	护理效果
四肢麻木 (化疗期间)□	1. 安全护理□ 2. 四肢保暖□ 3. 气压式血液循环 驱动仪治疗□ 4. 其他护理措施:	1. 穴位按摩□ 应用次数: ___ 次, 应用时间: ___ 天 2. 中药泡洗□ 应用次数: ___ 次, 应用时间: ___ 天 3. 其他: ___ 应用次数: ___ 次,应 用时间: ___ 天	好□ 较好□ 一般□ 差□
其他: □(请注明)	1. 2. 3.		好□ 较好□ 一般□ 差□

二、护理依从性及满意度评价

评价项目		患者对护理的依从性			患者对护理的满意度		
		依从	部分依从	不依从	满意	一般	不满意
中医护理技术	中药外敷						
	中药湿敷						
	耳穴贴压						
	穴位按摩						
	艾灸						
	中药泡洗						
健康指导		/	/	/			
签名		责任护士签名：			上级护士或护士长签名：		

三、对本病中医护理方案的评价：实用性强□　　　实用性较强□　　　实用性一般□

不实用□

改进意见：

四、评价人（责任护士）姓名_____技术职称_____完成日期_____护士长签字_____

附录11：尪痹（类风湿关节炎）中医护理方案（试行）

一、常见证候要点

1. 风湿痹阻证

肢体关节疼痛、重着，或有肿胀，痛处游走不定，关节屈伸不利，舌淡红苔白腻。

2. 寒湿痹阻证

肢体关节冷痛，肿胀、屈伸不利，局部畏寒，得寒痛剧，得热痛减，舌胖，舌质淡暗，苔白腻或白滑。

3. 湿热痹阻证

关节肿痛，触之灼热或有热感，口渴不欲饮，烦闷不安，或有发热，舌质红，苔黄腻。

4. 痰瘀痹阻证

关节肿痛日久不消，晨僵，屈伸不利，关节周围或皮下结节，舌暗紫，苔白厚或厚腻。

5. 气血两虚证

关节肌肉酸痛无力，活动后加剧，或肢体麻木，肌肉萎缩，关节变形；少气乏力，自汗，心悸，头晕目眩，面黄少华，舌淡苔薄白。

6. 肝肾不足证

关节肌肉疼痛，肿大或僵硬变形，屈伸不利，腰膝酸软无力，关节发凉，畏寒喜暖，舌红，苔白薄。

二、常见症状/证候施护

（一）晨僵

1. 观察晨僵持续的时间、程度及受累关节。

2. 注意防寒保暖，必要时佩戴手套、护膝、袜套、护腕等。

3. 晨起用力握拳再松开，交替进行 50～100 次（手关节锻炼前先温水浸泡）；床上行膝关节屈伸练习 30 次。

4. 遵医嘱穴位按摩：取双膝眼、曲池、肩髃、阿是穴等穴。

5. 遵医嘱艾灸：悬灸阿是穴。

6. 遵医嘱中药泡洗。

7. 遵医嘱中药离子导入。

8. 遵医嘱中药熏洗。

（二）关节肿痛

1. 观察疼痛性质、部位、程度、持续时间及伴随症状。

2. 疼痛剧烈的患者，以卧床休息为主，受损关节保持功能位。

3. 局部保暖并在关节处加护套。

4. 勿持重物，可使用辅助工具，减轻对受累关节的负重。

5. 遵医嘱穴位贴敷：取阿是穴。局部皮肤色红，禁止穴位贴敷。

6. 遵医嘱中药离子导入。

7. 遵医嘱中药药浴。

（三）关节畸形

1. 做好安全评估，如日常生活能力、跌倒/坠床等，防止跌倒或其他意外事件发生。

2. 遵医嘱艾灸：取阿是穴。

3. 遵医嘱中药泡洗。

4. 遵医嘱中药离子导入。

5. 遵医嘱穴位贴敷：取阿是穴。

（四）疲乏无力

1. 急性期多卧床休息，恢复期适量活动，防止劳累，减少弯腰、爬高、下蹲等动作。

2. 遵医嘱艾灸：取足三里、关元、气海等穴。

3. 遵医嘱穴位贴敷：取肾俞、脾俞、足三里等穴。

三、中医特色治疗护理

（一）药物治疗

1. 内服中药：风寒湿痹者中药宜温服；热痹者中药宜偏凉服（其他详见附录1）。

2. 注射给药（详见附录1）。

（二）特色技术

1. 中药泡洗：建议在晨晚间进行；温度在37～40℃，以患者耐受为宜；夏季温度可偏凉，冬季温度可适当调高（其他详见附录2）。

2. 中药离子导入（详见附录2）。

3. 艾灸（详见附录2）。

4. 穴位按摩（详见附录2）。

5. 穴位贴敷（详见附录2）。

6. 中药熏洗（详见附录2）。

7. 中药药浴

（1）湿热痹阻证：温度38－40℃左右。

（2）寒湿痹阻证：温度40－43℃左右。

（3）夏季温度可偏凉，冬季温度可适当调高。

（4）其他详见附录2。

四、健康指导

（一）生活起居

1. 居室环境宜温暖向阳、通风、干燥，避免寒冷刺激。

2. 避免小关节长时间负重，避免不良姿势，减少弯腰、爬高、蹲起等动作。

3. 每日适当晒太阳，用温水洗漱，坚持热水泡足。

4. 卧床时保持关节功能位，行关节屈伸运动。

（二）饮食指导

1. 风湿痹阻

宜食祛风除湿、通络止痛的食品，如鳝鱼、薏苡仁、木瓜、樱桃等。食疗方：薏仁粥、葱豉汤。

2. 寒湿痹阻

宜食温经散寒、祛湿通络的食品，如牛肉、山药、枣、红糖、红小豆等。食疗方：红枣山药粥、黄酒烧牛肉等。

3. 湿热痹阻

宜食清热祛湿的食品，如薏苡仁、红豆、黄瓜、苦瓜、冬瓜、丝瓜、绿豆芽、绿豆等。食疗方：丝瓜绿豆汤、冬瓜薏仁汤。

4. 痰瘀痹阻

宜食活血化瘀的食品，如山楂、桃仁、陈皮、薏苡仁、绿豆等。食疗方：薏苡仁桃仁汤、山芋薏仁粥等。

5. 气血两虚

宜食补益气血的食品，如大枣、薏苡仁、赤小豆、山药、阿胶、鸡肉、牛肉、乌骨鸡、黑芝麻、龙眼肉等。食疗方：大枣山药粥、乌鸡汤。

6. 肝肾不足

宜食补益肝肾的食品，如甲鱼、山药、枸杞子、鸭肉、鹅肉、芝麻、黑豆等。食疗方：山药芝麻糊、枸杞鸭汤等。

（三）情志调理

1. 多与患者沟通，了解其心理状态，及时给予心理疏导。同时鼓励患者与他人多交流。

2. 鼓励家属多陪伴患者，给予情感支持。

（四）康复指导

1. 保持关节的功能位，并在医护人员指导下做康复运动，活动量应循序渐进地增加，避免突然剧烈活动。

2. 病情稳定后，可借助各种简单工具与器械，进行关节功能锻炼，如捏核桃、握力器、手指关节操等，锻炼手指关节功能；空蹬自行车，锻炼膝关节；踝关节屈伸运动等。逐步可进行太极拳、八段锦、练气功等锻炼。

五、护理难点

患者坚持功能锻炼的依从性差

解决思路：

1. 开展多种形式的健康教育。

2. 制定个体化的康复锻炼计划。

3. 多与患者（家属）沟通及随访。

六、护理效果评价

附：尪痹（类风湿关节炎）中医护理效果评价表

尪痹（类风湿关节炎）中医护理效果评价表

医院：　　　　科室：　　　入院日期：　　出院日期：　　住院天数：

患者姓名：　　性别：　年龄：　ID：　文化程度：　　纳入中医临床路径：是□　否□

证候诊断：风湿痹阻证□　寒湿痹阻证□　湿热痹阻证□　痰瘀痹阻证□　气血两虚证□
肝肾不足证□　其他：

一、护理效果评价

主要症状	主要辨证施护方法	中医护理技术	护理效果
晨僵□	1. 关节保暖□ 2. 关节锻炼□ 3. 其他护理措施：	1. 穴位按摩□　应用次数：＿＿次，应用时间：＿＿天 2. 艾灸□　应用次数：＿＿次，应用时间：＿＿天 3. 中药泡洗□　应用次数：＿＿次，应用时间：＿＿天 4. 中药离子导入□　应用次数：＿＿次，应用时间：＿＿天 5. 中药熏洗□　应用次数：＿＿次，应用时间：＿＿天 6. 其他：　应用次数：＿＿次，应用时间：＿＿天 （请注明，下同）	好□　较好□ 一般□　差□

续表

主要症状	主要辨证施护方法	中医护理技术	护理效果
关节肿痛□	1. 保持功能位□ 2. 局部保暖□ 3. 避免关节负重□ 4. 其他护理措施：	1. 穴位贴敷□　应用次数：＿＿次，应用时间：＿＿天 2. 中药离子导入□　应用次数：＿＿次，应用时间：＿＿天 3. 中药药浴□　应用次数：＿＿次，应用时间：＿＿天 4. 其他：　应用次数：＿＿次，应用时间：＿＿天	好□　较好□ 一般□　差□
关节畸形□	1. 安全评估□ 2. 其他护理措施：	1. 艾灸□　应用次数：＿＿次，应用时间：＿＿天 2. 中药泡洗□　应用次数：＿＿次，应用时间：＿＿天 3. 中药离子导入□　应用次数：＿＿次，应用时间：＿＿天 4. 穴位贴敷□　应用次数：＿＿次，应用时间：＿＿天 5. 其他：　应用次数：＿＿次，应用时间：＿＿天	好□　较好□ 一般□　差□
疲乏无力□	1. 活动指导□ 2. 其他护理措施：	1. 艾灸□　应用次数：＿＿次，应用时间：＿＿天 2. 穴位贴敷□　应用次数：＿＿次，应用时间：＿＿天 3. 其他：　应用次数：＿＿次，应用时间：＿＿天	好□　较好□ 一般□　差□
其他： □（请注明）	1. 2. 3.		好□　较好□ 一般□　差□

二、护理依从性及满意度评价

评价项目		患者对护理的依从性			患者对护理的满意度		
		依从	部分依从	不依从	满意	一般	不满意
中医护理技术	中药泡洗						
	中药离子导入						
	艾灸						
	穴位按摩						
	穴位贴敷						
	中药熏洗						
	中药药浴						
健康指导		/	/	/			
签名		责任护士签名：			上级护士或护士长签名：		

三、对本病中医护理方案的评价：实用性强□　　　实用性较强□　　　实用性一般□

不实用□

改进意见：

四、评价人（责任护士）姓名_____技术职称_____完成日期_____护士长签字_____

主要参考书目

1. 孙秋华，李建美. 中医护理学. 北京：中国中医药出版社，2005.

2. 刘敏如. 中医妇科学. 2 版. 北京：人民卫生出版社，2007.

3. 刘宏奇. 中医妇科学. 北京：人民卫生出版社，2002.

4. 徐桂华，张先庚. 中医临床护理学. 北京：人民卫生出版社，2012.

5. 孙秋华，陈佩仪. 中医临床护理学. 2 版. 北京：中国中医药出版社，2012.